Deutsches

Gesundheitswesen.

Deutsches Gesundheitswesen.

Festschrift

zum

X. internationalen medizinischen Kongress

Berlin 1890.

Im amtlichen Auftrage

herausgegeben

von

Dr. M. Pistor,

Regierungs- und Geheimer Medizinalrath,
ausserordentl. Mitglied des Kaiserlichen Gesundheitsamtes.

I. Das Reichs-Gesundheitswesen.
II. Gesundheitswesen der Bundesstaaten Preussen, Bayern und Württemberg.

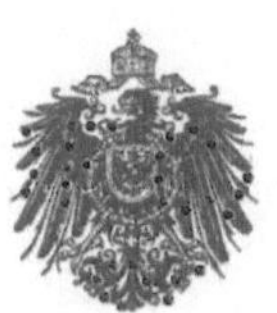

Berlin.
Verlag von Julius Springer.
1890.

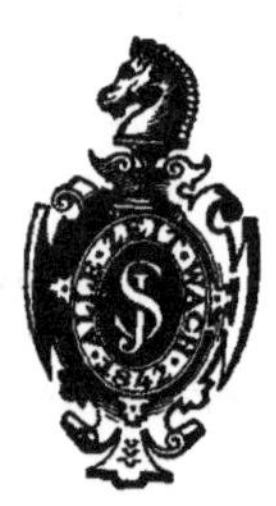

ISBN-13: 978-3-642-48502-2   e-ISBN-13: 978-3-642-48569-5
DOI: 10.1007/978-3-642-48569-5

Softcover reprint of the hardcover 1st edition 1890

Vorwort.

Die von der Reichsregierung und den Landesregierungen von Preussen, Bayern und Württemberg dem X. internationalen medizinischen Kongress überreichte Festschrift soll ein übersichtliches Bild des gesammten Gesundheitswesens nach Deutschem Reichsrecht und dem Landesrecht der genannten Bundesstaaten ohne Eingehen auf Einzelheiten in möglichst gedrängter Kürze geben.

Demgemäss durften vielfach nur die wesentlichen Punkte der zur Zeit gültigen Gesetze und massgebenden Verwaltungsbestimmungen in der Festschrift erwähnt werden; für diejenigen, welche mit Einzelheiten sich eingehender beschäftigen wollen, sind Quellenangaben, soweit dies erforderlich erschien, in den Text aufgenommen.

Berlin, im Juli 1890.

Dr. Pistor.

Inhalts-Verzeichniss.

I. Reichs - Gesundheitswesen.

II. Das Gesundheitswesen der Bundesstaaten Preussen, Bayern und Württemberg.

I. Das Gesundheitswesen in Preussen.

2. Das Gesundheitswesen in Bayern.

Seite

3. Das Gesundheitswesen in Württemberg.

I.

Reichs-Gesundheitswesen.

Bearbeitet

im

Kaiserlichen Gesundheitsamte.

———✳———

Einleitung.

Bestimmungen der Reichs-Verfassung.

Bei der durch die Verfassung des Deutschen Reichs vom 16. April 1871 erfolgten Abgrenzung der Zuständigkeit des Reichs im Verhältniss zu den einzelnen Bundesstaaten sind der Beaufsichtigung des ersteren und der Gesetzgebung desselben insbesondere auch »Massregeln der Medizinal- und Veterinärpolizei« unterstellt worden (Artikel 4 No. 15 a. a. O.). Das Gleiche gilt von den Bestimmungen über den Gewerbebetrieb, mithin auch über den Betrieb der Heilkunst zu Erwerbszwecken (No. 1 ebenda), in welcher Hinsicht noch hervorzuheben ist, dass in Folge des für ganz Deutschland bestehenden Indigenats der Angehörige eines jeden Bundesstaates in jedem anderen Bundesstaate als Inländer zu behandeln und demgemäss zum Gewerbebetrieb und zum Genuss aller sonstigen bürgerlichen Rechte unter denselben Voraussetzungen wie der Einheimische zuzulassen ist.

Die Reichsgesetzgebung wird ausgeübt durch den Bundesrath und den Reichstag; über die zur Ausführung der Reichsgesetze erforderlichen allgemeinen Verwaltungsvorschriften und Einrichtungen beschliesst der Bundesrath.

A. Die auf dem Gebiete des Gesundheitswesens thätigen Behörden des Reichs.

1. Reichskanzler und Reichsamt des Innern.

Die Reichs-Verwaltung nach den Anordnungen Seiner Majestät des Kaisers zu führen, ist Sache des von Allerhöchst Demselben ernannten Reichskanzlers. Der Letztere hat im Namen Seiner Majestät des Kaisers die Ausführung der Reichsgesetze zu überwachen, sowie die Verwaltung und die Beaufsichtigung der Angelegenheiten zu leiten, welche dem Reiche durch die Verfassung zugewiesen sind.

Dem Reichskanzler sind die Chefs der einzelnen Reichsämter unterstellt. Was insbesondere die Medizinal- und Veterinärpolizei betrifft, so gehören dieselben, ebenso wie die Gewerbesachen zu dem Geschäftskreis des Reichsamtes des Innern (errichtet durch Allerhöchsten Erlass vom 12. August 1867, früher Bundeskanzler-Amt, dann Reichskanzler-Amt genannt). An der Spitze des Reichsamtes des Innern steht der Staatssekretär des Innern. Die medizinal- und veterinärpolizeilichen Angelegenheiten sind im Reichsamte des Innern der ersten (Central-) Abtheilung zugewiesen.

2. Das Kaiserliche Gesundheitsamt.

Der Reichsgewalt standen zur Ausübung des Aufsichtsrechtes und zur Vorbereitung der Gesetze auf dem Gebiete der Medizinal- und Veterinärpolizei eigene Fachorgane zunächst nicht zur Verfügung; vielmehr wurde Anfangs zu solchen Zwecken die Hülfe einzelner Bundesregierungen, insbesondere Preussens in Anspruch genommen. Je mehr sich aber die Thätigkeit des Reichs auf den genannten Gebieten entfaltete, umsomehr machte sich das Bedürfniss geltend, sich auf eine eigene technische Behörde stützen zu können. In Folge einer vom Reichskanzler unterm 9. April 1872 vorgelegten Denkschrift erklärte sich der Bundesrath auf Grund des von seinem Ausschuss erstatteten Berichtes mittelst Beschlusses vom 30. Juni 1873 damit einverstanden, dass zur Wahrung der gemeinsamen Interessen der Bundesstaaten des Deutschen Reichs auf dem Gebiete der Medizinal- und Veterinärpolizei nach Massgabe des Art. 4 Ziff. 15 der Reichs-Verfassung ein Fachorgan errichtet werde, dabei jedoch für die Vorberathung besonders wichtiger Massregeln die Einberufung von Sachverständigen aus den einzelnen Bundesstaaten beibehalten bleibe.

Nachdem die Angelegenheit auch im Reichstage aus Anlass der Berathung des Reichsimpfgesetzes zur Sprache gekommen war und zu einer, die wirksame und einheitliche Handhabung des Impfwesens ins Auge fassenden Resolution geführt hatte, wurde im Etat des Reichshaushaltes für das Jahr 1876 die Errichtung eines Gesundheitsamtes vorgesehen. Die Aufgaben der neuen Behörde sind in der den bezüglichen Etatsabschnitt begründenden Denkschrift übersichtlich dargelegt worden. Danach sollte das Amt dem Reichskanzler-Amt (Reichsamt des Innern) unmittelbar untergeordnet sein und lediglich einen berathenden Charakter tragen, indem eine Zusammenfassung der gesundheitspolizeilichen Verwaltung selbst für das ganze Reich bei den vielfachen Berührungspunkten mit fast allen übrigen Zweigen der einzelstaatlichen Verwaltung nicht thunlich erschien. Die Aufgaben des Gesundheitsamtes sollten sein:

> das Reichskanzler-Amt (Reichsamt des Innern) sowohl in der Ausübung des ihm verfassungsmässig zustehenden Aufsichtsrechtes über die Ausführung der in den Kreis der Medizinal- und Veterinärpolizei fallenden Massregeln, als auch in der Vorbereitung der weiter auf diesem Gebiete in Aussicht zu nehmenden Gesetzgebung zu unterstützen, zu diesem Zwecke von den hierfür in den einzelnen Bundesstaaten bestehenden Einrichtungen Kenntniss zu nehmen, die Wirkungen der im Interesse der öffentlichen Gesundheitspflege ergriffenen Massnahmen zu beobachten und in geeigneten Fällen den Staats- und den Gemeindebehörden Auskunft zu ertheilen, die Entwickelung der Medizinalgesetzgebung in ausserdeutschen Ländern zn verfolgen, sowie eine genügende medizinische Statistik für Deutschland herzustellen.

Demgemäss trat die neue Behörde Ende April des Jahres 1876 ins Leben.

Der Arbeitskreis des Gesundheitsamtes hat im Laufe der Zeit erhebliche Erweiterungen erfahren. Sehr bald stellte sich die Nothwendigkeit heraus, die in der Litteratur oder sonst bekannt gewordenen Ergebnisse der wissenschaftlichen Forschungen vor ihrer Verwerthung für die Zwecke des Reichs nicht nur kritisch zu sichten und nachzuprüfen, sondern auch zu modifiziren und durch eigene Arbeiten zu ergänzen. Die Vornahme solcher experimentellen Arbeiten setzte die Errichtung eines zur Verfügung des Gesundheitsamtes stehenden Laboratoriums voraus. Zunächst erfolgte mit Rücksicht auf die beabsichtigte gesetzliche Regelung des Verkehrs mit Nahrungs- und Genussmitteln die Einrichtung eines chemischen Laboratoriums; ziemlich gleichzeitig trat das hygienische und weiterhin das bakteriologische (experimentell pathologische) Laboratorium ins Leben. Die ungeahnte Entwickelung, welche namentlich die Thätigkeit auf dem letzterwähnten Gebiete nahm, welche sogar, in Ermangelung geeigneter Universitäts-Institute vorübergehend dazu nöthigte, eine sonst dem Gesundheitsamte fremde Lehrthätigkeit auszuüben, brachte es mit sich, dass erst in den letzten Jahren, nachdem jenem Mangel auf den Hochschulen abgeholfen, die Arbeiten auf den übrigen Gebieten in so umfassender Weise wieder aufgenommen und weitergeführt werden konnten, als es das Interesse des Reichs erforderte.

Das Gesundheitsamt ist genöthigt, sich fortlaufend auf zahlreichen, für das Medizinal- und Veterinärwesen in Betracht kommenden Gebieten der Wissenschaften (Medizin, Veterinärwesen, Pharmazie, Physik, Meteorologie, Chemie, Biologie, Staatsarzneikunde einschliesslich Militär- und Marinegesundheitswesen, Technologie, Rechtskunde, Landwirthschaft, Viehzucht u. s. w.), sowie über die thatsächlichen Vorgänge im Bereiche der betheiligten Gewerbe und Handelszweige und zwar nicht blos im Inlande, sondern in allen Kulturstaaten der Erde zu unterrichten. Es bildet ein ständiges Vermittelungsorgan zwischen der reinen Wissenschaft und dem öffentlichen Leben, soweit das letztere medizinal- und veterinärpolizeiliche Gesichtspunkte berührt. Jeder Fortschritt in einer der betheiligten Wissenschaften, jede Verschiebung der thatsächlichen Verhältnisse im Leben der Völker verpflichtet das Amt zu neuen neben den bisher bereits aufgenommenen Arbeiten.

Es ist hier nicht der Ort, um auf die einzelnen Arbeiten des Gesundheitsamtes einzugehen. Dasselbe hat nicht nur bei der Vorbereitung, Vertretung und Durchführung zahlreicher Gesetzesvorlagen und Verwaltungs-Anordnungen mitgewirkt, sondern auch Gelegenheit gehabt, vielfach in anderer Weise auf den verschiedensten Gebieten der Reichsverwaltung (Allgemeine innere Verwaltung einschliesslich der gewerblichen und Handelsangelegenheiten, des Reichsbauwesens und der Seesachen, ferner Verwaltung der auswärtigen Angelegenheiten, Militär- und Marine-Verwaltung, Finanz-Verwaltung, Post- und Telegraphen-Verwaltung, Eisenbahnwesen) und der Verwaltungen der einzelnen Bundesstaaten durch Ertheilung von Rath oder Auskunft, Untersuchungen an Ort und Stelle oder im Laboratorium sich nützlich zu erweisen. Es sei nur noch bemerkt, dass nach der Eigenartigkeit des Deutschen Reichs als einer auf einem Bundesvertrage beruhenden Vereinigung verschiedener Staaten viele Angelegenheiten, namentlich auch auf dem Gebiete der Gesundheitspflege, eine gleichmässige Regelung erfahren, ohne dass aus der Form, in welcher die Regelung in den Einzelstaaten erfolgt, der einheitliche Ursprung zu erkennen wäre. So sind denn auch zahlreiche, vom Gesundheitsamte bearbeitete Sachen dem Publikum gegenüber nicht durch Bestimmungen der Reichsverwaltung, sondern durch solche einzelstaatlicher Verwaltungen geordnet worden (z. B. die See-Sanitätskontrole, die einheitliche Ausführung des Impfgesetzes — Impfung mit Thierlymphe u. dergl. m. —, die Einführung gleichmässiger Grundsätze bei Milch- und Wein-Untersuchungen, die Arbeiter-Schutzbestimmungen für Spiegelbeleganstalten).

In neuerer Zeit sind auch die pharmazeutischen Angelegenheiten mehr in den Vordergrund getreten. Das Gesundheitsamt hat in dieser Hinsicht eine Erweiterung erfahren, indem im Jahre 1887, wie an anderer Stelle genauer auszuführen bleibt, durch Bundesrathsbeschluss eine ständige Kommission zur Bearbeitung der Pharmakopöe in Verbindung mit jener Behörde geschaffen worden ist.

Ausserdem ist vom Jahre 1887 ab die technische Bearbeitung der Reblausangelegenheiten einschliesslich der Prüfung von Mitteln gegen die Rebschädlinge dem Gesundheitsamte übertragen worden.

Was den Personalbestand des Gesundheitsamtes anbetrifft, so ist anzuführen, dass dasselbe im Jahre 1876 mit 1 Direktor und 2 Mitgliedern, 2 Bureaubeamten, 1 Kanzleisekretär und 1 Kanzleidiener seine Thätigkeit begann. Gegenwärtig gehören dem Amte an: 1 Direktor, 5 ordentliche und 30 ausserordentliche Mitglieder, sowie 12 besonders ernannte Mitglieder der Pharmakopöe-Kommission, 5 etatsmässig angestellte und 10 diätarisch beschäftigte, sowie eine wechselnde Anzahl freiwilliger technischer Hülfsarbeiter, 7 etatsmässig angestellte und 5 diätarisch beschäftigte Bureaubeamte, 3 Kanzleisekretäre, 4 etatsmässig angestellte und 3 diätarisch beschäftigte Unterbeamte, einschliesslich des für das Laboratorium beschäftigten Unterpersonals.

Der Direktor ist ein juristisch vorgebildeter Verwaltungsbeamter; von den ordentlichen Mitgliedern sind 3 Aerzte, 1 Chemiker, 1 Thierarzt; von den etatsmässig angestellten technischen Hülfsarbeitern sind 2 Aerzte und 3 Chemiker. Hinsichtlich der ausserordentlichen Mitglieder ist zu bemerken, dass zu solchen theils hochstehende Medizinalbeamte der Bundesstaaten, theils hervorragende Vertreter der Wissenschaft, Technik und Verwaltung ernannt worden sind. Nach Bedarf werden zu Berathungen über einzelne besonders wichtige Fragen solche ausserordentliche Mitglieder, deren Beirath im Interesse der Sache dienlich erscheint, zugezogen, geeigneten Falls auch schriftliche Meinungsäusserungen eingeholt. Ausserdem nehmen jeweilig noch besondere Abgesandte von Bundesregierungen sowie Vertreter betheiligter Wissenschaften oder Industrieen an Besprechungen im Gesundheitsamte Theil, namentlich wenn es sich um die Vorbereitung gesetzgeberischer Schritte handelt.

Es verdient noch hervorgehoben zu werden, dass die Militär-Medizinalverwaltungen Preussens, Bayerns, Sachsens und Württembergs dem Amte seit Jahren durch Kommandirung besonders tüchtiger Militärärzte in Stellen diätarisch beschäftigter Hülfsarbeiter ein dankenswerthes Entgegenkommen erwiesen haben. Das Amt hat dadurch den Vortheil, in Bezug auf Zuverlässigkeit und Befähigung erprobte Hülfskräfte zu erhalten, während andrerseits die Beschäftigung im Gesundheitsamte den kommandirten Militärärzten eine Fülle werthvoller Belehrungen für ihren Beruf gewährt.

Der Etat des Kaiserlichen Gesundheitsamtes auf das Etatsjahr 1890/91 schliesst ab mit einer Ausgabe von 158 715 Mark, davon 117 015 Mark für persönliche Ausgaben (Besoldungen, Wohnungsgeldzuschüsse, Remunerationen der Hülfskräfte etc.), 41 700 Mark für sächliche Ausgaben.

Die Diensträume des Gesundheitsamtes befinden sich in dem reichseigenen Gebäude Luisenstrasse 57; dasselbe genügt indess seit längerer Zeit nicht mehr, weshalb in dem gegenüberliegenden Hause Luisenstrasse 12 zwei Stockwerke zugemiethet worden sind. Zu dem Geschäftskreise des Amtes gehören die Registratur, das Bureau, die Kanzlei, die Bibliothek, das Laboratorium, welches letztere wiederum in drei, je einem ordentlichen Mitgliede als Leiter unterstellte Abtheilungen zerfällt. Eine Abtheilung ist wesentlich für chemische, eine andere für experimentell-pathologische (bakteriologische), die dritte für allgemeine hygienische Arbeiten bestimmt. Der Betrieb des Laboratoriums ist durch Dienstesvorschriften geregelt, welche am 24. September 1885 erlassen worden sind und in neuerer Zeit Ergänzungen erfahren haben.

Das Journal umfasste im Jahre 1889, abgesehen von den behufs Vereinfachung des Geschäftsganges nur durch Sammellisten kontrolirten etwa 8600 Eingängen an statistischen Wochen-, Monats-Berichten u. dergl., 7082 Nummern. Die Bibliothek enthält zur Zeit etwa 22 000 Bände bei etwa 9300 Katalogsnummern [1]. Gross ist die Zahl der regelmässig gehaltenen, wissenschaftlichen Zeitschriften aller Länder; sie beläuft sich zur Zeit auf 223, davon 77 medizinische, 29 speziell hygienische, 12 pharmazeutische, 16 chemische, 20 technologische, 15 landwirthschaftliche, 7 naturwissenschaftliche, 12 veterinärwissenschaftliche, 35 aus dem Gebiete der Rechts- und Verwaltungskunde, des Verkehrswesens u. dergl. Im Austausche oder geschenkweise gehen ein 75; gegen Bezahlung des Abonnements werden gehalten 148.

Das Gesundheitsamt giebt seit Anfang des Jahres 1877 eine Wochenschrift unter dem Titel »Veröffentlichungen des Kaiserlichen Gesundheitsamtes« heraus (jährlich etwa 800 Seiten in Quartformat; Verlag von Julius Springer in Berlin; Abonnementspreis halbjährlich 5 Mark). Den nächsten Anstoss zur Begründung der Zeitschrift gab die Absicht, das durch die fortlaufenden statistischen Erhebungen über die Sterblichkeit und Erkrankungen in einer grösseren Anzahl von Städten und Verwaltungsbezirken des In- und Auslandes gewonnene Material, sowie sonst geeignete Beobachtungen des Amtes weiteren Kreisen zugängig zu machen. Seit dem 1. Juli 1885 hat eine Umgestaltung stattgefunden unter Einschränkung des statistischen Theiles, um für sonstige Mittheilungen mehr Raum verfügbar zu machen. Die Wochenschrift hat sich zu einem Repertorium der wichtigeren Vorgänge auf dem Gebiete des öffentlichen Gesundheitswesens entwickelt, welches nicht blos vorübergehenden Zwecken dient, sondern ein Nachschlagewerk von dauerndem Werthe ist; sie giebt regelmässig in 10 Abtheilungen:

    a) Nachrichten über den Gesundheitsstand und den Gang der Volkskrankheiten im In- und Auslande,

    b) desgl. über Thierseuchen,

---

[1] Vergl. das gedruckte Verzeichniss der Büchersammlung des Kaiserlichen Gesundheitsamtes, Berlin 1886. Kommissionsverlag von Julius Springer.

c) meteorologische Notizen,

d) Mittheilungen über zeitweilige Massregeln zur Abwehr und Unterdrückung von Volkskrankheiten,

e) desgl. gegen Thierseuchen,

f) Gesetze und allgemeine Verwaltungsanordnungen, sowie

g) wichtige gerichtliche Entscheidungen auf dem Gebiete des Gesundheits- und Veterinärwesens,

h) Mittheilungen über Kongresse, Verhandlungen gesetzgebender Körperschaften, Vereine etc.,

i) vermischte Notizen über Veranstaltungen zur Förderung der öffentlichen Gesundheitspflege,

k) ein Verzeichniss der dem Gesundheitsamte zugegangenen litterarischen Geschenke.

Die wissenschaftlichen Arbeiten der Mitglieder und Hülfsarbeiter sind zum grossen Theil nicht zur Veröffentlichung bestimmt und geeignet, indem sie, wenigstens zunächst, ausschliesslich zur Information der betheiligten Behörden dienen. Manche kommen als Beilagen zu Gesetzes- und Verordnungsentwürfen zu allgemeiner Kenntniss. Im Uebrigen dient zur Aufnahme der zur Veröffentlichung geeigneten wissenschaftlichen Arbeiten ein Sammelwerk, welches in zwangloser Folge erscheint und früher »Mittheilungen aus dem Kaiserlichen Gesundheitsamte« (Bd. 1, 1881 bei der Norddeutschen Buchdruckerei und Verlagsanstalt, Bd. 2, 1884 bei A. Hirschwald erschienen), seit 1885 »Arbeiten aus dem Kaiserlichen Gesundheitsamte« genannt. Von letzteren sind bisher 6 Bände (im Verlage von Julius Springer zu Berlin) erschienen, davon Band 3 auch mit dem Sondertitel »Bericht über die Thätigkeit der zur Erforschung der Cholera im Jahre 1883 nach Egypten und Indien entsandten Kommission, unter Mitwirkung von Dr. Robert Koch, bearbeitet von Dr. Georg Gaffky«. Auch von einigen anderen Abhandlungen sind Sonderabdrücke veranstaltet, z. B. »Ueber Kunstbutter, ihre Herstellung, sanitäre Beurtheilung und die Mittel zu ihrer Unterscheidung von Milchbutter. Beiträge zur Kenntniss der Milchbutter und der zu ihrem Ersatz in Anwendung gebrachten anderen Fette. Von Dr. Eugen Sell«; ferner »Ueber Branntwein, seine Darstellung und Beschaffenheit im Hinblick auf seinen Gehalt an Verunreinigungen, sowie über Methoden zu deren Erkennung, Bestimmung und Entfernung. Von Dr. Eugen Sell«.

Eine weitere fortlaufende Publikation bildet der »Jahresbericht über die Verbreitung von Thierseuchen im Deutschen Reiche«, welcher seit dem Jahre 1886 erscheint (Verlag von Julius Springer). Im Uebrigen sind nachstehende Schriften hervorzuheben:

1. Das Kaiserliche Gesundheitsamt. Rückblick auf den Ursprung sowie auf die Entwickelung und Thätigkeit des Amtes in den ersten zehn Jahren seines Bestehens. Festgabe für die 59. Versammlung deutscher Naturforscher und Aerzte. Berlin 1886. Julius Springer.
2. Beiträge zur Beurtheilung des Nutzens der Schutzpockenimpfung nebst Mittheilungen über Massregeln zur Beschaffung untadeliger Thierlymphe. Bearbeitet im Kaiserlichen Gesundheitsamte. Mit 6 Tafeln. Berlin 1888. Julius Springer.
3. Anleitung zur Gesundheitspflege an Bord von Kauffahrteischiffen. Auf Veranlassung des Staatssekretärs des Innern bearbeitet im Kaiserlichen Gesundheitsamte. Berlin 1888. Julius Springer.
4. Die Verbreitung des Heilpersonals, der pharmazeutischen Anstalten und des pharmazeutischen Personals im Deutschen Reiche. Nach den amtlichen Erhebungen vom 1. April 1887 bearbeitet im Kaiserlichen Gesundheitsamte. Mit 3 Uebersichtskarten. Berlin 1889. Julius Springer.

B. Bestimmungen und Einrichtungen auf dem Gebiete des Gesundheitswesens.

---

1. Die Stellung des Heilpersonals und die Heranbildung desselben.

a) Bestimmungen, betreffend die Thätigkeit der Aerzte, Zahnärzte und Apotheker.

Nach § 6 der Gewerbeordnung für das Deutsche Reich vom 1. Juli 1883 findet dieses Gesetz auf die Ausübung der Heilkunde nur insoweit Anwendung, als dasselbe ausdrückliche Bestimmungen darüber enthält. Solche Bestimmungen sind in den §§ 29, 30, 40, 53, 54, 56a, 80, 144, 147 Abs. 1 Ziff. 1 und 3, 148 Abs. 1 Ziff. 7a

und 8 enthalten. Nach Massgabe derselben sind Aerzte (Wundärzte, Augenärzte, Geburtshelfer, Zahnärzte und Thierärzte), Apotheker, Hebammen, sowie Unternehmer von Privat-Kranken-, Privat-
Entbindungs- und Privat-Irrenanstalten als Gewerbetreibende im
Sinne des Gesetzes anzusehen. Dagegen ist eine Regelung der
Stellung des sogenannten niederärztlichen Personals, wie der Bader,
Heildiener, Heilgehülfen, Krankenwärter, von Reichswegen nicht
vorgesehen, sodass bezüglich dieser Personen ausschliesslich die
landesrechtlichen Bestimmungen massgebend sind.

Die grundlegende Bestimmung über die ärztliche und die
Apotheker-Thätigkeit ist in § 29 Abs. 1 der Gewerbeordnung
enthalten, welcher lautet: »Einer Approbation, welche auf Grund
eines Nachweises der Befähigung ertheilt wird, bedürfen Apotheker
und diejenigen Personen, welche sich als Aerzte (Wundärzte, Augenärzte, Geburtshelfer, Zahnärzte und Thierärzte) oder mit gleichbedeutenden Titeln bezeichnen oder seitens des Staates oder einer
Gemeinde als solche anerkannt oder mit amtlichen Funktionen
betraut werden sollen.«

Hiernach ist die ärztliche Thätigkeit freigegeben, falls derjenige, welcher sie ausübt,

1. sich nicht als Arzt etc. oder mit gleichbedeutenden Titeln
   bezeichnet,
2. nicht seitens des Staates oder einer Gemeinde als Arzt etc.
   anerkannt oder mit amtlichen Funktionen betraut werden soll.

Weitere Beschränkungen sind gegeben durch

3. § 56a Ziff. 1 der Gewerbeordnung: »Ausgeschlossen vom
   Gewerbebetriebe im Umherziehen sind ferner: 1. Die Ausübung der Heilkunde, insoweit der Ausübende für dieselbe
   nicht approbirt ist«,
4. § 8 des Reichs-Impfgesetzes vom 8. April 1874: »Ausser
   den Impfärzten sind ausschliesslich Aerzte befugt, Impfungen
   vorzunehmen«.

Abgesehen von den vorstehenden Beschränkungen ist es Jedermann freigestellt, die Heilkunde auszuüben. Dabei versteht es sich
jedoch von selbst, dass der Betreffende für jeden durch seine
Thätigkeit etwa zugefügten Schaden verantwortlich ist. Es mag
nicht unerwähnt bleiben, dass diese Verantwortlichkeit bei berufs-
mässiger Ausübung der Heilkunde eine erhöhte ist, da die in den
§§ 230 und 222 des Strafgesetzbuchs für das Deutsche Reich vom
15. Mai 1871 wegen fahrlässiger Körperverletzung und fahrlässiger

Tödtung vorgesehenen Strafen verschärft werden können, »wenn der Thäter zu der Aufmerksamkeit, welche er aus den Augen setzte, vermöge seines Amtes, Berufes oder Gewerbes besonders verpflichtet war« und nach § 232 die Verfolgung aller durch Fahrlässigkeit verursachten Körperverletzungen nicht blos auf Antrag, sondern von Amtswegen eintritt, wenn »die Körperverletzung mit Uebertretung einer Amts-, Berufs- oder Gewerbspflicht begangen worden ist.«

Was die oben erwähnten Beschränkungen betrifft, so ist zu 1. derselben hinzuzufügen, dass § 147 Ziff. 3 der Gewerbeordnung näher ausführt, was unter den gleichbedeutenden Titeln zu verstehen ist, indem es daselbst heisst: »Mit Geldstrafe bis zu 300 Mark und im Unvermögensfalle mit Haft wird bestraft: wer, ohne hierzu approbirt zu sein, sich als Arzt (Wundarzt, Augenarzt, Geburtshelfer, Zahnarzt, Thierarzt) bezeichnet oder sich einen ähnlichen Titel beilegt, durch den der Glauben erweckt wird, der Inhaber desselben sei eine geprüfte Medizinalperson.«

Aus Nr. 2 folgt, dass nicht nur die Besetzung der obersten, ferner der Provinzial- und Regierungs-Medizinalstellen ausschliesslich mit Personen erfolgen muss, welche ihre Befähigung als Aerzte etc. nachgewiesen haben, sondern dass auch nur solche als Kreisphysiker, Gerichts-, Gefängniss-, Armen-, Impfärzte, sowie als Krankenhaus-, Irrenärzte und Geburtshelfer bestellt werden dürfen. Auch als gerichtliche Sachverständige können in Fällen, in welchen ein Arzt gehört werden muss, nur approbirte Personen thätig sein, denn »die Auswahl der zuzuziehenden Sachverständigen und die Bestimmung ihrer Anzahl erfolgt durch den Richter« (§ 73 der Strafprozess-Ordnung vom 1. Februar 1877) bezw. »durch das Prozessgericht« (§ 369 der Civilprozess-Ordnung vom 30. Januar 1877). »Die richterliche Leichenschau wird« nach § 87 der Strafprozess-Ordnung »unter Zuziehung eines Arztes, die Leichenöffnung im Beisein des Richters von zwei Aerzten, unter welchen sich ein Gerichtsarzt befinden muss, vorgenommen.« Ebenso verhält es sich mit der Berechtigung zur Ausstellung von Zeugnissen zum Gebrauche vor Staats- und Gemeindebehörden. Gegen die unbefugte Ausstellung und Verwendung solcher Zeugnisse hat § 277 des Strafgesetzbuches: »Wer unter der ihm nicht zustehenden Bezeichnung als Arzt oder als eine andere approbirte Medizinalperson oder unberechtigt unter dem Namen solcher Personen ein Zeugniss über seinen oder eines Anderen Gesundheitszustand ausstellt oder ein derartiges echtes Zeugniss verfälscht, und davon zur Täuschung von Behörden oder Versicherungsgesellschaften

Gebrauch macht, wird mit Gefängniss bis zu einem Jahre bestraft« besondere Vorkehrungen getroffen.

Zu 3. Als Gewerbebetrieb im Umherziehen gilt auch der Gewerbebetrieb, welchen Jemand »ausserhalb des Gemeindebezirkes seines Wohnortes oder der durch besondere Anordnung der höheren Verwaltungsbehörde dem Gemeindebezirke des Wohnortes gleichgestellten nächsten Umgebung desselben ohne Begründung einer gewerblichen Niederlassung und ohne vorgängige Bestellung in eigener Person« (§ 55 der Gewerbeordnung) ausübt. Zuwiderhandlungen gegen § 56a werden nach § 148 Ziff. 7a mit Geldstrafe bis zu 150 Mark und im Unvermögensfalle mit Haft bis zu vier Wochen bestraft.

Zu 4. »Wer unbefugterweise Impfungen vornimmt, wird mit Geldstrafe bis zu 150 Mark oder mit Haft bis zu 14 Tagen bestraft« (§ 16 des Reichs-Impfgesetzes).

Die Apotheker-Thätigkeit ist in der Gewerbeordnung grundsätzlich anders, als die ärztliche behandelt, da nach § 29 Abs. 1 (s. o.) der gesammte Apotheken-Betrieb von approbirten Personen geleitet werden muss. Hierbei ist allerdings zu beachten, dass die Apotheker-Thätigkeit den Verkehr mit Arzneimitteln nicht vollständig umfasst. Bezüglich der den letzteren betreffenden Vorschriften siehe Abschnitt 4: Verkehr mit Arzneimitteln.

Die im § 29 Abs. 1 der Gewerbeordnung erwähnten Approbationen werden auf Grund eines Nachweises der Befähigung ertheilt. Jedoch bleibt dem Bundesrath vorbehalten, zu bestimmen, unter welchen Voraussetzungen Personen wegen wissenschaftlich erprobter Leistungen von der vorgeschriebenen Prüfung ausnahmsweise zu entbinden sind. Die fraglichen Voraussetzungen sind in der Bekanntmachung des Reichskanzlers vom 9. Dezember 1869, welche durch die Bekanntmachung vom 19. Juli 1872 auf Elsass-Lothringen ausgedehnt ist, festgesetzt worden. Hiernach ist die Entbindung von den vorgeschriebenen ärztlichen (einschliesslich der zahn- und thierärztlichen) Prüfungen auf Grund wissenschaftlich erprobter Leistungen nur dann zulässig, wenn der Nachsuchende nachweist, dass ihm von Seiten eines Staates oder einer Gemeinde amtliche Funktionen übertragen werden sollen. Die Entscheidung erfolgt für den Fall, dass es sich nicht um die Dispensation eines als Lehrer an eine Universität zu berufenden Gelehrten handelt, erst nach Einholung eines Gutachtens der Prüfungsbehörden; den letzteren bleibt es überlassen, ihre Information für das Gutachten durch ein mit dem Nachsuchenden abzuhaltendes Kolloquium zu ergänzen.

Wegen gegenseitiger Zulassung der in den Grenzgemeinden wohnhaften Medizinalpersonen zur Ausübung der Praxis sind Staatsverträge unter Genehmigung des Bundesrathes abgeschlossen worden mit

Belgien (Konvention vom 7. Februar 1873),
den Niederlanden (Uebereinkunft vom 11. Dezember 1873),
Oesterreich-Ungarn (Uebereinkunft vom 30. September 1882),
Luxemburg (Uebereinkunft vom 4. Juni 1883),
der Schweiz (Uebereinkunft vom 29. Februar 1884).

Nach diesen Staatsverträgen sind die in den deutschen Grenzgemeinden wohnhaften Aerzte, Wundärzte und Hebammen berechtigt, ihre Berufsthätigkeit in den in der Nähe der Grenzen belegenen Orten der genannten Staaten in gleichem Masse, wie ihnen dies in der Heimath gestattet ist, auszuüben, doch haben sie sich den in den anderen Ländern geltenden Gesetzen und Administrativvorschriften zu unterwerfen. Zur Selbstverabreichung von Arzneimitteln an die Kranken sind sie, abgesehen von Fällen dringender Lebensgefahr, nicht befugt.

Personen, welche vor Verkündigung der Gewerbeordnung in einem Bundesstaate die Berechtigung zum Gewerbebetrieb als Aerzte, Wundärzte, Zahnärzte, Geburtshelfer, Apotheker oder Thierärzte bereits erlangt hatten, gelten als für das ganze Reich approbirt (§ 29 Abs. 5 der Gewerbeordnung).

Die Approbationen dürfen nach § 40 der Gewerbeordnung nicht auf Zeit ertheilt und nach § 29 Abs. 1 Schlusssatz von der vorherigen akademischen Doktorpromotion nicht abhängig gemacht werden.

Der Bundesrath bezeichnet, mit Rücksicht auf das vorhandene Bedürfniss, in verschiedenen Theilen des Reichs die Behörden, welche für das ganze Reich gültige Approbationen zu ertheilen befugt sind, und erlässt die Vorschriften über den Nachweis der Befähigung. Die Namen der Approbirten werden von der Behörde, welche die Approbation ertheilt, durch den Deutschen Reichsanzeiger und in den einzelnen Bundesstaaten durch die Zentralorgane der einzelnen zur Ertheilung von Approbationen befugten Ministerien veröffentlicht (§ 29 Abs. 2 und 3 der Gewerbeordnung, Bundesrathsbeschluss vom 8. November 1871).

Personen, welche eine solche Approbation erlangt haben, sind innerhalb des Reichs in der Wahl des Ortes, wo sie ihr Gewerbe betreiben wollen, vorbehaltlich der Bestimmungen über die Errichtung und Verlegung von Apotheken (§ 6), nicht beschränkt.

Die Erlangung einer ärztlichen Approbation legt den Approbirten eine besondere Verpflichtung zur Hülfeleistung nicht auf; vielmehr sind nach § 144 der Gewerbeordnung »die für Medizinalpersonen bestehenden besonderen Bestimmungen, welche ihnen unter Androhung von Strafen einen Zwang zur ärztlichen Hülfe auferlegen« ausdrücklich aufgehoben, während die Apotheker in dieser Beziehung den Landesgesetzen unterworfen geblieben sind. Uebrigens wird durch § 144 die allgemeine Pflicht der Aerzte, wie aller übrigen Reichsangehörigen, bei Unglücksfällen oder gemeiner Gefahr oder Noth auf Aufforderung der Polizeibehörde oder deren Stellvertreter Hülfe zu leisten, nicht berührt. Folgt ein Arzt einer solchen Aufforderung nicht, obwohl er es ohne erhebliche eigene Gefahr thun konnte, so ist er gemäss § 360 Ziff. 10 Strrafgesetzbuches strafbar (Geldstrafe bis zu 150 Mark oder Haft).

Für die Bezahlung der Aerzte sind in der Gewerbeordnung Taxen nicht aufgestellt worden. »Die Bezahlung der approbirten Aerzte etc. (§ 29 Abs. 1) bleibt der Vereinbarung überlassen. Als Norm für streitige Fälle bei Mangel einer Vereinbarung können jedoch für dieselben Taxen von den Zentralbehörden festgesetzt werden« (§ 80). Diese Bestimmung, auf Grund deren in einem Theile der Bundesstaaten Medizinaltaxen in Geltung sind, umfasst sämmtliche Leistungen der approbirten Aerzte in der Privatpraxis, ausgenommen jedoch die Abgabe von Arzneimitteln, insofern dieselben überhaupt hierzu befugt sind. Ueber die Abgabe von Arzneimitteln, wie über die Bezahlung der Apotheker im Allgemeinen wird im Anhange die Rede sein. Bezüglich der Bezahlung für die ärztlichen Amtsgeschäfte gelten die landesrechtlichen Vorschriften.

Ausser den schon genannten seien noch einige gesetzliche Bestimmungen, welche sich auf die besonderen Pflichten der Aerzte etc. beziehen, kurz erwähnt. Nach § 278 des Strafgesetzbuchs werden Aerzte und andere approbirte Medizinalpersonen, welche ein unrichtiges Zeugniss über den Gesundheitszustand eines Menschen zum Gebrauche bei einer Behörde oder Versicherungsgesellschaft wider besseres Wissen ausstellen, mit Gefängniss von 1 Monat bis zu 2 Jahren bestraft. Nach § 300 ebenda unterliegen Aerzte, Wundärzte, Hebammen, Apotheker, sowie die Gehülfen dieser Personen, wenn sie unbefugt Privatgeheimnisse offenbaren, die ihnen kraft ihres Amtes, Standes oder Gewerbes anvertraut sind, einer Geldstrafe bis zu 1500 Mark oder einer Gefängnissstrafe bis zu 3 Monaten. In Uebereinstimmung hiermit ermächtigt § 52 der Strafprozess-Ordnung vom 1. Februar 1877 Aerzte zur Verweigerung des Zeugnisses in Ansehung desjenigen, was ihnen bei Ausübung ihres Berufes anvertraut ist.

Die Vorschriften über die Zurücknahme der Approbationen finden sich in § 53 der Gewerbeordnung. Danach kann eine solche Zurücknahme von der Verwaltungsbehörde nur dann ausgesprochen werden, wenn die Unrichtigkeit der Nachweise dargethan wird, auf Grund deren die Approbationen ertheilt worden sind, oder wenn dem Inhaber der Approbation die bürgerlichen Ehrenrechte aberkannt sind, im letzteren Falle jedoch nur für die Dauer des Ehrverlustes. Hiernach ist die Zurücknahme der Approbation wegen eines selbst gerichtlich festgestellten Mangels an Wissen und technischer Fertigkeit oder aus Gründen moralischer Art nicht möglich. »Wegen des Verfahrens und der Behörden, welche in Bezug auf die .... Zurücknahme einer Approbation, Genehmigung oder Bestallung (§§ 33a, 53) massgebend sind, gelten« nach § 54 der Gewerbeordnung »die Vorschriften der §§ 20 und 21« (s. diese a. a. O.).

Anhang. Bestimmungen, betreffend das Apotheken- und Hebammenwesen, sowie über die Konzessionirung von Privatkrankenanstalten.

Apothekenwesen. Ueber Errichtung und Verlegung von Apotheken befinden die Landesgesetze, da nach § 6 der Gewerbeordnung das letztere Gesetz auf den fraglichen Gegenstand keine Anwendung findet. Dagegen ist eine Neubegründung von Apotheken-Privilegien durch § 10 Abs. 2 ebendas.: »Realgewerbeberechtigungen dürfen fortan nicht mehr begründet werden« ausgeschlossen. Die Erwerbung einer Approbation ermächtigt hiernach nicht ohne Weiteres zur Begründung einer Apotheke. Vielmehr ist hierzu noch der Besitz einer Berechtigung nach Massgabe der Landesgesetzgebung erforderlich. In entsprechender Weise ist die Entziehung der Apothekerberechtigung auf Grund der Gewerbe-Ordnung nur dadurch möglich, dass dem Inhaber derselben gemäss § 53 Abs. 1 die Approbation entzogen wird. Der gewerbsmässige Betrieb einer Apotheke durch einen Nichtapprobirten unterliegt der Bestimmung des § 147 Ziff. 1, wonach mit Geldstrafe bis zu 300 Mark und im Unvermögensfalle mit Haft bestraft wird: wer den selbständigen Betrieb eines stehenden Gewerbes, zu dessen Beginn eine besondere polizeiliche Genehmigung (Konzession, Approbation, Bestallung) erforderlich ist, ohne die vorschriftsmässige Genehmigung unternimmt oder fortsetzt, oder von den in der Genehmigung festgesetzten Bedingungen abweicht.

Die Taxen für die Apotheker können durch die Zentralbehörden festgesetzt werden; Ermässigungen derselben durch freie Vereinbarungen sind jedoch zulässig (§ 80 Abs. 1 der Gewerbeordnung). Ueberschreitungen der Taxen, welche nach bestimmten Grundsätzen in sämmtlichen Bundesstaaten von den Behörden festgesetzt sind, unterliegen, selbst wenn sie mit Einwilligung des Abnehmers erfolgen, der in § 148 Ziff. 8 angedrohten Geldstrafe bis zu 150 Mark, an deren Stelle im Falle des Unvermögens Haft bis zu 4 Wochen tritt.

In Betreff der Berechtigung der Apotheker, Gehülfen und Lehrlinge anzunehmen, bewendet es nach § 41 Abs. 2 der Gewerbeordnung bei den Bestimmungen der Landesgesetze. Die in den §§ 105—133 der Gewerbeordnung über die gewerblichen Arbeiter vorgesehenen Bestimmungen (betr. Arbeitszeit, Alter, Arbeitsbücher, Streitigkeiten mit den Arbeitgebern etc.) finden, wie § 154 Abs. 1 ausdrücklich hervorhebt, auf Gehülfen und Lehrlinge in Apotheken keine Anwendung. Laut Bundesrathsbeschluss vom 2. Februar 1874 sind Apothekergehülfen, welche in einem Bundesstaate die Gehülfenprüfung bestanden haben, im ganzen Reichsgebiete ohne weitere Prüfung zum Serviren in Apotheken zugelassen.

Hebammenwesen. Nach § 30 Abs. 2 der Gewerbeordnung bedürfen Hebammen eines Prüfungszeugnisses der nach den Landesgesetzen zuständigen Behörde. Die nach Landesgesetz ertheilten Prüfungszeugnisse sind in den übrigen Bundesstaaten an sich nicht gültig; eine gewerbliche Freizügigkeit der Hebammen besteht demnach nicht. Für die Grenzbezirke der Bundesstaaten erschien es nicht nur im Interesse der betreffenden Hebammen, sondern namentlich auch der Bewohner der fraglichen Gebietstheile geboten, den Wirkungskreis der Hebammen zu erweitern. Auf Beschluss des Bundesraths sind zu diesem Behufe in den einzelnen Bundesstaaten einheitliche Vorschriften über die gegenseitige Zulassung der in der Nähe der Grenzen wohnhaften Hebammen zur Ausübung ihrer Berufsthätigkeit erlassen, welche darin gipfeln, dass die Hebammen in den Grenzorten der benachbarten Bundesstaaten ihren Beruf in gleichem

Masse ausüben dürfen, wie ihnen dies in der Heimath gestattet ist, falls sie sich dort nicht dauernd niederlassen und sich den daselbst geltenden Gesetzen und Verwaltungsvorschriften unterwerfen.

Bezüglich der gegenseitigen Zulassung der in den Grenzgemeinden des deutschen Reiches wohnhaften Hebammen kann auf die oben angegebenen Verträge mit ausländischen Staaten verwiesen werden.

Der selbständige Betrieb des Hebammengewerbes ohne Besitz eines Prüfungszeugnisses, sowie die Abweichung von den in diesem festgesetzten Bedingungen ist nach § 147 Ziff. 1 (s. o.) strafbar. Die Bestimmung über die Pflicht der Hebammen zur Wahrung gewisser Privatgeheimnisse ist bereits oben erwähnt worden.

Bezüglich der Zurücknahme der Prüfungszeugnisse der Hebammen sind die Grenzen wesentlich weiter gesteckt, als dies für die Zurücknahme der Approbation der Aerzte und Apotheker der Fall ist. Nach § 53 Abs. 2 der Gewerbeordnung ist die Zurücknahme nämlich nicht nur zulässig, wenn die Unrichtigkeit der Nachweise dargethan wird, auf Grund deren die Zeugnisse ertheilt worden sind, oder bei Verlust der bürgerlichen Ehrenrechte, sondern auch, »wenn aus Handlungen oder Unterlassungen des Inhabers der Mangel derjenigen Eigenschaften, welche bei der Ertheilung der Genehmigung oder Bestallung nach der Vorschrift dieses Gesetzes vorausgesetzt werden mussten, klar erhellt«.

Privatkrankenanstalten. Nach §30 der Gewerbeordnung bedürfen Unternehmer von Privat-Kranken-, Privat-Entbindungs- und Privat-Irrenanstalten einer Konzession der höheren Verwaltungsbehörde. Die Konzession ist nur dann zu versagen, a) wenn Thatsachen vorliegen, welche die Unzuverlässigkeit des Unternehmers in Beziehung auf die Leitung oder Verwaltung der Anstalt darthun, b) wenn nach den von dem Unternehmer einzureichenden Beschreibungen und Plänen die baulichen und die sonstigen technischen Einrichtungen der Anstalt den gesundheitspolizeilichen Anforderungen nicht entsprechen. In Frage kommen sowohl solche Anstalten, die sich mit der Heilung der Kranken befassen, als solche, welche ausschliesslich die Krankenpflege zum Gegenstande haben. Dagegen ist die selbst gewerbsmässig betriebene Privat-Krankenpflege an sich, d. h. ohne Benutzung einer bestimmten Anstalt, der Konzession nicht unterworfen. Als Privat-Irrenanstalten gehören die gewerbsmässig betriebenen Anstalten, Pensionate etc.

hierher, welche die Pflege oder Heilung von Geisteskranken oder Gemüthsleidenden bezwecken.

Die Konzession haftet an der Person des Unternehmers, erlischt daher beim Wechsel desselben. Ferner erlischt die Konzession nach § 49 Abs. 3 der Gewerbeordnung, wenn der Unternehmer seinen Gewerbebetrieb während eines Zeitraums von drei Jahren eingestellt hat, ohne eine Frist nachgesucht und erhalten zu haben. Eine erhebliche Aenderung der Einrichtung der Anstalt darf nicht ohne polizeiliche Genehmigung erfolgen.

Die Konzession darf nach § 40 Abs. 1 so wenig wie die Approbation der Medizinalpersonen auf Zeit ertheilt oder widerrufen werden. Ueber den Rekurs bei Versagung, desgleichen über Zurücknahme der Konzession gelten die nämlichen Vorschriften, wie bezüglich der Hebammenzeugnisse (§§ 40 Abs. 2, 53, 54). Die unbefugte Einrichtung einer Privat-Kranken- etc. Anstalt ist analog derjenigen einer Apotheke nach § 147 Ziff. 1 strafbar.

b) Der Bildungsgang des Arztes, Zahnarztes und Apothekers; insbesondere die medizinischen Bildungsanstalten im Deutschen Reiche.

Die wissenschaftliche und praktische Ausbildung der Aerzte, Zahnärzte und Apotheker wird im Wesentlichen durch die in den Prüfungsordnungen an sie gestellten Anforderungen bestimmt (s. Abschnitt c), da es weder Zwangskollegien, noch sonst irgend welche Vorschriften über die Art der Erledigung des Studiums giebt. Um den Studirenden jedoch eine Anleitung zu bieten, hat eine grössere Anzahl medizinischer Fakultäten Studienpläne aufgestellt. Als Beispiel folgt hier der Münchener Studienplan; wegen Preussens wird auf Theil II dieses Werkes verwiesen.

I. Semester.	II. Semester.	III. Semester.
Anorganische Chemie.	Vergleichende Anatomie.	Physiologie, 1. Theil.
Physik, 1. Theil.	Anatomie, 2. Theil.	Histologie.
Anatomie, 1. Theil.	Organische Chemie.	Generationslehre.
Zoologie.	Spezielle u. medizinische	Präparirübungen.
Allgemeine Botanik.	Botanik.	
	Physik, 2. Theil.	Medizinische Physik.
	Praktikum im chemischen Laboratorium, medizinische Chemie, Mineralogie.	

IV. Semester.	V. Semester.	VI. Semester.
Physiologie, 2. Theil.	Allgemeine Chirurgie.	Chirurgische Klinik.
Entwicklungsgeschichte.	Allgemeine Pathologie	Geburtshülfe.
TopographischeAnatomie	und pathologische	Spezielle pathologische
mit Sektionsübungen.	Anatomie.	Anatomie.
Histologischer Kursus.	Arzneimittellehre.	Toxikologie und Arznei-
	Physikalisch-diagnosti-	verordnungslehre.
PhysiologischeUebungen.	scher Kursus.	Hautkrankheiten.
	Chirurgie.	Chirurgische Operations-
	Spezielle Pathologie.	lehre.
		Spezielle Pathologie und
		Therapie.
	Präparirübungen, che-	Medizinisch - propädeuti-
	misch- und mikrosko-	sche Klinik.
	pisch - diagnostischer	
	Kursus, Frakturen und	
	Luxationen, Verband-	Chirurgisch - propädeuti-
	kursus.	sches Praktikum, dia-
		gnostische Uebungen.

Am Schluss des IV. oder bei Beginn des V. Semesters das *Tentamen physicum*.

VII. Semester.	VIII. Semester.
Chirurgische Klinik.	Pathologisch - anatomischer Sektions-
Medizinische Klinik.	kursus und pathologisch-anatomische
Gynäkologie.	Demonstrationen.
Ophthalmologische Klinik.	Chirurgische Klinik.
Gynäkologische Klinik.	Medizinische Klinik.
Pathologisch-histologisches Prakti-	Gynäkologische Klinik.
kum.	Ophthalmologische Klinik.
Vorlesung über Syphilis.	Augenoperationskursus.
Augenheilkunde.	Hygiene.
Ophthalmoskopischer Kursus.	Syphilitische Klinik.
Gynäkologischer Operationskursus.	Pädiatrische Klinik.
	Chirurgischer Operationskursus.

IX. Semester.	X. Semester.
Medizinische Klinik.	Die Kliniken und Polikliniken, laryn-
Gynäkologische Poliklinik.	gologisches Praktikum, Medizinal-
Chirurgische Poliklinik.	polizei und Medizinalverwaltung,
Medizinische Poliklinik.	topographische Anatomie (wenn
Otiatrik und otriatrische Klinik.	nicht schon im IV. Semester gehört),
Psychiatrische Klinik.	Balneologie und Hydrotherapie, hy-
Gerichtliche Medizin.	gienisches Praktikum, Uebungen
	und Arbeiten in den Instituten.

Laryngoskopischer Kursus, elektro-
therapeutischer Kursus, Geschichte
der Medizin, pharmazeutisches Dis-
pensatorium, pathologisch-anatomi-
sche Demonstrationen.

Ihre fachwissenschaftliche Ausbildung erhalten die genannten Personen sämmtlich auf den deutschen Universitäten, deren Zahl 20 beträgt. 9 Universitäten liegen in Preussen, 3 in Bayern, 2 in Baden und je 1 im Königreich Sachsen, Württemberg, Hessen, Mecklenburg-Schwerin, Grossherzogthum Sachsen und Elsass-Lothringen.

Nachstehend werden die für die Ausbildung der Mediziner an jeder Universität bestehenden klinischen Institute und Heilanstalten, sowie sonstigen Institute aufgeführt. Den Heilanstalten ist, soweit dies feststellbar war, die Zahl der Betten in Klammern beigefügt.

Preussen.

Berlin, Kgl. Friedrich-Wilhelms-Universität, gestiftet 1809.
I. Universität. 1. Klinisches Institut für Chirurgie (189 Plätze); 2. Medizinische Poliklinik; 3. Klinisches Institut für Frauenkrankheiten (69) und Geburtshülfe (76); 4. Klinik und Poliklinik für Augenkrankheiten (65); 5. Klinik und Poliklinik für Ohrenkrankheiten (20); 6. Poliklinik für Hals- und Nasenkrankheiten; 7. Poliklinik für orthopädische Chirurgie; 8. Zahnärztliches Institut;

II. Charité-Krankenhaus. 9—11. Erste, zweite, dritte medizinische Klinik; 12. Chirurgische Klinik; 13. Geburtshülfliche Klinik; 14. Geburtshülfliche Poliklinik; 15. Gynäkologische Klinik; 16. Gynäkologische Poliklinik; 17. Klinik für Kinderkrankheiten; 18. Poliklinik für Kinderkrankheiten; 19. Klinik für syphilitische Krankheiten; 20. Klinik und Poliklinik für Hautkrankheiten; 21. Klinik für psychische und Nervenkrankheiten nebst Poliklinik für Nervenkrankheiten.

Andere Bildungsanstalten:
22. 23. Erstes und zweites anatomisches Institut; 24. Physiologisches Institut; 25. Pharmakologisches Institut; 26. Pathologisch-anatomisches Institut; 27. Anstalt für Staatsarzneikunde; 28. Hygienisches Institut; 29. 30. Erstes und zweites chemisches Institut; 31. Physikalisches Institut; 32. Zoologisches Institut; 33. Botanischer Garten und botanisches Institut.

Bonn, Rheinische Friedrich-Wilhelms-Universität, gestiftet 1818.
1. Medizinische Klinik und Poliklinik (78 Plätze); 2. Chirurgische Klinik und Poliklinik (99); 3. Geburtshülfliche (62) und gynäkologische (47) Klinik und Poliklinik; 4. Klinik und Poliklinik für Syphilis und Hautkrankheiten (56); 5. Ophthalmiatrische Klinik und Poliklinik (57); 6. Otiatrische Poliklinik; 7. Psychiatrische Klinik (Rheinische Provinzial-Irrenanstalt).

Andere Bildungsanstalten:

8. Anatomisches Institut; 9. Physiologisches Institut; 10. Pathologisches Institut; 11. Pharmakologisches Institut; 12. Physikalisches Institut; 13. Chemisches Institut; 14. Botanisches Institut und botanischer Garten.

Breslau, Kgl. Universität, in Frankfurt a. O. 1506 gestiftet und 1811 mit der 1702 gestifteten katholischen Universität vereinigt:

1. Medizinische Klinik und Poliklinik (100 Plätze); 2. Chirurgische Klinik und Poliklinik (85); 3. Geburtshülflich- (23) gynäkologische (17) Klinik und Poliklinik; 4. Ophthalmiatrische Klinik und Poliklinik (40); 5. Klinik und Poliklinik für syphilitische und Hautkrankheiten (178); 6. Psychiatrische Klinik (220).

Andere Bildungsanstalten:

7. Anatomisches Institut; 8. Institut für Entwickelungsgeschichte. 9. Physiologisches Institut; 10. Pathologisches Institut; 11. Pharmakologisches Institut; 12. Hygienisches Institut; 13. Physikalisches Institut; 14. Chemisches Laboratorium; 15. Botanischer Garten und botanisches Gartenmuseum.

Göttingen, Georg-August-Universität, gestiftet 1737:

1.—4. Ernst-August-Hospital. Medizinische (93 Plätze), chirurgische (99), ophthalmiatrische (56) Klinik und otiatrische Poliklinik; 5. Geburtshülflich (27) -gynäkologische (18) Klinik; 6. Psychiatrische Klinik (Provinzial-Irrenanstalt).

Andere Bildungsanstalten:

7. Anatomisches Institut; 8. Physiologisches Institut; 9. Pathologisches Institut; 10. Pharmakologisches Institut; 11. Institut für medizinische Chemie und Hygiene; 12. Physikalisches Kabinet; 13. Chemisches Laboratorium; 14. Botanischer Garten.

Greifswald, Universität, gestiftet 1456.

1.—3. Universitäts-Krankenhaus; Medizinische Klinik; Chirurgische Klinik (116 Plätze für innere, 114 für chirurgische Kranke); 4. Geburtshülflich (25) -gynäkologische (26) Klinik und Hebammen-Institut; 5. Ophthalmiatrische Klinik (42); 6. Psychiatrische Klinik (Provinzial-Irrenanstalt).

Andere Bildungsanstalten:

7. Anatomisches Institut; 8. Physiologisches Institut; 9. Pathologisch-anatomisches Institut; 10. Pharmakologisches Institut; 11. Hygienisches Institut; 12. Physikalisches Institut; 13. Chemisches Institut; 14. Botanischer Garten und botanisches Museum.

Halle, Vereinigte Friedrichs-Universität Halle-Wittenberg, gestiftet 1697, mit Wittenberg (gestiftet 1502) vereinigt 1817.

1. Medizinische Klinik (187 Plätze); 2. Chirurgische Klinik (160); 3. Geburtshülflich (38) -gynäkologische (29) Klinik; 4. Ophthalmiatrische Klinik (45); 5. Otiatrische Klinik (17); 6. Psychiatrische und Nervenklinik (40); 7. Zahnärztliche Klinik.

Andere Bildungsanstalten:

8. Anatomisches und zootomisches Institut; 9. Physiologisches Institut; 10. Pathologisches Institut; 11. Pharmakologische Sammlung; 12. Hygienisches Institut; 13. Physikalisches Institut; 14. Chemisches Institut; 15. Botanisches Institut; 16. Zoologisches Institut.

Kiel, Christian-Albrechts-Universität, gestiftet 1665:

1. Medizinische Klinik (102 Plätze); 2. Medizinische Poliklinik; 3. Chirurgische Klinik (132); 4. Chirurgische Poliklinik; 5. Geburtshülflich (38) -gynäkologische (27) Klinik; 6. Ophthalmiatrische Klinik (60).

Andere Bildungsanstalten:

7. Anatomisches Institut; 8. Physiologisches Institut; 9. Pathologisch-anatomisches Institut; 10. Pharmakologisches Institut; 11. Physikalisches Institut; 12. Chemisches Laboratorium; 13. Botanischer Garten; 14. Zoologisches Institut.

Königsberg, Albertus-Universität, gestiftet 1544:

1. Medizinische Klinik (75 Plätze); 2. Medizinische Poliklinik; 3. Chirurgische Klinik und Poliklinik (110); 4. Geburtshülflich (41) -gynäkologische (34) Klinik und Poliklinik; 5. Ophthalmiatrische Klinik und Poliklinik (44).

Andere Bildungsanstalten:

6. Anatomisches Institut; 7. Physiologisches Institut; 8. Pathologisches Institut; 9. Pharmakologisches Institut; 10. Chemisches Institut; 11. Physikalisches Institut; 12. Botanischer Garten.

Marburg, Universität, gestiftet 1527:

1. Medizinische Klinik (108 Plätze); 2. Medizinische Poliklinik; 3. 4. Chirurgisch-klinisches Institut, stationäre Klinik (66) und Poliklinik; 5. Geburtshülflich (58) -gynäkologische (14) Klinik und Poliklinik; 6. Klinisches Institut für Augenheilkunde (40); 7. Psychiatrische Klinik (316).

Andere Bildungsanstalten:

8. Anatomisches Institut; 9. Physiologisches Institut; 10. Pathologisch-anatomisches Institut; 11. Pharmakologisches Institut; 12. Hygienisches Institut; 13. Mathematisch-physikalisches Institut; 14. Che-

misches Institut; 15. Botanisches und pharmakognostisches Institut; 16. Botanischer Garten; 17. Zoologisches Institut.

Bayern.

(Die Zahl der Betten kann nicht angegeben werden, weil die Kliniken Bestandtheile der städtischen Anstalten, in Würzburg des Juliusspitals sind, aus denen die zum Unterricht geeigneten Kranken ausgewählt werden.)

München, Ludwig-Maximilians-Universität, gestiftet 1472 zu Ingolstadt, 1802 nach Landshut, 1826 nach München verlegt:

1. und 2. Medizinische Klinik und klinisches Institut, medizinisch-propädeutische Klinik, beide mit dem städtischen Krankenhaus München links der Isar verbunden; 3. Medizinische Poliklinik (Reisingerianum); 4. Chirurgische Klinik (Krankenhaus); 5. Chirurgische Poliklinik (Reisingerianum); 6. Ophthalmologische Klinik und Poliklinik; 7. Otiatrische Poliklinik (im klinischen Institut); 8. 1. Gynäkologische und geburtshülfliche Klinik (Universitäts-Frauenklinik); 9. 2. Gynäkologische Klinik (im Krankenhaus); 10. Geburtshülfliche Poliklinik (Reisingerianum); 11. Gynäkologische Poliklinik (desgl.); 12. Syphilidologische Klinik (Krankenhaus); 13. Psychiatrische Klinik (Kreisirrenanstalt); 14. Pädiatrische Klinik und Poliklinik (Haunersches Kinderspital); 15. 2. Pädiatrische Poliklinik (Reisingerianum).

Andere Bildungsanstalten:

16. Anatomisches Institut; 17. Physiologisches Institut; 18. Pathologisches Institut; 19. Hygienisches Institut; 20. Pharmakologisches Institut; 21. Physikalisches Institut; 22. Chemisches Laboratorium; 23. Botanischer Garten und botanisches Laboratorium; 24. Zoologische, zoologisch-zootomische und vergleichend-anatomische Sammlung.

Würzburg, Julius-Maximilians-Universität, gestiftet 1402, erneuert 1582:

1. Medizinische und pädiatrische Klinik (Juliusspital); 2. Medizinische und pädiatrische Poliklinik; 3. Chirurgische Klinik und Poliklinik (Juliusspital); 4. Geburtshülflich-gynäkologische Klinik und Poliklinik (Kreisentbindungsanstalt); 5. Augenklinik und Poliklinik; 6. Klinik für Syphilis und Hautkrankheiten (Juliusspital); 7. Psychiatrische Klinik; 8. Otiatrische Poliklinik.

Andere Bildungsanstalten:

9. Anatomisches Institut; 10. Institut für vergleichende Anatomie, Histologie und Embryologie; 11. Physiologisches Institut; 12. Patho-

logisches Institut; 13. Pharmakologisches Institut; 14. Hygienisches Institut; 15. Physikalisches Institut; 16. Chemisches Laboratorium; 17. Untersuchungsanstalt für Nahrungs- und Genussmittel; 18. Botanisches Institut nebst Garten und Herbarium; 19. Zoologisch-zootomisches Institut.

Erlangen, Friedrich-Alexanders-Universität, gestiftet 1743:

1. Medizinische Klinik; 2. Medizinische Poliklinik; 3. Chirurgische Klinik und Poliklinik; 4. Geburtshülflich-gynäkologische Klinik und Poliklinik; 5. Augenklinik und Poliklinik; 6. Psychiatrische Klinik; 7. Otiatrische Poliklinik.

Andere Bildungsanstalten:

8. Anatomisches Institut; 9. Physiologisches Institut; 10. Pathologisch-anatomisches Institut; 11. Physikalisches Kabinet; 12. Chemisches Laboratorium; 13. Untersuchungsanstalt für Nahrungs- und Genussmittel; 14. Botanischer Garten und botanisches Institut; 15. Zoologisches Institut.

Sachsen.

Leipzig, Universität, gegründet 1409:

1. und 2. Klinisches Institut für innere (462 Betten) und für chirurgische Kranke (470); 3. Institut für Geburtshülfe und Frauenkrankheiten mit poliklinischem Institut und Hebammenschule (72 Betten — das bereits im Neubau begriffene Institut, dessen Eröffnung im nächsten Jahre zu erwarten ist, ist auf 120 Betten berechnet); 4. Medizinisch-poliklinisches Institut; 5. Psychiatrische und Nervenklinik (135); 6. Chirurgisch-poliklinisches Institut; 7. Distrikts-Poliklinik; 8. Institut für Augenheilkunde; 9. Zahnärztliches Institut; 10. Orthopädische Poliklinik.

Privatinstitute zur Benutzung der Studirenden:

11. Pädiatrische Klinik; 12. Pädiatrische und gynäkologische Poliklinik; 13. Poliklinik für unbemittelte Ohren-, Nasen-, Rachen- und Kehlkopfkranke; 14. und 15. Zwei Polikliniken für Augenkranke; 16. Privatheilanstalt für Augenkranke; 17. Chirurgische Distrikts-Poliklinik; 18. Poliklinik für chirurgische Kranke; 19.—21. Drei chirurgische Polikliniken; 22. Poliklinik für innere Kranke; 23. Poliklinik für Haut- und Geschlechtskrankheiten; 24. Gynäkologische Poliklinik.

Andere Bildungsanstalten:

25. Anatomisches Institut; 26. Physiologisches Institut; 27. Pathologisches Institut; 28. Pharmakologisches Institut; 29. Hygienisches

Institut; 30. Botanisches Institut und Garten; 31. Physikalisches Institut; 32. 33. Erstes und zweites chemisches Laboratorium; 34. Zoologisch-zootomisches Institut und Museum.

Württemberg.

Tübingen, Eberhard-Karls-Universität, gestiftet 1477:

1. Medizinische Klinik (9 grössere Säle mit je 8 Betten, 17 kleinere Zimmer mit 1—2 Betten, 1 Isolirzelle); 2. Chirurgische Klinik (120 Betten); 3. Isolirhaus für beide Kliniken gemeinschaftlich (6 Zimmer mit 8—10 Betten); 4. Ophthalmiatrische Klinik (43 Betten); 5. Geburtshülflich-gynäkologische Klinik (2 Betten für Gebärende, 16 für Wöchnerinnen, 35 für Schwangere, 36 für gynäkologische Kranke. Am 1. November 1890 soll eine neue aus Stein und Eisen gebaute Klinik bezogen werden, welche je 40 Betten für gynäkologische Kranke und Wöchnerinnen, 1 grossen Gebärsaal, 30 Betten für Schwangere, 1 Isolirbaracke für inficirte Wöchnerinnen enthalten wird); 6. Medizinische Poliklinik; 7. Ohrenklinik (10 Betten); 8. Psychiatrische Klinik im Bau begriffen (etwa 100 Betten).

Andere Bildungsanstalten:

9. Anatomisches Institut; 10. Physiologisches Institut; 11. Pathologisch-anatomisches Institut; 12. Physiologisch-chemisches Institut.

Baden.

Heidelberg, Ruprecht-Carls-Universität, gegründet 1386:

1.—3. Akademisches Krankenhaus. Medizinische Klinik (192 Betten), Chirurgische Klinik (168), Augenklinik (66); 4. Irrenklinik (100); 5. Frauenklinik (51 für Kranke und Wöchnerinnen, 70 für Schwangere und Schülerinnen); 6. Ohrenklinik; 7. Medizinische Poliklinik; 8. Kinderklinik — Luisenheilanstalt (48).

Andere Bildungsanstalten:

9. Anatomisches Institut; 10. Physiologisches Institut; 11. Pathologisch-anatomisches Institut; 12. Institut für gerichtliche Medizin; 13. Hygienisches Institut (im Bau); 14. Physikalisches Kabinet; 15. Chemisches Laboratorium; 16. Zweites chemisches Laboratorium; 17. Botanischer Garten und Institut; 18. Zoologisches Institut.

Freiburg, Albert-Ludwigs-Universität, gestiftet 1456:

1. und 2. Klinisches Hospital. Medizinische Klinik (124); Chirurgische Klinik (191); 3. Gynäkologische Klinik (58 für Kranke und Wöchnerinnen, 46 für Schwangere und Schülerinnen); 4. Augenklinik (50); 5. Psychiatrische Klinik (100); 6. Medizinische Poliklinik; 7. Hilda-Kinderhospital.

Andere Bildungsanstalten:

8. Anatomisches Institut; 9. Physiologisches Institut; 10. Pathologisch - anatomisches Institut; 11. Pharmakologische Sammlung; 12. Physikalisches Kabinet; 13. Chemisches Laboratorium; 14. Botanischer Garten; 15. Zoologisches Institut.

Hessen.

Giessen, Ludwigs-Universität, gegründet 1607:

1. Medizinische Klinik (1888. 114, 1889. 112 Betten); 2. Chirurgische Klinik (115; 117); 3. Ophthalmologische Klinik (45; 55); 4. Frauenklinik (24; 28); 5. Otiatrische Klinik. Im Herbst 1890 werden die neuerbaute medizinische und Frauenklinik (140 und 180 Betten) eröffnet. Die Errichtung einer psychiatrischen und Nervenklinik mit 80—100 Plätzen liegt im Projekt vor.

Andere Bildungsanstalten:

6. Anatomisches Institut; 7. Physiologisches Institut; 8. Pathologisches Institut; 9. Pharmakologisches Institut; 10. Physikalisches Institut; 11. Chemisches Laboratorium; 12. Botanischer Garten; 13. Institut und Kabinet für Zoologie und vergleichende Anatomie.

Mecklenburg-Schwerin.

Rostock, Universität, gestiftet unter Bestätigung des Papstes Martin V. vom 13. Februar 1419, eingeweiht am 12. November dess. J., 1437—1443 nach Greifswald, 1760—1789 nach Bützow verlegt:

1. Medizinische Klinik und Poliklinik; 2. Chirurgische Klinik und ambulatorische Klinik für chirurgische Kranke; 3. Ophthalmiatrische Klinik; 4. Geburtshülfliche Klinik, verbunden mit der Universitäts-Frauenklinik und Hebammenschule (120 Betten). Die medizinischen und chirurgischen Kliniken befinden sich in einem grossen Neubau, der mit dem städtischen Krankenhause unmittelbar in Verbindung steht. In letzterem befinden sich 73 Betten einschliesslich 4 Kinderbetten, 2 Wagen, 1 Wiege auf der Station für innere Kranke, 73 einschliesslich 4 Kinderbetten auf der Station für chirurgische Kranke, 10 in der Baracke für chirurgische Kranke, 21 einschliesslich 2 Kinderbetten im Isolirhause, 18 einschliesslich 1 Kinderbett auf der Privatstation, 25 auf der ophthalmiatrischen Klinik, für welche indess bereits ein eigenes grosses Gebäude errichtet wird, im Ganzen 220 Betten.

Andere Bildungsanstalten:

5. Anatomisches Institut; 6. Physiologisches Institut; 7. Patho-

logisches Institut; 8. Pharmakologisches und physiologisch-chemisches Institut; 9. Hygienisches Institut; 10. Physikalisches Institut; 11. Chemisches Laboratorium; 12. Botanisches Institut und Garten; 13. Zoologisches Institut.

Sachsen-Weimar.

Jena, Grossherzoglich und Herzoglich Sächsische Gesammt-Universität, gegründet am 19. März 1548 zuerst als Paedagogium provinciale, am 15. August 1557 vom Kaiser bestätigt und seitdem als Studium universale bezeichnet:

1. Medizinische Klinik (119 Betten); 2. Chirurgische Klinik (114); 3. Augenärztliche Klinik (58); 4. Ohrenärztliche Klinik (10); 5. Medizinische Poliklinik; 6. Entbindungsanstalt (111); 7. Irrenanstalt (für mehrere Hundert Pfleglinge).

Andere Bildungsanstalten:

8. Anatomisches Institut; 9. Anthropotomisches, zootomisches Museum; 10. Physiologisches Institut; 11. Pathologisch-anatomisches Institut; 12. Klinisches Laboratorium für experimentelle Pathologie; 13. Hygienisches Institut.

Elsass-Lothringen.

Strassburg, Kaiser-Wilhelms-Universität, gegründet 1567, reorganisirt 1872:

1. Medizinische Klinik (158 Betten); 2. Frauenklinik (45 für kranke Frauen, 29 für Schwangere, 30 für Wöchnerinnen, 32 für Neugeborene); 3. Psychiatrische Klinik (94, ausserdem 29 für Epileptiker); 4. Chirurgische Klinik (121); 5. Ophthalmiatrische Klinik (28); 6. Kinderklinik; 7. Klinik für Syphilis (96) und Hautkrankheiten (34); 8. Medizinische Poliklinik; 9. Chirurgische Poliklinik; 10. Otiatrische Poliklinik.

Andere Bildungsanstalten:

11. Anatomisches Institut; 12. Institut für Experimental-Physiologie; 13. Physiologisch-chemisches Institut; 14. Pathologisches Institut; 15. Pharmakologisches Institut; 16. Physikalisches Institut; 17. Chemisches Institut; 18. Botanisches Institut; 19. Zoologisches Institut.

Ueber die Zahl der Lehrer und Hörer jeder Universität insgesammt und in der medizinischen Fakultät im Besonderen während des Sommerhalbjahrs 1889 und des Winterhalbjahrs 1889/90 giebt die nachstehende Uebersicht Auskunft:

| | | Lehrer | | | | | | | Studirende | |
| | | Ordentliche | | Ausserordentliche Professoren | | Honorar- | | Privatdozenten | | | |
		1889	1889/90	1889	1889/90	1889	1889/90	1889	1889/90	1889	1889/90
Berlin	insges.	86	88	85	83	.	.	134	135	4716	5731
	mediz. Fak.	16	16	29	30	.	.	63	62	1130	1373
Bonn	insges.	57	58	32	31	.	.	28	28	1411	1223
	mediz. Fak.	9	11	12	11	.	.	8	9	404	343
Breslau	insges.	64	63	35	33	.	.	30	28	1316	1307
	mediz. Fak.	9	9	17	15	.	.	15	15	381	358
Göttingen	insges.	71	72	23	20	.	.	24	22	957	854
	mediz. Fak.	12	12	7	7	.	.	5	5	228	211
Greifswald	insges.	44	45	21	17	.	.	12	11	881	766
	mediz. Fak.	9	9	8	7	.	.	5	4	421	377
Halle	insges.	52	53	32	30	.	.	28	33	1706	1657
	mediz. Fak.	10	12	9	8	.	.	8	8	337	284
Kiel	insges.	44	44	10	13	.	.	30	28	580	502
	mediz. Fak.	8	8	5	5	.	.	14	14	318	241
Königsberg	insges.	45	44	24	26	.	.	20	21	752	780
	mediz. Fak.	8	7	9	9	.	.	9	8	264	258
Marburg	insges.	46	47	14	13	.	.	19	20	839	783
	mediz. Fak.	12	12	3	3	.	.	3	3	235	239

München . . . { insges.	74	74	16	16	6	6	73	76	3622	3585
{ mediz. Fak.	14	14	9	9	1	1	23	24	1182	1139
Würzburg . . . { insges.	38	38	13	13	1	1	19	20	1568	1585
{ mediz. Fak.	8	8	8	8	1	1	10	11	924	920
Erlangen . . . { insges.	42	42	7	7	—	—	8	8	970	946
{ mediz. Fak.	8	8	4	4	—	—	3	3	283	319
Leipzig . . . . { insges.	66	66	42	44	13	12	60	60	3409	3539
{ mediz. Fak.	13	13	8	10	2	2	25	23	838 [1]	904 [1]
Tübingen . . . { insges.	53	53	15	17	—	—	7	7	1426	1242
{ mediz. Fak.	8	8	6	6	—	—	1	1	265	232
Heidelberg . . { insges.	41	39	32	33	7	6	21	23	1194	1078
{ mediz. Fak.	11	9	6	6	1	—	10	10	297	284
Freiburg . . . { insges.	39	40	15	15	2	2	28	30	1233	972
{ mediz. Fak.	12	12	3	3	—	—	10	12	413	295
Giessen . . . . { insges.	40	40	9	9	—	—	4	8	616	566
{ mediz. Fak.	10	10	3	3	—	—	2	3	157	141
Rostock . . . . { insges.	31	31	4	4	—	—	9	9	324	282
{ mediz. Fak.	8	8	2	2	—	—	2	2	155	145
Jena . . . . . . { insges.	1889 : 84.		1889/90 : 84.						629	560
{ mediz. Fak.	11	11	6	6	—	—	5	5	226	216
Strassburg . . { insges.	65 [2]	66 [2]	19	18	1	1	30	31	874	936
{ mediz. Fak.	15 [3]	15 [3]	7	7	1	1	12	11	300	353

[1] Ausserdem 153 bezw. 161 Studirende der Pharmazie und Zahnheilkunde.
[2] Einschliesslich 9 emeritirter Professoren.
[3] Desgl. 3.

c. Der Befähigungsnachweis des Arztes, Zahnarztes und Apothekers.

Aerzte. Die Prüfung, in welcher die Aerzte gemäss § 29 der Gewerbeordnung behufs Erlangung einer Approbation ihre Befähigung nachzuweisen haben, ist durch die Bekanntmachung des Reichskanzlers vom 2. Juni 1883 geregelt worden. Dieselbe hat durch die Bekanntmachungen vom 25. März 1885, 2. April 1885 und vom 25. April 1887 Aenderungen erfahren.

Behufs Zulassung zur Prüfung ist nach § 4 der Bekanntmachung vom 2. Juni 1883 erforderlich, dass der Kandidat

1. ein Zeugniss der Reife von einem humanistischen Gymnasium des Deutschen Reichs aufweist (ausnahmsweise darf das Zeugniss der Reife von einem humanistischen Gymnasium ausserhalb des Deutschen Reichs als ausreichend erachtet werden);

2. mindestens neun Halbjahre auf Universitäten des deutschen Reichs Medizin studirt hat (nur ausnahmsweise darf das medizinische Studium auf einer Universität ausserhalb des Deutschen Reichs oder die einem anderen Universitätsstudium gewidmete Zeit theilweise oder ganz in Anrechnung gebracht werden);

3. bei einer Universität des Deutschen Reichs die ärztliche Vorprüfung vollständig bestanden und demnächst noch mindestens vier Halbjahre dem medizinischen Universitätsstudium gewidmet hat;

4. mindestens je zwei Halbjahre hindurch an der chirurgischen, medizinischen und geburtshülflichen Klinik als Praktikant theilgenommen, mindestens zwei Kreissende in Gegenwart des Lehrers oder Assistenzarztes selbständig entbunden, ein Halbjahr als Praktikant die Klinik für Augenkrankheiten besucht, am praktischen Unterricht in der Impftechnik theilgenommen und die zur Ausübung der Impfung erforderlichen Fertigkeiten erworben hat.

Die Prüfung kann vor jeder ärztlichen Prüfungskommission bei einer Universität des Deutschen Reichs abgelegt werden. Dementsprechend sind zur Ertheilung der Approbation als Arzt für das Reichsgebiet die Zentralbehörden derjenigen Bundesstaaten, welche eine oder mehrere Landesuniversitäten haben (Preussen, Bayern, Sachsen, Württemberg, Baden, Hessen, Mecklenburg-Schwerin, in Gemeinschaft Grossherzogthum Sachsen und sächsische Herzogthümer), und das Ministerium für Elsass-Lothringen befugt. Diese Behörden ernennen die Kommissionen für jedes Prüfungsjahr nach Anhörung der medizinischen Fakultät aus geeigneten Fachmännern.

Die Prüfungen finden jährlich von November bis Mitte Juli statt und umfassen sieben Abschnitte:

I. die anatomische Prüfung (Theil 1. Demonstration an der Leiche; Theil 2. Erläuterung eines selbst gefertigten anatomischen Präparats, mündliche Prüfung über zwei Aufgaben aus der Knochen- und Eingeweide- oder Nerven- oder Gefässlehre an Präparaten; Theil 3. Erklärung eines selbst gefertigten mikroskopisch-anatomischen Präparats und Lösung einer histologischen Aufgabe);

II. die physiologische Prüfung (mündliche Prüfung über zwei Aufgaben);

III. die Prüfung in der pathologischen Anatomie und in der allgemeinen Pathologie (Theil 1. Sektion einer Haupthöhle nebst Protokoll; Theil 2. Erläuterung eines oder mehrerer pathologisch-anatomischer Präparate, darunter jedenfalls eines mit Hülfe des Mikroskops, mündliche Prüfung über zwei Aufgaben);

IV. die chirurgisch-ophthalmiatrische Prüfung (Theil 1. Untersuchung zweier Kranker mit sofortiger Befundaufnahme und Anfertigung eines kritischen Berichts zu Hause, achttägiger Besuch der Kranken und Führung eines Krankenjournals bezw. im Falle des Todes Abfassung einer Epikrise. Prüfung an sonstigen Kranken über Fähigkeit in der Erkenntniss und Beurtheilung der chirurgischen Krankheitsformen, sowie Nachweis der Fertigkeit in der Ausführung kleiner chirurgischer Operationen; Theil 2. Mündliche Prüfung über die Instrumentenlehre, Erledigung einer Aufgabe aus dem Gebiete der Operationslehre und Ausführung der entsprechenden Operation, sowie einer Arterien-Unterbindung an der Leiche; Theil 3. Erledigung einer Aufgabe aus der Lehre von den Knochenbrüchen und Verrenkungen, Ausführung des angezeigten Verfahrens am Phantom oder am Menschen und kunstgerechte Anlegung eines Verbandes; Theil 4. Untersuchung eines Augenkranken etc., wie in Theil 1 mit dreitägiger Behandlung — statt achttägiger —, Nachweis des Vertrautseins mit den Grundzügen der Augenheilkunde an anderen Fällen);

V. die medizinische Prüfung (Theil 1. Untersuchung zweier Kranker wie in IV Theil 1, Nachweis der Fähigkeit in der Erkenntniss und Beurtheilung der inneren Krankheiten mit Einschluss der Kinder- und der Geisteskrankheiten an sonstigen Kranken; Theil 2. Schriftliche Lösung einiger Aufgaben zu Arzneiverordnungen, Aufzeichnung von Maximaldosen und mündliche Prüfung über Pharmakologie und Toxikologie);

<table>
<tr><td>I.</td><td align="right">3</td></tr>
</table>

VI. die geburtshülflich-gynäkologische Prüfung (Theil 1. Untersuchung einer Gebärenden, Bestimmung der Geburtsperiode und Kindeslage, der Prognose und des einzuschlagenden Verfahrens, Leistung der nothwendigen Hülfe einschliesslich der etwaigen Operationen, Anfertigung eines kritischen Berichts zu Hause, achttägiger Besuch der Wöchnerin etc. entsprechend wie in IV Theil 1; Theil 2. Mündliche Prüfung über Operationen und praktische Prüfung am Phantom);

VII. die Prüfung in der Hygiene (Theil 1. Mündliche Lösung zweier Aufgaben aus dem Gebiete der Hygiene; Theil 2. Mündliche Prüfung über die Schutzpocken-Impfung einschliesslich der Impftechnik und des Impfgeschäftes).

Im Falle des Nichtbestehens ist je nach der ertheilten Zensur ein Prüfungstheil in frühstens 6 Wochen bezw. 3 Monaten, ein Prüfungsabschnitt in frühstens 3 bezw. 6 Monaten zu wiederholen. Nur zweimalige Wiederholung einer Prüfung ist, Ausnahmen aus besonderen Gründen vorbehalten, statthaft.

Die Ausführung der Vorschriften über die ärztliche Prüfung ist Sache der Landesbehörden, doch werden die Prüfungs-Akten nach Beendigung jedes Prüfungsjahres an den Reichskanzler (Reichsamt des Innern) eingesendet, welcher sie dem Gesundheitsamte zur Durchsicht überweist. Die vom Gesundheitsamte durchgesehenen Akten betrugen an Zahl für die Prüfungsjahre:

1883/84	1884/85	1885/86	1886/87	1887/88	1888/89
771	882	998	1224	1216	1208.

Auf die ärztliche Vorprüfung, deren Erledigung eine der Bedingungen der Zulassung zur ärztlichen Prüfung bildet, bezieht sich eine besondere Bekanntmachung des Reichskanzlers vom 2. Juni 1883, abgeändert durch die Bekanntmachung vom 17. Januar 1888.

Die ärztliche Vorprüfung kann, Ausnahmen vorbehalten, nur vor der Prüfungskommission derjenigen Universität des Deutschen Reichs abgelegt werden, bei welcher der Studirende immatrikulirt ist. Die Prüfungskommission besteht aus dem Dekan der medizinischen Fakultät als Vorsitzenden und aus Universitätslehrern der Fächer, welche Gegenstand der Prüfung sind. In jedem Studienhalbjahre finden so viele Prüfungen statt, wie zur Erledigung der eingegangenen Gesuche nothwendig sind.

Bedingungen zur Zulassung sind:

1. Schulbildung, wie nach der Bekanntmachung, betreffend die ärztliche Prüfung;

2. Nachweis eines medizinischen Studiums von mindestens vier Halbjahren auf deutschen Universitäten (Anrechnung der Studienzeit auf ausserdeutschen Universitäten oder eines anderen Studiums wie nach der Bekanntmachung, betreffend die ärztliche Prüfung).

Die Prüfung ist mündlich und öffentlich und erstreckt sich auf Anatomie, Physiologie, Physik, Chemie (einschliesslich Mineralogie), Botanik (systematische Botanik, namentlich mit Rücksicht auf die offizinellen Pflanzen, Grundzüge der Anatomie und Physiologie der Pflanzen) und Zoologie (Grundzüge der vergleichenden Anatomie und Physiologie). Wer an einer Universität des Reichs auf Grund einer Prüfung in den Naturwissenschaften die Doktorwürde erworben hat, wird nur in denjenigen Fächern geprüft, welche nicht Gegenstand der Promotionsprüfung gewesen sind. Das Prädikat »ungenügend« oder »schlecht« hat eine Wiederholungsprüfung in dem nicht bestandenen Fache nach 2 bis 6 Monaten zur Folge.

Zahnärzte. Bekanntmachung des Reichskanzlers, betreffend die Prüfung der Zahnärzte, vom 5. Juli 1889.

Zur Ertheilung der Approbation als Zahnarzt sind dieselben Behörden befugt, wie zur Ertheilung derjenigen als Arzt. Die Prüfung ist vor den für die Prüfung der Aerzte gebildeten Kommissionen abzulegen, denen für diesen Zweck mindestens ein praktischer Zahnarzt beizuordnen ist. Je eine Prüfung findet im Sommer- und im Winterhalbjahre statt. Bedingungen der Zulassung zur Prüfung sind:

1. Reife für die Prima eines deutschen Gymnasiums oder Realgymnasiums;

2. mindestens einjährige praktische Thätigkeit bei einer zahnärztlichen höheren Lehranstalt oder einem approbirten Zahnarzt;

3. zahnärztliches Studium von mindestens vier Halbjahren auf Universitäten des Deutschen Reichs.

Die Prüfung zerfällt in vier Abschnitte:

I. Untersuchung eines Krankheitsfalles, betreffend eine Affektion der Zähne oder des Zahnfleisches, des harten Gaumens u. s. w. mit sofortiger Befundaufnahme und Anfertigung eines kritischen Berichts bis zum nächsten Morgen;

II. Schriftliche Beantwortung zweier Fragen unter Klausur und ohne Benutzung von Hülfsmitteln aus der: Theil 1. Anatomie und Physiologie; Theil 2. allgemeinen Pathologie, Therapie und Heil-

mittellehre einschliesslich der Toxikologie; Theil 3. speziellen chirur-
gisch-zahnärztlichen Pathologie und Therapie;

III. Theil 1. Nachweis praktischer Kenntnisse in der Anwendung der verschiedenen Zahninstrumente, sowie in der Ausführung
von Zahnoperationen an einem Lebenden, dabei Ausführung mindestens zweier Füllungen — darunter einer Goldfüllung —, zweier
Ausziehungen und einer Reinigung der Zähne; Theil 2. Nachweis
praktischer Kenntnisse in der Ausführung von Ersatzstücken oder
Regulirapparaten, dabei Anfertigung mindestens eines Ersatzstückes
mit künstlichen Zähnen oder eines Regulirapparates für den Mund
eines Lebenden;

IV. Mündliche öffentliche Prüfung über Anatomie, Physiologie,
Pathologie und Diätetik der Zähne, über die Krankheiten derselben
und des Zahnfleisches, über die Bereitung und Wirkung der Zahn-
arzneien und über die Indicationen zur Anwendung der verschiedenen Zahnoperationen.

Ungenügendes oder schlechtes Bestehen hat je nach der Zensur
bei Abschnitten eine Wiederholung nach frühstens 3 bezw. 6 Monaten, bei Theilen nach frühstens 6 bezw. 8 Wochen zur Folge.
Mehr als zwei Wiederholungen sind, Ausnahmen aus besonderen
Gründen vorbehalten, nicht statthaft. Approbirte Aerzte sind von
den unter 1 und 3 genannten Zulassungsbedingungen entbunden
und brauchen nur den ersten, dritten und vierten Prüfungsabschnitt
abzulegen. Die Prüfungsakten werden dem Reichskanzler ein-
gereicht.

Apotheker. Bekanntmachung des Reichskanzlers, betreffend
die Prüfung der Apotheker, vom 5. März 1875, abgeändert durch
die Bekanntmachungen vom 25. Dezember 1879, 6. Mai 1884 und
6. Juli 1889.

Zur Ertheilung der Approbation als Apotheker sind die in der
Bekanntmachung, betreffend die ärztliche Prüfung, genannten Behörden und das zuständige Herzoglich braunschweigische Ministerium
befugt. Die Prüfung kann vor jeder pharmazeutischen Prüfungskommission, welche bei einer deutschen Universität, der technischen
Hochschule zu Darmstadt, dem Collegium Carolinum in Braunschweig und bei den polytechnischen Schulen in Stuttgart und
Karlsruhe eingerichtet ist, abgelegt werden. Die Prüfungskommis-
sionen bestehen aus je einem Lehrer der Chemie, der Physik, der
Botanik und zwei Apothekern oder einem Apotheker und einem
Lehrer der Pharmazie, und werden ebenso wie der Vorsitzende der-

selben alljährlich von der zuständigen Behörde berufen. Im Sommer-
und Winterhalbjahre findet je eine Prüfung statt.

Behufs Zulassung zur Prüfung ist aufzuweisen:

1. das von einer als berechtigt anerkannten Schule, auf welcher
das Latein obligatorischer Lehrgegenstand ist, ausgestellte wissenschaftliche Qualifikationszeugniss für den einjährig-freiwilligen Militärdienst, sowie das Zeugniss über eine bei einer solchen Schule
erfolgte Prüfung im Lateinischen, wenn das Zeugniss für den einjährig-freiwilligen Militärdienst auf einer anderen als berechtigt anerkannten Schule erworben ist;

2. der Nachweis der nach einer dreijährigen — für die Inhaber
eines von einem deutschen Gymnasium oder von einer im Sinne
des § 90 Ziffer 2a der Wehrordnung vom 28. September 1875 als
berechtigt anerkannten Realschule erster Ordnung mit obligatorischem
Unterricht im Lateinischen ausgestellten Zeugnisses der Reife zweijährigen — Lehrzeit vor einer deutschen Prüfungsbehörde zurück-
gelegten Gehülfenprüfung und einer dreijährigen Servirzeit, von
welcher mindestens die Hälfte in einer deutschen Apotheke zu-
gebracht sein muss;

3. ein Abgangszeugniss nach Erledigung eines Universitäts-
studiums oder des Besuchs der technischen Hochschule zu Darmstadt, der pharmazeutischen Fachschule bei der Herzoglich braun-
schweigischen polytechnischen Schule (Collegium Carolinum) oder
der polytechnischen Schulen zu Stuttgart und Karlsruhe von mindestens drei Semestern.

Die Prüfung umfasst fünf Abschnitte:

I. Die Vorprüfung (Bearbeitung dreier Aufgaben aus dem Gebiete der anorganischen und organischen Chemie und aus demjenigen
der Botanik oder Pharmakognosie an einem Tage in Klausur ohne
Benutzung von Hülfsmitteln);

II. die pharmazeutisch-technische Prüfung (1. Bereitung zweier
galenischer Präparate und 2. Anfertigung zweier chemisch-pharmazeutischer Präparate in dem hierzu bestimmten Laboratorium unter
Aufsicht nebst schriftlichem Bericht über die Ausführung der Arbeiten);

III. die analytisch-chemische Prüfung (1. Qualitative Bestimmung einer natürlichen, ihren Bestandtheilen nach dem Examinator
bekannten chemischen Verbindung oder einer künstlichen Mischung
und quantitative Bestimmung einzelner Bestandtheile der bereits
untersuchten Verbindung bezw. Mischung oder eines anderen den

Bestandtheilen nach dem Examinator bekannten Gemenges; 2. Untersuchung einer vergifteten organischen oder anorganischen Substanz, eines Nahrungsmittels oder einer Arzneimischung in der Weise, dass die Resultate über die Art des vorgefundenen Giftes oder der Verfälschung, ev. auch über die Quantität des Giftes oder des verfälschenden Stoffes eine möglichst zuverlässige Auskunft geben. Die Arbeiten sind unter Aufsicht auszuführen und über die Ausführung sind schriftliche Berichte abzufassen);

IV. die pharmazeutisch-wissenschaftliche Prüfung (1. Demonstration von mindestens zehn frischen oder getrockneten offizinellen oder solchen Pflanzen, welche mit den offizinellen verwechselt werden können; 2. Erläuterung von mindestens zehn rohen Drogen nach Abstammung, Verfälschung und Anwendung zu pharmazeutischen Zwecken; 3. Erklärung mehrerer Rohstoffe bezw. chemisch-pharmazeutischer Präparate nach Verfälschungen, Bestandtheilen, Darstellungen u. s. w. — mündliche Prüfung);

V. die Schlussprüfung (mündliche und öffentliche Prüfung über Chemie, Physik, Botanik und über die das Apothekenwesen betreffenden gesetzlichen Bestimmungen).

Ertheilung einer Zensur »ungenügend« oder »schlecht« in den 4 ersten Abschnitten, einer Zensur »schlecht« oder zweier Zensuren »ungenügend« im fünften Abschnitt hat zur Folge, dass die Prüfung in der Regel in frühstens 3 bezw. 6 Monaten wiederholt werden muss.

Hinsichtlich der Prüfung der Apothekergehülfen (s. Bedingung 2 der Zulassung zur Prüfung der Apotheker) ist eine Bekanntmachung des Reichskanzlers vom 13. November 1875 ergangen, welche durch die Bekanntmachungen vom 4. Februar 1879, 25. Dezember 1879, 23. Dezember 1882 und 13. Januar 1883 Aenderungen erfahren hat.

Die Prüfungsbehörden bestehen aus einem höheren Medizinalbeamten oder dessen Stellvertreter als Vorsitzenden und zwei Apothekern, von denen mindestens einer am Sitze der Behörde als Apothekenbesitzer ansässig sein muss. Der Sitz der Prüfungsbehörden wird von den Zentralbehörden der einzelnen Bundesstaaten dauernd bestimmt. Der Vorsitzende und die Mitglieder werden für drei Jahre von dem Vorsitzenden derjenigen Behörde ernannt, welche die Aufsicht über die Apotheken an dem Sitz der Prüfungsbehörde führt. Die Prüfungen werden in der zweiten

Hälfte der Monate März, Juni, September und Dezember jeden Jahres abgehalten.

Als Bedingung der Zulassung zur Prüfung wird gefordert der Nachweis:

1. der wissenschaftlichen Vorbildung, wie bei der Prüfung der Apotheker;

2. des von dem nächst vorgesetzten Medizinalbeamten (Kreisphysikus, Kreisarzt u. s. w.) bestätigten Zeugnisses des Lehrherrn über die Führung des Lehrlings, sowie darüber, dass der letztere die vorschriftsmässige dreijährige bezw. zweijährige (s. oben) Lehrzeit zurückgelegt hat oder doch spätestens mit Ablauf des betreffenden Prüfungsmonats zurückgelegt haben wird;

3. des Journals, welches jeder Lehrling während seiner Lehrzeit über die im Laboratorium unter Aufsicht des Lehrherrn oder Gehülfen ausgeführten pharmazeutischen Arbeiten fortgesetzt führen und welches eine kurze Beschreibung der vorgenommenen Operationen und der Theorie des betreffenden chemischen Prozesses enthalten muss (Laborationsjournal).

Die Prüfung umfasst drei Abschnitte:

I. Die schriftliche Prüfung (Bearbeitung dreier Aufgaben aus dem Gebiete der pharmazeutischen Chemie, der Botanik oder Pharmakognosie und der Physik, welche so einzurichten sind, dass sie in 6 Stunden bearbeitet werden können, in Klausur ohne Benutzung von Hülfsmitteln);

II. die praktische Prüfung (1. Lesen, regelrechte Anfertigung und Taxiren von drei Rezepten zu verschiedenen Arzneiformen; 2. Bereitung eines leicht darzustellenden galenischen und eines chemisch-pharmazeutischen Präparats der Pharmacopoea Germanica; 3. Untersuchung zweier chemischer Präparate auf deren Reinheit nach Vorschrift der Pharmacopoea Germanica. Die Anfertigung der Rezepte und Präparate geschieht unter Aufsicht);

III. die mündliche Prüfung (Vorlegung des während der Lehrzeit angelegten Herbarium vivum — 1. Erkennung und terminologische Bestimmung mehrerer frischer oder getrockneter Pflanzen; 2. Erläuterung der Abstammung und Verfälschung mehrerer roher Drogen und chemisch-pharmazeutischer Präparate und ihrer Anwendung zu pharmazeutischen Zwecken, sowie bezw. Erklärung ihrer Bestandtheile und Darstellungen; 3. Uebersetzung zweier Artikel aus der Pharmacopoea Germanica in das Deutsche; 4. Prüfung über Botanik, pharmazeutische Chemie und Physik, sowie über die Apothekergesetze).

Für die gesammte Prüfung sind zwei Tage bestimmt.

Das Nichtbestehen der Prüfung hat die Verlängerung der Lehrzeit um 6 bis 12 Monate zur Folge, nach welcher Frist die Prüfung wiederholt werden muss. Nur eine zweimalige Wiederholung ist gestattet.

2. Medizinalstatistik.

Als eine der Haupt-Aufgaben des Kaiserlichen Gesundheitsamtes ist bereits in der den ersten Etat dieser Behörde begründenden Denkschrift die Herstellung einer genügenden medizinischen Statistik für Deutschland hervorgehoben worden.

Die wichtigsten Gesichtspunkte für die Thätigkeit des Reichs auf diesem Gebiete waren schon im Jahre 1874 von einer durch den Reichskanzler zusammenberufenen Kommission zur Vorbereitung einer Reichsmedizinalstatistik festgestellt worden.

a. Statistik des Heilpersonals.

Die erste von der 1874er Kommission aufgestellte Forderung bezog sich auf genaue Ermittelungen über die Zahl der Aerzte und aller für kranke Personen und Thiere berufsmässig thätigen Personen im Deutschen Reiche. Eine Erhebung nach dieser Richtung, welche sich auch auf die Zahl der pharmazeutischen Anstalten und Heilanstalten erstrecken sollte, war durch Beschluss des Bundesraths vom 24. Oktober 1875, nach dem Stande vom 1. April 1876 angeordnet, und sind deren Ergebnisse durch das Kaiserliche statistische Amt bearbeitet und in den Monatsheften zur Statistik des Deutschen Reichs (Bd. XXV Heft 9) veröffentlicht worden. Als nach Ablauf etwa eines Jahrzehntes seit dieser ersten Aufnahme die damals gewonnenen Zahlen in wesentlichen Punkten als zutreffend nicht mehr angesehen werden konnten, beschloss der Bundesrath eine Wiederholung der statistischen Aufnahme des Heilpersonals, des pharmazeutischen Personals und der pharmazeutischen Anstalten nach dem Stande vom 1. April 1887 für das Deutsche Reich eintreten zu lassen. Die vom Kaiserlichen Gesundheitsamte bearbeiteten Ergebnisse sind in einer mit 3 Uebersichtskarten ausgestatteten Druckschrift[1]) veröffentlicht worden.

Die Gesammtzahl der approbirten, in ihrem Berufe thätigen Aerzte, einschliesslich der dem aktiven Heeresstande und der Flotte angehörigen Militär- und Marineärzte, belief sich darnach im Deutschen Reiche auf 15 824, darunter 14 489 Civilärzte. Von diesen letzteren übten 13 908 die ärztliche Praxis frei aus, 581 waren ausschliesslich in und für Anstalten beschäftigt. Es kam somit auf je 3369 Bewohner des Reichs ein die Praxis frei ausübender Civilarzt.

In den grossen Gemeinden des Reichs mit 20 000 und mehr Einwohnern kam bereits auf 1604 Einwohner ein praktizirender Civilarzt (und auf 1450 eine praktizirende approbirte Medizinalperson), in den mittelgrossen Gemeinden mit mehr als 5000 aber weniger als 20 000 Bewohnern auf 2138 (1896), in den kleinen Gemeinden mit weniger als 5000 Bewohnern, d. h. in den Landstädten und Landgemeinden, kam auf 5663 (5083) Einwohner ein praktizirender Civilarzt (bezw. approbirte Medizinalperson).

Ausser den »Aerzten« waren noch 669 sogenannte Wund- oder Landärzte und 548 im Deutschen Reiche approbirte Zahnärzte gezählt. Auf je einen praktizirenden Civilarzt kamen durchschnittlich 39 qkm, wenn man jedoch die in der Regel nur auf beschränktem Gebiete thätigen Aerzte der grossen und mittelgrossen Gemeinden ausnimmt, 95 qkm Landes.

An Hebammen wurden 36 046 gezählt, so dass durchschnittlich auf je 50 im Jahre lebend- oder todtgeborene Kinder eine Hebamme entfällt; am besten waren die Landstädte und kleinen Landgemeinden mit Hebammen versehen, hier kamen 10 Hebammen auf etwa 2 Aerzte, in den Grossstädten erst auf mehr als 12 Aerzte 10 Hebammen.

An sonstigem ärztlichen Hülfspersonal gab es im Deutschen Reiche 5450 staatlich geprüfte Heilgehülfen (Heildiener, Bader), 1614 männliche Krankenpfleger und 12 971 berufsmässige Krankenpflegerinnen, von welchen letzteren allein 10 544 einer geistlichen Genossenschaft angehörten. Auch die Zahl der nicht approbirten Personen, welche sich berufsmässig mit der Be-

---

[1]) Die Verbreitung des Heilpersonals, der pharmazeutischen Anstalten und des pharmazeutischen Personals im Deutschen Reiche. Berlin 1889. Verlag von Julius Springer.

handlung kranker Personen befassen, wurde zu ermitteln versucht. Es stellte sich heraus, dass 1408 männliche und 305 weibliche Personen dieser Art den Behörden, theils in Folge Ankündigung der Heilkunst als Gewerbebetrieb, theils in Folge öffentlicher Anpreisung ihrer Thätigkeit bekannt waren.

Die Zahl der approbirten Civilthierärzte betrug 2646, der Militärthierärzte 467, so dass durchschnittlich auf 188 qkm ein Thierarzt entfiel. An Apotheken wurden 2532 gezählt, in denen ein pharmazeutisches Personal von 10 610 Köpfen thätig war. Etwa der vierte Theil aller Apotheken wurde vom Geschäftsinhaber allein ohne pharmazeutisches Hülfspersonal betrieben.

Im Vergleiche zu den Ergebnissen der Zählung des Jahres 1876 war fast durchweg eine erhebliche Zunahme des Heilpersonals und der Apotheken konstatirt, und hatten namentlich die ärztearmen, östlichsten Bezirke Preussens eine relativ starke Zunahme der Aerzte erfahren.

b. Erkrankungsstatistik der Heilanstalten.

Auf einem anderen Gebiete der Medizinalstatistik waren ebenfalls schon vor Errichtung des Kaiserlichen Gesundheitsamtes, und zwar auch durch den erwähnten Bundesrathsbeschluss vom 24. Oktober 1875, allgemeine Erhebungen angeordnet. Sie betrafen einen Zweig der allgemeinen Erkrankungsstatistik, von welcher man wichtige Aufschlüsse über die Gesundheitsverhältnisse der Bevölkerung in den einzelnen Theilen des Reiches zu gewinnen hoffte.

Hinsichtlich der Erkrankungsstatistik zu verwerthbaren Resultaten zu gelangen, erscheint im Allgemeinen besonders schwierig, da die Aerzte, welche allein wissenschaftlich brauchbare Angaben zu liefern vermögen, einerseits nicht alle erkrankten Personen in ihre Behandlung bekommen, andererseits bezüglich der von ihnen beobachteten Fälle nach Lage der Gesetzgebung nur in beschränktem Masse zur Mitarbeit herangezogen werden können.

Man musste sich daher von vornherein gewisse enge Grenzen für eine Erkrankungsstatistik im Reiche setzen und beschränkte dieselbe 1. auf die Insassen geschlossener Heilanstalten, deren angestellte Aerzte zu regelmässigen statistischen Angaben veranlasst werden konnten, 2. bezüglich der Gesammtbevölkerung auf solche gemeingefährliche Krankheiten, deren Anzeige allen Aerzten im Interesse des öffentlichen Wohls zur Pflicht gemacht werden konnte.

Eine dritte Art der Erkrankungsstatistik lässt sich für gewisse Berufszweige, Berufsgenossenschaften, Krankenkassen etc. überall da durchführen, wo das Krankenwesen unter einheitlicher Verwaltung steht und eigens dazu angestellten Aerzten anvertraut ist. Eine solche Erkrankungsstatistik ist am vollkommensten für die Angehörigen des Heeres und der Flotte ausgebildet, hat aber auch für Eisenbahnbeamte, Knappschaftsvereine u. dergl. schon sachverständige Bearbeiter gefunden.

Was die zu 2. genannte Erkrankungsstatistik der gemeingefährlichen Krankheiten betrifft, so erleidet deren Vollständigkeit dadurch eine Einbusse, dass die Anzeigepflicht für diese Krankheiten innerhalb des Deutschen Reiches noch nicht überall in ausreichender Weise durchgeführt wird, somit ein das Reich umfassendes Ganzes nicht erreicht werden kann. Dagegen gelang es, die zu 1. genannte Statistik der in den Heilanstalten beobachteten Krankheitsfälle erfolgreich für das ganze Reich durchzuführen.

Nach dem oben erwähnten Bundesrathsbeschlusse gehen dem Kaiserlichen Gesundheitsamte aus allen öffentlichen Heilanstalten und den privaten Anstalten mit mehr als 10 Betten jährliche Uebersichten über die beobachteten Krankheitsformen nach einheitlichem Schema zu; dieselben werden Jahr für Jahr sorgfältig zusammengestellt und von Zeit zu Zeit mit einer kurzen Besprechung veröffentlicht [1]. Für das Jahr 1888 liegen solche Ausweise — grossentheils nach 144 Krankheitsnummern getrennt — aus 2389 allgemeinen Krankenhäusern, ausserdem aus 257 Irrenanstalten, 114 Augenheilanstalten und 176 Entbindungsanstalten vor. Dieselben bieten ein nicht geringes medizinalstatistisches Interesse, da sie nicht nur das Anwachsen und Abnehmen aller Krankheiten von öffentlicher Bedeutung in den verschiedenen Gegenden des Reiches erkennen lassen, sondern auch Vergleiche mit den entsprechenden Beobachtungen in österreichischen, italienischen, französischen und anderen Krankenanstalten gestatten. Eine Unterabtheilung der Heilanstaltsstatistik bilden die Uebersichten über die Zahl der in den Irren - Heil- und Pflegeanstalten untergebrachten Geisteskranken und über die daselbst beobachteten Formen der Geisteskrankheit. Das hierüber vorliegende Material ist, zugleich im Hin-

---

[1] Vergl. Beilage zu Jahrgang 1879 der Veröffentlichungen des Kaiserlichen Gesundheitsamtes, ferner Arbeiten aus dem Kaiserlichen Gesundheitsamte Bd. II S. 222 und Bd. IV S. 224.

blick auf die entsprechenden Verhältnisse einiger ausserdeutschen Staaten, im Gesundheitsamte einer besonderen Bearbeitung unterzogen (vergl. Arbeiten aus dem Kaiserlichen Gesundheitsamte Bd. V S. 423).

c. Pockenstatistik.

Was die weitere Thätigkeit der Reichsbehörden auf dem Gebiete der Krankheitsstatistik betrifft, so sind besonders die Untersuchungen über die Verbreitung der Pockenkrankheit bisher in den Vordergrund getreten. Zufolge eines Bundesrathsbeschlusses vom 18. Juni 1885 gehen dem Gesundheitsamte alljährlich zu einem bestimmten Termine Meldekarten über jeden innerhalb des Deutschen Reichs beobachteten Pockentodesfall zu, auf denselben sind von den Medizinalbeamten nach Feststellung der Todesursache Angaben über Wohnort, Geschlecht, Alter und Beruf des Verstorbenen eingetragen[1]). Es wird dadurch ein zuverlässiges Material zur Ermittelung aller thatsächlich durch die Pocken bedingten Todesfälle gewonnen. Die im Gesundheitsamte seit 1886 stattgehabte Bearbeitung dieser Meldekarten hat zu dem sehr befriedigenden Ergebnisse geführt, dass im Deutschen Reiche — offenbar Dank seiner Impfgesetzgebung — die Pocken nur noch eine unerhebliche Rolle unter den Todesursachen spielen, und dass sie insbesondere nicht mehr einheimisch im Reiche sind, da die überwiegende Mehrzahl aller Pockentodesfälle stets an den Grenzen des Reichs in Folge von Einschleppung der Seuche aus dem benachbarten Auslande beobachtet wird. Wie sehr Jahr für Jahr die Pockensterblichkeit der grösseren deutschen Städte (mit 15 000 und mehr Einwohnern) hinter derjenigen ausländischer Städtegruppen zurücksteht, zeigt sich daraus, dass während der Jahre 1886, 1887 und 1888 (für die gleiche Einwohnerzahl berechnet) auf je 1 Pockentodesfall in den deutschen Städten

65, 92, 136 in der entsprechenden Städtegruppe Oesterreichs,
486, 322, 30 - derjenigen Ungarns,
39, 10, 24 - - Belgiens,
2, 9, 16 - - Englands,
125, 140, . - - Italiens,
94, 77, 163 - den grösseren Städten Frankreichs

entfielen.

---

[1]) Vergl. unten S. 64.

Um über den Impfzustand und sonstige Verhältnisse der Pockenkranken im Reiche möglichst zuverlässige Auskunft zu gewinnen, hatte das Gesundheitsamt auch für die Pockenerkrankungsfälle eine ähnliche Statistik angeregt. Allmählich haben sämmtliche Bundesregierungen mit Ausnahme der preussischen sich entschlossen, alljährlich amtlich beglaubigte, ärztliche Meldekarten über jeden Pockenerkrankungsfall einzusenden, aus denen u. a. der Impfzustand des Erkrankten, die Art der Ansteckung und des Verlaufes der Krankheit erhellt. Die nunmehr über 3 Jahre ausgedehnten Erhebungen zeigen deutlich den fast absoluten Schutz vor schweren Pockenerkrankungen, den einmal erfolgreich geimpfte Personen für die beiden ersten Lebensjahrzehnte, wiedergeimpfte Personen aber für die ganze Lebenszeit geniessen. (Vergl. Beiträge zur Beurtheilung des Nutzens der Schutzpockenimpfung S. 39—74. — Arbeiten aus dem Kaiserlichen Gesundheitsamte Bd. V S. 43—57, Bd. VI S. 100 bis 118.) Betreffs der Art der Ansteckung ergab sich, wie schon aus der Verbreitung der Pockentodesfälle geschlossen werden konnte, dass in der überwiegenden Mehrzahl aller Pockenerkrankungen eine **Einschleppung der Krankheit aus dem Auslande** sich nachweisen liess.

d. Impfstatistik.

Im Zusammenhange mit der Pockenstatistik hat das Kaiserliche Gesundheitsamt auf Grund der gemäss § 7 und 8 des Reichs-Impfgesetzes auszufüllenden Listen und Uebersichten sich auch eine genaue Statistik der Impfungen im Deutschen Reiche angelegen sein lassen. Durch Rundschreiben des Reichskanzlers vom 1. November 1882 bezw. 12. Juli 1883 wurden die Bundesregierungen ersucht, über die beim Impfgeschäfte beobachteten besonderen Vorkommnisse Berichte nach bestimmten, genau bezeichneten Gesichtspunkten aufstellen und dem Gesundheitsamte mit den Impf-Uebersichten regelmässig zukommen zu lassen. Alljährlich wird die Zahl der impfpflichtig und wiederimpfpflichtig gebliebenen Kinder für jeden grösseren Verwaltungsbezirk der deutschen Bundesstaaten errechnet, dazu die Zahl der stattgehabten Impfungen, der erzielten Erfolge und der Grund etwaigen Unterlassens der Impfung nach den von den Regierungen eingehenden Berichten ermittelt. Die hiernach aufgestellten, in den Arbeiten aus dem Kaiserlichen Gesundheitsamte mitgetheilten Tabellen (Bd. I S. 122, Bd. V S. 600) gewähren eine vollständige Uebersicht über den jeweiligen Stand des Impfwesens in allen Theilen des Reichs. Ferner werden aus den amtlichen Berichten die Mittheilungen über die Art des verwendeten Impfstoffs, über die Handhabung des Impfgeschäfts, den Gesundheitszustand der Impflinge und besonders eingehend diejenigen über etwaige Impfschädigungen gesammelt und übersichtlich zusammengestellt. Die je ein oder zwei Jahre umfassenden Gesammtberichte über die Ergebnisse des Impfgeschäftes im Deutschen Reiche sind für den Zeitraum von 1882 bis 1887 in den Arbeiten aus dem Kaiserlichen Gesundheitsamte (Bd. I S. 77—121, Bd. II S. 67—105 und S. 298—342, Bd. V S. 58—112 und S. 537—599) veröffentlicht worden. Aus dem vielseitigen Inhalte dieser Gesammtberichte sei erwähnt, dass während der 5 letzten Berichtsjahre im Deutschen Reiche etwas über 10 pCt. der als impfpflichtig verzeichneten Kinder ungeimpft blieben und davon etwa 2 pCt. vorschriftswidrig der Impfung entzogen wurden. Von je 100 wiederimpfpflichtigen Kindern blieben jährlich 3—4 ungeimpft, und war (1887) etwa 1 vorschriftswidrig der Wiederimpfung entzogen. Die stattgehabten Impfungen waren bei mehr als 96 pCt. der Erstimpflinge und rund 89 pCt. der Wiederimpflinge nachweislich von Erfolg.

Die Verwendung thierischen Impfstoffs zu den Schutzimpfungen hat seit dem Jahre 1882 ausserordentlich an Ausdehnung gewonnen. Im Jahre 1882 waren nur 7,62 pCt. aller Erstimpflinge und 6,49 pCt. aller Wiederimpflinge mit Thierlymphe geimpft, für das Jahr 1887 hatten diese Prozentziffern sich auf 67,91 und 68,95 erhöht, ja in mehreren Staaten schon 100 erreicht.

Zufolge eines Bundesrathsbeschlusses vom 28. April 1887 gehen dem Kaiserlichen Gesundheitsamte ferner regelmässige Jahresberichte über die Thätigkeit der im Deutschen Reiche errichteten Anstalten zur Gewinnung von Thierlymphe behufs einheitlicher Bearbeitung und zweckentsprechender Veröffentlichung zu. Die hieraus zusammengestellten Gesammtberichte über die Thätigkeit dieser zur Zeit 20 Anstalten sind für die Jahre 1887 und 1888 in den Arbeiten aus dem Kaiserlichen Gesundheitsamte (Bd. V S. 139 und Bd. VI S. 43) veröffentlicht worden. Sie enthalten u. a. ausführliche Mittheilungen über die Beschaffung, Pflege und Ernährung der Impfthiere, die Methode und den Erfolg der Impfungen dieser Thiere, die Menge, Aufbewahrung und Versendung der gewonnenen Erträge an Impfstoff, endlich über die Wirksamkeit desselben, soweit den Anstaltsvorständen hierüber Nachricht zugegangen war.

Auch der Einrichtung der Anstaltsräume und der Betriebskosten jeder Anstalt wird in den Berichten gedacht.

e. Sterblichkeitsstatistik der Städte mit 15 000 und mehr Einwohnern.

Das Kaiserliche Gesundheitsamt hatte bei seinen Bemühungen, eine einheitliche Medizinalstatistik für das Deutsche Reich zu organisiren, sein Augenmerk mit in erster Linie auf eine möglichst genaue Statistik der Todesursachen gerichtet.

Es ergab sich, dass eine wissenschaftlichen Anforderungen genügende Statistik aller Todesfälle für das gesammte Reichsgebiet zunächst nicht durchgeführt werden konnte, da in den meisten deutschen Staaten eine zuverlässige Feststellung der Todesursachen, hauptsächlich mangels eines Leichenschaugesetzes, nicht stattfindet. Die für die meisten ländlichen Bezirke von den Standesbeamten auf Grund unbeglaubigter Angaben von Familienmitgliedern mehr oder weniger nach eigenem Gutdünken eingetragenen Todesursachen wollte man grundsätzlich der Bearbeitung im Gesundheitsamte nicht unterziehen. Dagegen liessen sich aus den grösseren Städten des Reichs, wo in der Regel die Beibringung einer ärztlichen Bescheinigung der Todesursache verlangt wird oder die standesamtlichen Eintragungen ärztlich geprüft werden, zuverlässige, wissenschaftlich verwerthbare Ergebnisse von einer Sterblichkeitsstatistik erwarten. Selbst in denjenigen Städten, in denen weder Leichenschau noch die Verpflichtung ärztlicher Todtenscheine besteht, sind, wie angenommen werden darf, die Mittheilungen der Angehörigen auf dem Standesamte im Allgemeinen viel zuverlässiger als auf dem Lande, da weit häufiger eine ärztliche Behandlung dem Tode vorausgegangen ist.

Auf Grund solcher Erwägungen hatte das Kaiserliche Gesundheitsamt im Jahre 1876 sich an die grösseren Städte des Deutschen Reichs mit dem Ersuchen um regelmässige Mittheilung von Nachrichten über die Sterblichkeitsverhältnisse der Bewohner gewendet. Durch das Entgegenkommen dieser Gemeinden wurde das Amt in die Lage versetzt, seit Anfang des Jahres 1877 1. wöchentliche Ausweise aus fast allen Städten des Reichs mit 40 000 und mehr Einwohnern, 2. monatliche Ausweise aus den Städten mit 15 000 und mehr Einwohnern über die Bewegung der Bevölkerung und die wichtigsten Todesursachen zu veröffentlichen. Diese nunmehr den Zeitraum von $13\frac{1}{2}$ Jahren umfassenden Ausweise erstrecken sich auf

    a) die Zahl der Lebendgeborenen,
    b) - - - Todtgeborenen,
    c) - - - Gestorbenen im Ganzen,
    d) - - - gestorbenen Kinder des 1. Lebensjahres.

Die Todesfälle zu c) werden für jede Gemeinde zur Zeit nach folgenden Todesursachen getrennt: Pocken, Flecktyphus, Genickstarre (ev. Cholera), Masern, Scharlach, Diphtherie und Croup, Unterleibstyphus, Kindbettfieber, Lungenschwindsucht, akute Erkrankungen der Athmungsorgane, akute Darmkrankheiten, darunter Brechdurchfall, gewaltsamer Tod. Von den Todesfällen unter d) werden die an Brechdurchfall gestorbenen Kinder des 1. Lebensjahres besonders nachgewiesen.

Zu Beginn des Jahres 1890 konnten aus 208 grossen Gemeinden des Reichs mit 15 000 und mehr Einwohnern, ausserdem aus den Vororten Berlins und Leipzigs, diese Sterblichkeitsausweise in den Veröffentlichungen des Kaiserlichen Gesundheitsamtes abgedruckt werden; von den 208 grossen Gemeinden berichten 178 auf Grund ärztlicher Todtenscheine oder lassen die Nachweisungen wenigstens von einem Arzte zusammenstellen bezw. prüfen.

Zu den Städten des Deutschen Reichs, welche solche Mittheilungen einsenden, haben sich im Laufe der Jahre zahlreiche Städte des Auslandes gesellt, deren Ausweise ebenfalls in die Veröffentlichungen des Kaiserlichen Gesundheitsamtes aufgenommen werden; eine Zusammenstellung der für je ein ganzes Vierteljahr eingegangenen Zahlen findet ausserdem für mehrere Städtegruppen des In- und Auslandes statt. Eingehendere Besprechungen über die gewonnenen Ergebnisse der Bevölkerungsbewegung in deutschen Städten finden sich in den Arbeiten aus dem Kaiserlichen Gesundheitsamte (Bd. I S. 414, Bd. V S. 438).

Bei einer vergleichenden Betrachtung der Sterblichkeitsverhältnisse in mehreren europäischen Staaten oder in den Städtegruppen verschiedener Länder konnte man sich der Wahrnehmung nicht entziehen, dass die Sterblichkeit der Kinder des ersten Lebensjahres innerhalb des Deutschen Reichs eine ausnehmend hohe ist. Das Gesundheitsamt erachtete es daher für seine Aufgabe, die Ursachen dieser Erscheinung näher zu ergründen und zur Klarlegung derjenigen Momente, welche einen Einfluss auf die hohe Kindersterblichkeit haben, möglichst umfassende

Belege zu sammeln. Zunächst wurde das bei den statistischen Landeszentralstellen vorhandene, diesbezügliche Material aus den Jahren 1875—1877 gesichtet und von einem einheitlichen Standpunkte aus bearbeitet. Die Arbeit erwies sich als sehr mühevoll und zeitraubend, so dass sie erst im Jahre 1887 veröffentlicht werden konnte (Arbeiten aus dem Kaiserlichen Gesundheitsamte Bd. II, S. 208, 348; Bd. IV S. 28). Sie liefert werthvolle Gesichtspunkte zur Beurtheilung der einschlägigen Verhältnisse im Deutschen Reiche, wenngleich sie eine erschöpfende Erklärung der bedauerlichen, die Gesammtsterbeziffer vielfach höchst ungünstig beeinflussenden hohen Säuglingssterblichkeit noch nicht geben konnte.

f. Erkrankungsstatistik für einzelne Verwaltungs- und Stadtbezirke.

Aus einer Reihe grösserer Verwaltungsbezirke und Städte des Deutschen Reichs gehen dem Kaiserlichen Gesundheitsamte regelmässig wöchentliche Anzeigen über die Zahl der zur behördlichen Kenntniss gelangten Erkrankungen an gewissen ansteckenden Krankheiten zu. Die Anzeigen, welche sich auf Cholera, Pocken, Unterleibstyphus, Flecktyphus, Genickstarre, Masern, Scharlach, Diphterie und Kindbettfieber erstrecken, werden ihrem Inhalte nach gewöhnlich schon zehn Tage nach Ablauf der Berichtswoche in den Veröffentlichungen des Kaiserlichen Gesundheitsamtes abgedruckt. Da der Anzeigepflicht bei ansteckenden Krankheiten nicht von allen Aerzten bezw. Haushaltungsvorständen gewissenhaft nachgekommen wird, darf diese Erkrankungsstatistik zwar auf Vollständigkeit keinen Anspruch machen, indessen liefert sie doch ein werthvolles Zahlenmaterial, um einerseits das Anwachsen und Abnehmen der herrschenden Infektionskrankheiten zu verfolgen und mit Witterungs- oder sonstigen örtlichen Verhältnissen zu vergleichen, andererseits ein Urtheil darüber zu gewinnen, wo jede der genannten Krankheiten im Verhältniss zur Einwohnerzahl besonders häufig oder selten auftritt. Zur Zeit gehen solche Nachrichten aus den 6 Städten Berlin, Breslau, Frankfurt a. O., München, Nürnberg und Hamburg nebst Vororten, aus den 15 preussischen Regierungsbezirken Aachen, Aurich, Düsseldorf, Erfurt, Hannover, Hildesheim, Königsberg, Marienwerder, Münster, Schleswig, Stade, Stettin, Stralsund, Trier, Wiesbaden und aus den Fürstlich reussischen Physikatsbezirken Greiz und Zeulenroda regelmässig ein.

Allem Anschein nach ist das Bild, das man aus dieser Erkrankungsstatistik von der Verbreitung der Infektionskrankheiten gewinnt, ein im Ganzen richtiges, denn es stimmt in wesentlichen Punkten mit der Heilanstaltsstatistik und, soweit ein Vergleich gestattet ist, auch mit der besonders zuverlässigen Erkrankungsstatistik der Heeresangehörigen überein.

---

3. Bekämpfung der Infektionskrankheiten.

a. Massnahmen gegen die Pocken.

Die während der Jahre 1871 und 1872 in fast allen europäischen Staaten, so auch im Deutschen Reiche, durch die Pockenkrankheit verursachten Verheerungen hatten die oberste Reichsbehörde veranlasst, eine wirksamere Durchführung der Schutzpockenimpfungen im Reiche anzubahnen, um nach Massgabe der wissenschaftlichen Erfahrungen über den Impfschutz für den Fall eines erneuten Einbruches der verderblichen Seuche die schweren Erkrankungen unter der Bevölkerung auf ein möglichst geringes Mass zu beschränken. Der vorgelegte Gesetzentwurf fand nach eingehenden Berathungen im Reichstage am 8. April 1874 in nachstehender Fassung die Kaiserliche Sanktion:

§ 1. Der Impfung mit Schutzpocken soll unterzogen werden:
1. jedes Kind vor dem Ablaufe des auf sein Geburtsjahr folgenden Kalenderjahres, sofern es nicht nach ärztlichem Zeugniss (§ 10) die natürlichen Blattern überstanden hat;
2. jeder Zögling einer öffentlichen Lehranstalt oder einer Privatschule, mit Ausnahme der Sonntags- und Abendschulen, innerhalb des Jahres, in welchem der Zögling das zwölfte Lebensjahr zurücklegt, sofern er nicht nach ärztlichem Zeugniss in den letzten fünf Jahren die natürlichen Blattern überstanden hat oder mit Erfolg geimpft worden ist.

§ 2. Ein Impfpflichtiger (§ 1), welcher nach ärztlichem Zeugniss ohne Gefahr für sein Leben oder für seine Gesundheit nicht geimpft werden kann, ist binnen Jahresfrist nach Aufhören des diese Gefahr begründenden Zustandes der Impfung zu unterziehen.

Ob diese Gefahr noch fortbesteht, hat in zweifelhaften Fällen der zuständige Impfarzt (§ 6) endgültig zu entscheiden.

§ 3. Ist eine Impfung nach dem Urtheile des Arztes (§ 5) erfolglos geblieben, so muss sie spätestens im nächsten Jahre und, falls sie auch dann erfolglos bleibt, im dritten Jahre wiederholt werden.

Die zuständige Behörde kann anordnen, dass die letzte Wiederholung der Impfung durch den Impfarzt (§ 6) vorgenommen werde.

§ 4. Ist die Impfung ohne gesetzlichen Grund (§§ 1, 2) unterblieben, so ist sie binnen einer von der zuständigen Behörde zu setzenden Frist nachzuholen.

§ 5. Jeder Impfling muss frühestens am sechsten, spätestens am achten Tage nach der Impfung dem impfenden Arzte vorgestellt werden.

§ 6. In jedem Bundesstaate werden Impfbezirke gebildet, deren jeder einem Impfarzte unterstellt wird.

Der Impfarzt nimmt in der Zeit vom Anfang Mai bis Ende September jeden Jahres an den vorher bekannt zu machenden Orten und Tagen für die Bewohner des Impfbezirks Impfungen unentgeltlich vor. Die Orte für die Vornahme der Impfungen, sowie für die Vorstellung der Impflinge (§ 5) werden so gewählt, dass kein Ort des Bezirks von dem nächst belegenen Impforte mehr als 5 Kilometer entfernt ist.

§ 7. Für jeden Impfbezirk wird vor Beginn der Impfzeit eine Liste der nach § 1, Ziffer 1 der Impfung unterliegenden Kinder von der zuständigen Behörde aufgestellt. Ueber die auf Grund des § 1, Ziffer 2 zur Impfung gelangenden Kinder haben die Vorsteher der betreffenden Lehranstalten eine Liste anzufertigen.

Die Impfärzte vermerken in den Listen, ob die Impfung mit oder ohne Erfolg vollzogen, oder ob und weshalb sie ganz oder vorläufig unterblieben ist.

Nach dem Schlusse des Kalenderjahres sind die Listen der Behörde einzureichen.

Die Einrichtung der Listen wird durch den Bundesrath festgestellt.

§ 8. Ausser den Impfärzten sind ausschliesslich Aerzte befugt, Impfungen vorzunehmen.

Sie haben über die ausgeführten Impfungen in der im § 7 vorgeschriebenen Form Listen zu führen und dieselben am Jahresschluss der zuständigen Behörde vorzulegen.

§ 9. Die Landesregierungen haben nach näherer Anordnung des Bundesraths dafür zu sorgen, dass eine angemessene Anzahl von Impfinstituten zur Beschaffung und Erzeugung von Schutzpockenlymphe eingerichtet werde.

Die Impfinstitute geben die Schutzpockenlymphe an die öffentlichen Impfärzte unentgeltlich ab und haben über Herkunft und Abgabe derselben Listen zu führen.

Die öffentlichen Impfärzte sind verpflichtet, auf Verlangen Schutzpockenlymphe, soweit ihr entbehrlicher Vorrath reicht, an andere Aerzte unentgeltlich abzugeben.

§ 10. Ueber jede Impfung wird nach Feststellung ihrer Wirkung (§ 5) von dem Arzte ein Impfschein ausgestellt. In dem Impfschein wird, unter Angabe des Vor- und Zunamens des Impflings, sowie des Jahres und Tages seiner Geburt, bescheinigt, entweder, dass durch die Impfung der gesetzlichen Pflicht genügt ist, oder, dass die Impfung im nächsten Jahre wiederholt werden muss.

In den ärztlichen Zeugnissen, durch welche die gänzliche oder vorläufige Befreiung von der Impfung (§§ 1, 2) nachgewiesen werden soll, wird, unter der für den Impfschein vorgeschriebenen Bezeichnung der Person, bescheinigt, aus welchem Grunde und auf wie lange die Impfung unterbleiben darf.

§ 11. Der Bundesrath bestimmt das für die vorgedachten Bescheinigungen (§ 10) anzuwendende Formular.

Die erste Ausstellung der Bescheinigungen erfolgt stempel- und gebührenfrei.

§ 12. Eltern, Pflegeeltern und Vormünder sind gehalten, auf amtliches Erfordern mittelst der vorgeschriebenen Bescheinigungen (§ 10) den Nachweis zu führen, dass die Impfung ihrer Kinder und Pflegebefohlenen erfolgt oder aus einem gesetzlichen Grunde unterblieben ist.

§ 13. Die Vorsteher derjenigen Schulanstalten, deren Zöglinge dem Impfzwange unterliegen (§ 1, Ziffer 2), haben bei der Aufnahme von Schülern durch Einfordern der vorgeschriebenen Bescheinigungen festzustellen, ob die gesetzliche Impfung erfolgt ist.

Sie haben dafür zu sorgen, dass Zöglinge, welche während des Besuches der Anstalt nach § 1, Ziffer 2 impfpflichtig werden, dieser Verpflichtung genügen.

Ist eine Impfung ohne gesetzlichen Grund unterblieben, so haben sie auf deren Nachholung zu dringen.

Sie sind verpflichtet, vier Wochen vor Schluss des Schuljahres der zuständigen Behörde ein Verzeichniss derjenigen Schüler vorzulegen, für welche der Nachweis der Impfung nicht erbracht ist.

§ 14. Eltern, Pflegeeltern und Vormünder, welche den nach

§ 12 ihnen obliegenden Nachweis zu führen unterlassen, werden mit einer Geldstrafe bis zu zwanzig Mark bestraft.

Eltern, Pflegeeltern und Vormünder, deren Kinder und Pflegebefohlene ohne gesetzlichen Grund und trotz erfolgter amtlicher Aufforderung der Impfung oder der ihr folgenden Gestellung (§ 5) entzogen geblieben sind, werden mit Geldstrafe bis zu fünfzig Mark oder mit Haft bis zu drei Tagen bestraft.

§ 15. Aerzte und Schulvorsteher, welche den durch § 8 Absatz 2, § 7 und durch § 13 ihnen auferlegten Verpflichtungen nicht nachkommen, werden mit Geldstrafe bis zu einhundert Mark bestraft.

§ 16. Wer unbefugter Weise (§ 8) Impfungen vornimmt, wird mit Geldstrafe bis zu einhundertfünfzig Mark oder mit Haft bis zu vierzehn Tagen bestraft.

§ 17. Wer bei der Ausführung einer Impfung fahrlässig handelt, wird mit Geldstrafe bis zu fünfhundert Mark oder mit Gefängnissstrafe bis zu drei Monaten bestraft, sofern nicht nach dem Strafgesetzbuch eine härtere Strafe eintritt.

§ 18. Die Vorschriften dieses Gesetzes treten mit dem 1. April 1875 in Kraft.

Die einzelnen Bundesstaaten werden die zur Ausführung erforderlichen Bestimmungen treffen.

Die in den einzelnen Bundesstaaten bestehenden Bestimmungen über Zwangsimpfungen bei dem Ausbruch einer Pocken-Epidemie werden durch dieses Gesetz nicht berührt.

Die Ausführungsbestimmungen zu diesem Gesetze, welche der Bundesrath unter dem 16. Oktober 1874 erliess und demnächst durch Beschluss vom 5. September 1878 abänderte, betrafen die Formulare für die erforderlichen Impfscheine, Zeugnisse, Listen und Uebersichten, sowie die Art der Ausfüllung derselben.

Das Bestreben, die Impfung möglichst aller Gefahren für die Impflinge zu entkleiden, führte in der Folge die Reichsbehörden zur Prüfung der Frage, ob nicht die Impfung mit Thierlymphe allgemein an Stelle derjenigen mit Menschenlymphe eingeführt werden könne. Zugleich war aus Reichstagskreisen eine nochmalige kommissarische Prüfung des zeitigen physiologischen und pathologischen Standes der Impffrage angeregt, insbesondere um die gesetzlich erforderlichen Impfungen mit der grösstmöglichen Sicherheit und Gefahrlosigkeit für den Impfling zu umgeben.

Nachdem umfangreiche Erhebungen und Versuche über die

Gewinnung und die Eigenschaften einer guten Thierlymphe angestellt waren, wurde im Herbst 1884 — in Uebereinstimmung mit einem Reichstagsbeschlusse vom 6. Juni 1883 — eine Kommission von Sachverständigen zur Berathung über den physiologischen und pathologischen Stand der Impffrage, über die Einführung der Impfung mit animaler Lymphe, über die Beaufsichtigung des Impfgeschäfts und über die Herstellung einer Pockenstatistik im Kaiserlichen Gesundheitsamte zusammenberufen.

Nachdem die Beschlüsse und Protokolle der Kommission nebst den Unterlagen am 28. März 1885 dem Reichstage mitgetheilt worden waren, erklärte sich der Bundesrath unter dem 18. Juni 1885 in nachstehender Form mit jenen Beschlüssen einverstanden:

1. Beschlüsse, betreffend den physiologischen und pathologischen Stand der Impffrage.

1. Das einmalige Ueberstehen der Pockenkrankheit verleiht mit seltenen Ausnahmen Schutz gegen ein nochmaliges Befallenwerden von derselben.
2. Die Impfung mit Vaccine ist im Stande einen ähnlichen Schutz zu bewirken.
3. Die Dauer des durch Impfung erzielten Schutzes gegen Pocken schwankt innerhalb weiter Grenzen, beträgt aber im Durchschnitt zehn Jahre.
4. Um einen ausreichenden Impfschutz zu erzielen, sind mindestens zwei gut entwickelte Impfpocken erforderlich.
5. Es bedarf einer Wiederimpfung nach Ablauf von zehn Jahren nach der ersten Impfung.
6. Das Geimpftsein der Umgebung erhöht den relativen Schutz, welchen der Einzelne gegen die Pockenkrankheit erworben hat, und die Impfung gewährt demnach nicht nur einen individuellen, sondern auch einen allgemeinen Nutzen in Bezug auf Pockengefahr.
7. Die Impfung kann unter Umständen mit Gefahr für den Impfling verbunden sein.

   Bei der Impfung mit Menschen-Lymphe ist die Gefahr der Uebertragung von Syphilis, obwohl ausserordentlich gering, doch nicht gänzlich ausgeschlossen. Von anderen Impfschädigungen kommen nachweisbar nur accidentelle Wundkrankheiten vor.

   Alle diese Gefahren können durch sorgfältige Ausführung

der Impfung auf einen so geringen Umfang beschränkt werden, dass der Nutzen der Impfung den eventuellen Schaden derselben unendlich überwiegt.

8. Seit Einführung der Impfung hat sich keine wissenschaftlich nachweisbare Zunahme bestimmter Krankheiten oder der Sterblichkeit im Allgemeinen geltend gemacht, welche als eine Folge der Impfung anzusehen wäre.

---

2. Beschlüsse, betreffend die allgemeine Einführung der Impfung mit Thier-Lymphe.

1. Da die mit der Impfung mit Menschen-Lymphe unter Umständen verbundenen Gefahren für Gesundheit und Leben der Impflinge (Impfsyphilis, Impferysipel u. s. w.) durch die Impfung mit Thier-Lymphe, soweit es sich um direkte Uebertragung der Syphilis oder der accidentellen Wundkrankheiten handelt, vermieden werden können, und da die Impfung mit Thier-Lymphe in der Neuzeit soweit vervollkommnet ist, dass sie der Impfung mit Menschen-Lymphe fast gleichzustellen ist, so hat die Impfung mit Thier-Lymphe thunlichst an Stelle der mit Menschen-Lymphe zu treten.

2. Die allgemeine Einführung der Impfung mit Thier-Lymphe ist allmählich durchzuführen, und zwar sind unter Zuhülfenahme der bisher gewonnenen Erfahrungen Anstalten zur Gewinnung von Thier-Lymphe in einer dem voraussichtlichen Bedarfe entsprechenden Anzahl zu errichten.

Sobald der Bedarf an Thier-Lymphe seitens einer solchen Anstalt gesichert ist, sind die öffentlichen Impfungen in dem betreffenden Bezirke mit Thier-Lymphe auszuführen.

3. Für die Einrichtung und den Betrieb der Anstalten sind folgende allgemeine Bestimmungen massgebend:

    a) Die Anstalt ist der Leitung eines Arztes zu unterstellen.

    b) Die Lymphe wird den Impfärzten kosten- und portofrei überlassen.

    c) Es ist gestattet, an Stelle der sogenannten genuinen Vaccine die Retrovaccine zu benutzen.

    d) Die Lymphe ist nicht eher an die Impfärzte abzugeben, als bis die Untersuchung der geschlachteten Thiere, welche die Lymphe lieferten, deren Gesundheit erwiesen hat.

e) Ueber Alter, Pflege und Wartung der Kälber, Zeit und Art der Lympheabnahme, Methode der Konservirung, der Aufbewahrung, des Versandts u. s. w. werden durch eine Kommission von Sachverständigen spezielle Instructionen ausgearbeitet.

---

3. Entwurf von Vorschriften, welche von den Aerzten bei der Ausführung des Impfgeschäftes zu befolgen sind.

A. Allgemeine Bestimmungen.

§ 1. An Orten, an welchen ansteckende Krankheiten, wie Scharlach, Masern, Diphtheritis, Croup, Keuchhusten, Flecktyphus, rosenartige Entzündungen, in grösserer Verbreitung auftreten, ist die Impfung während der Dauer der Epidemie nicht vorzunehmen.

Erhält der Impfarzt erst nach Beginn des Impfgeschäftes davon Kenntniss, dass derartige Krankheiten in dem betreffenden Orte herrschen, oder zeigen sich dort auch nur einzelne Fälle von Impfrothlauf, so hat er die Impfung an diesem Orte sofort zu unterbrechen und der zuständigen Behörde davon Anzeige zu machen.

Hat der Impfarzt einzelne Fälle ansteckender Krankheiten in Behandlung, so hat er in zweckentsprechender Weise deren Verbreitung bei dem Impfgeschäfte durch seine Person zu verhüten.

§ 2. Bereits bei der Bekanntmachung des Impftermines ist dafür Sorge zu tragen, dass die Angehörigen der Impflinge gedruckte Verhaltungsvorschriften für die öffentlichen Impfungen und über die Behandlung der Impflinge während der Entwickelung der Impfblattern erhalten.

§ 3. Im Impftermine hat der Impfarzt im Einvernehmen mit der Ortspolizei-Behörde für die nöthige Ordnung zu sorgen, Ueberfüllung der für die Impfung bestimmten Räume zu verhüten und ausreichende Lüftung derselben zu veranlassen.

Die gleichzeitige Anwesenheit der Erstimpflinge und der Wiederimpflinge ist thunlichst zu vermeiden.

B. Gewinnung der Lymphe.

I. Bei Verwendung von Menschen-Lymphe.

§ 4. So lange die Impfung mit Thierlymphe für die öffentlichen Impfungen nicht zur Ausführung gelangt, beziehen die Impfärzte die zum Einleiten der Impfung erforderliche Lymphe aus den Landes-Impfinstituten. Für ein ausreichendes Material zum Fortführen der Impfung, beziehungsweise zur Abgabe von Lymphe an andere Aerzte haben die Impfärzte durch Entnahme von Lymphe von geeigneten Impflingen selbst zu sorgen.

§ 5. Die Impflinge, von welchen Lymphe zum Weiterimpfen entnommen werden soll (Ab-, Stamm-, Mutterimpflinge), müssen zuvor am ganzen Körper untersucht und als vollkommen gesund und gut genährt befunden werden. Sie müssen von Eltern stammen, welche an vererbbaren Krankheiten nicht leiden; insbesondere dürfen Kinder, deren Mütter mehrmals abortirt oder Frühgeburten überstanden haben, als Abimpflinge nicht benutzt werden.

Der Abimpfling soll wenigstens 6 Monat alt, ehelich geboren und nicht das erste Kind seiner Eltern sein. Von diesen Anforderungen darf nur ausnahmsweise abgewichen werden, wenn über die Gesundheit der Eltern nicht der geringste Zweifel obwaltet.

Der Abimpfling soll frei sein von Geschwüren, Schrunden und Ausschlägen jeder Art, von Kondylomen an den Gesässtheilen, an den Lippen, unter den Armen und am Nabel, von Drüsenanschwellungen, chronischen Affektionen der Nase, der Augen und Ohren, wie von Anschwellungen und Verbiegungen der Knochen; er darf demnach kein Zeichen von Syphilis, Skrophulosis, Rhachitis oder irgend einer anderen konstitutionellen Krankheit an sich haben.

§ 6. Lymphe von Wiedergeimpften darf nur im Nothfalle und nie zum Impfen von Erstimpflingen zur Anwendung kommen.

Die Prüfung des Gesundheitszustandes eines wiedergeimpften Abimpflings muss mit besonderer Sorgfalt nach Massgabe der im § 5 angegebenen Gesichtspunkte geschehen.

§ 7. Jeder Impfarzt hat aufzuzeichnen, von wo und wann er seine Lymphe erhalten hat. Insbesondere hat er, wenn er Lymphe zur späteren eigenen Verwendung oder zur Abgabe an andere Aerzte aufbewahren will, den Namen der Impflinge, von denen die Lymphe abgenommen worden ist, und den Tag der erfolgten Abnahme aufzuzeichnen. Die Lymphe selbst ist derart zu bezeichnen, dass später über die Abstammung derselben ein Zweifel nicht entstehen kann.

Die Aufzeichnungen sind bis zum Schlusse des nachfolgenden Kalenderjahres aufzubewahren.

§ 8. Die Abnahme der Lymphe darf nicht später als am gleichnamigen Tage der auf die Impfung folgenden Woche stattfinden.

Die Blattern, welche zur Entnahme der Lymphe dienen sollen,

müssen reif und unverletzt sein und auf einem nur mässig entzündeten Boden stehen.

Blattern, welche den Ausgangspunkt für Rothlauf gebildet haben, dürfen in keinem Falle zum Abimpfen benutzt werden.

Mindestens zwei Blattern müssen am Impfling uneröffnet bleiben.

§ 9. Die Eröffnung der Blattern geschieht durch Stiche oder Schnittchen.

Das Quetschen der Blattern oder das Drücken ihrer Umgebung zur Vermehrung der Lymphmenge ist zu vermeiden.

§ 10. Nur solche Lymphe darf benutzt werden, welche freiwillig austritt und, mit blossem Auge betrachtet, weder Blut noch Eiter enthält.

Uebelriechende oder sehr dünnflüssige Lymphe ist zu verwerfen.

§ 11. Nur reinstes Glycerin darf mit der Lymphe vermischt werden. Die Mischung soll mittels eines reinen Glasstabes geschehen.

II. Bei Verwendung von Thier-Lymphe.

§ 12. Sobald die Impfung mit Thier-Lymphe eingeführt ist, erhalten die Impfärzte ihren Gesammtbedarf an Lymphe aus den Landes-Impfinstituten.

§ 13. Die Vorschriften im § 7, § 10 Absatz 2 und § 11 finden auch für Thier-Lymphe sinngemässe Anwendung.

Inwieweit andere Vorschriften des Abschnittes I bei der Gewinnung der Thier-Lymphe Anwendung zu finden haben, bleibt besonderer Regelung vorbehalten.

C. Aufbewahrung der Lymphe.

§ 14. Die Aufbewahrung der Lymphe in flüssigem Zustande hat in reinen, gut verschlossenen Kapillarröhren oder Glasgefässen von 1 bis 2 ccm Inhalt zu geschehen.

Zur Aufbewahrung in trockenem Zustande sind Platten oder Gefässe aus Glas oder Stäbchen aus Elfenbein, Fischbein oder Horn zu benutzen.

Alle zur Aufbewahrung dienenden Gegenstände dürfen erst nach gründlicher Reinigung und Desinfektion (am besten durch Auskochen mit Wasser) zum zweiten Male benutzt werden.

§ 15. Die Lymphe ist vor einer Abkühlung bis auf den Gefrierpunkt und vor einer Erwärmung auf mehr als 50° C. zu schützen.

D. Ausführung der Impfung und Wiederimpfung.

§ 16. Es empfiehlt sich, die Kinder nicht früher zu impfen, als bis sie das Alter von 3 Monaten überschritten haben.

Kinder, welche an schweren akuten oder chronischen, die Ernährung stark beeinträchtigenden oder die Säfte verändernden Krankheiten leiden, sollen in der Regel nicht geimpft und nicht wieder geimpft werden.

Ausnahmen sind (namentlich beim Auftreten der natürlichen Pocken) gestattet und werden dem Ermessen des Impfarztes anheimgegeben.

§ 17. Die zur Impfung bestimmten Instrumente müssen rein sein und vor jeder Impfung eines neuen Impflings mittels Wassers und Abtrocknung gereinigt werden.

Zur Abtrocknung dürfen jedoch nicht Handtücher und dergleichen, sondern nur Karbol- oder Salicylwatte verwendet werden. Instrumente, welche eine gründliche Reinigung nicht gestatten, dürfen nicht gebraucht werden.

Die Instrumente zu anderen Operationen als zum Impfen zu verwenden, ist verboten.

§ 18. Zum Anfeuchten der trockenen Lymphe ist reines Wasser oder Glycerin oder eine Mischung von beiden zu verwenden.

§ 19. Die Impfung wird der Regel nach an den Oberarmen vorgenommen. Bei Erstimpflingen genügen 3 bis 5 seichte Schnitte von höchstens 1 cm Länge oder ebenso viele oberflächliche Stiche an jedem Arme; bei Wiederimpflingen 5 bis 8 seichte Schnitte oder Stiche an einem Arme.

Stärkere Blutungen sind beim Impfen zu vermeiden.

Das Auftragen der Lymphe mit dem Pinsel ist verboten.

§ 20. Die Erstimpfung hat als erfolgreich zu gelten, wenn mindestens zwei Blattern zur regelmässigen Entwickelung gekommen sind. In Fällen, in welchen nur eine Blatter zur regelmässigen Entwickelung gekommen ist, hat sofort Autorevaccination oder nochmalige Impfung stattzufinden. Jedoch ist gleichzeitig der Impfschein (Formular I) auszustellen.

Bei der Wiederimpfung genügt für den Erfolg schon die Bildung von Knötchen bezw. Bläschen an den Impfstellen.

E. Privat-Impfung.

§ 21. Alle Vorschriften dieser Instruktion mit Ausnahme der nur auf öffentliche Impfungen sich beziehenden §§ 1, 2, 3 und 4 gelten auch für die Ausführung von Privat-Impfungen.

4. Entwurf von Verhaltungsvorschriften für die Angehörigen der Impflinge.

§ 1. Aus einem Hause, in welchem ansteckende Krankheiten, wie Scharlach, Masern, Diphteritis, Croup, Keuchhusten, Flecktyphus, rosenartige Entzündungen oder die natürlichen Pocken herrschen, dürfen die Impflinge zum allgemeinen Termine nicht gebracht werden.

§ 2. Die Kinder müssen zum Impftermine mit rein gewaschenem Körper und mit reinen Kleidern gebracht werden.

§ 3. Auch nach dem Impfen ist möglichst grosse Reinhaltung des Impflings die wichtigste Pflicht.

§ 4. Wenn das tägliche Baden des Impflings nicht ausführbar ist, so versäume man wenigstens die tägliche sorgfältige Abwaschung nicht.

§ 5. Die Nahrung des Kindes bleibe unverändert.

§ 6. Bei günstigem Wetter darf dasselbe ins Freie gebracht werden. Man vermeide im Hochsommer nur die heissesten Tagesstunden und die direkte Sonnenhitze.

§ 7. Die Impfstellen sind mit der grössten Sorgfalt vor dem Aufreiben, Zerkratzen und vor Beschmutzung zu bewahren. Die Hemdärmel müssen hinreichend weit sein, damit sie nicht durch Scheuern die Impfstellen reizen.

§ 8. Nach der erfolgreichen Impfung zeigen sich vom vierten Tage ab kleine Bläschen, welche sich in der Regel bis zum neunten Tage unter mässigem Fieber vergrössern und zu erhabenen, von einem rothen Entzündungshofe umgebenen Schutzpocken entwickeln. Dieselben enthalten eine klare Flüssigkeit, welche sich am achten Tage zu trüben beginnt. Vom zehnten bis zwölften Tage beginnen die Pocken zu einem Schorfe einzutrocknen, der nach 3 bis 4 Wochen von selbst abfällt.

Die Entnahme der Lymphe zum Zwecke weiterer Impfung ist schmerzlos und bringt dem Kinde keinen Nachtheil.

Wird sie unterlassen, so pflegen sich die Pocken von selbst zu öffnen.

§ 9. Bei regelmässigem Verlaufe der Impfpocken ist ein Verband überflüssig, falls aber in der nächsten Umgebung derselben eine starke, breite Röthe entstehen sollte, oder wenn die Pocken sich öffnen, so umwickelt man den Oberarm mit einem in Baumöl getauchten oder noch besser mit Vaseline bestrichenen kleinen Leinwandläppchen.

Bei jeder erheblichen nach der Impfung entstehenden Erkrankung ist ein Arzt zuzuziehen.

§ 10. An einem im Impftermine bekannt zu gebenden Tage erscheinen die Impflinge zur Nachschau. Dieselben erhalten, wenn die Impfung Erfolg hatte, an diesem Tage den Impfschein. Der letztere ist sorgfältig zu verwahren.

§ 11. Kann ein Kind am Tage der Nachschau wegen erheblicher Erkrankung, oder weil in dem Hause eine ansteckende Krankheit herrscht (§ 1), nicht in das Impflokal gebracht werden, so haben die Eltern oder deren Vertreter dieses spätstens am Terminstage dem Impfarzte anzuzeigen.

---

5. Entwurf von Vorschriften, welche von den Ortspolizeibehörden bei der Ausführung des Impfgeschäftes zu befolgen sind.

§ 1. Treten an einem Orte ansteckende Krankheiten, wie Scharlach, Masern, Diphteritis, Croup, Keuchhusten, Flecktyphus, rosenartige Entzündungen in grösserer Verbreitung auf, so wird die Impfung ausgesetzt.

Aus einem Hause, in welchem Fälle der genannten Krankheiten zur Impfzeit vorgekommen sind, dürfen Kinder zum öffentlichen Termin nicht gebracht werden; auch haben sich Erwachsene aus solchen Häusern vom Impftermin fern zu halten.

Impfung und Nachschau an Kindern aus solchen Häusern müssen getrennt von den übrigen Impflingen vorgenommen werden.

Ebenso ist zu verfahren, wenn in einem Hause die natürlichen Pocken aufgetreten sind.

§ 2. Für die öffentliche Impfung sind helle, heizbare, genügend grosse, gehörig gereinigte und gelüftete Räume bereit zu stellen, welche womöglich auch eine Trennung des Warteraumes vom Operationszimmer gestatten.

Bei kühler Witterung sind die Räume zu heizen.

§ 3. Ein Beauftragter der Ortspolizeibehörde sei im Impftermine zur Stelle, um im Einvernehmen mit dem Impfarzt für Aufrechthaltung der Ordnung zu sorgen.

Entsprechende Schreibhülfe ist bereit zu stellen.

Bei der Wiederimpfung und der darauf folgenden Nachschau sei ein Lehrer anwesend.

§ 4. Eine Ueberfüllung der Impfräume, namentlich des Operationszimmers, werde vermieden.

Die Zahl der vorzuladenden Impflinge richte sich nach der Grösse der Impfräume.

§ 5. Man verhüte thunlichst, dass die Impfung mit der Nachschau bereits früher Geimpfter zusammenfällt.

Jedenfalls sind Erstimpflinge und Wiederimpflinge (Revaccinanden, Schulkinder) möglichst von einander zu trennen.

§ 6. Es ist darauf hinzuwirken, dass die Impflinge mit rein gewaschenem Körper und reinen Kleidern zum Impftermine kommen.

Kinder mit unreinem Körper und schmutzigen Kleidern können vom Termin zurückgewiesen werden.

---

6. Beschlüsse betreffend die Sicherung einer zweckmässigen Auswahl der Impfärzte.

1. Die Bestellung der Impfärzte hat durch die Staatsbehörde zu erfolgen.
2. Das öffentliche Impfgeschäft ist vorzugsweise den beamteten Aerzten zu übertragen.
3. Eine ausdrückliche Inpflichtnahme der Impfärzte hat bei Uebernahme des Impfgeschäftes stattzufinden.
4. Die Remuneration der Impfärzte bedarf der Bestätigung der Staatsbehörde.

---

7. Beschlüsse betreffend die technische Vorbildung der Aerzte für das Impfgeschäft.

1. Hinsichtlich der technischen Vorbildung für die Ausübung des Impfgeschäftes sind folgende Anforderungen zu stellen:
   a) Während des klinischen Unterrichtes ist den Studirenden eine Unterweisung in der Impftechnik zu ertheilen.
   b) Ausserdem hat jeder Arzt, welcher das Impfgeschäft privatim oder öffentlich ausüben will, den Nachweis darüber zu bringen, dass er mindestens zwei öffentlichen Vaccinations- und ebenso vielen Revaccinationsterminen beigewohnt und sich die erforderlichen Kenntnisse über Gewinnung und Konservirung der Lymphe erworben hat.
2. Bei der ärztlichen Prüfung ist die Kenntniss der Impftechnik und des Impfgeschäftes zu verlangen.

---

8. Beschlüsse betreffend die Anordnung einer ständigen technischen Ueberwachung des Impfgeschäftes durch Medizinalbeamte.

1. Die Beaufsichtigung der Impfärzte ist dem nächsten Vorgesetzten der Kreis-Medizinalbeamten zu übertragen (unter der Voraussetzung, dass die Impfärzte zum grössten Theile selbst Medizinalbeamte sind).
2. Die Beaufsichtigung bestehe in einer an Ort und Stelle auszuführenden Revision eines oder mehrerer Impftermine.
3. Die Geschäftsführung der Impfärzte ist alle 3 Jahre einer Revision zu unterziehen.
4. Die Revision hat sich in erster Linie auf die Impftechnik, sodann auf die Listenführung, Auswahl des Impflokals, Zahl der Impflinge u. s. w. zu erstrecken.
5. Auch die Impfungen der Privatärzte sind der Revision zu unterwerfen, soweit sie nicht von denselben als Hausärzte in den Familien ausgeführt werden.
6. Ebenso ist eine technische Ueberwachung der Impfinstitute, insbesondere auch der öffentlichen sowohl als privaten Institute für Impfung mit Thierlymphe, durch in entsprechenden Zeiträumen wiederkehrende Revisionen erforderlich.
7. Die Aufmerksamkeit der die Impfung beaufsichtigenden Organe hat sich auch auf den Handel mit Lymphe zu erstrecken.

---

9. Beschlüsse betreffend die Herstellung einer Statistik der Todesfälle an Pocken.

1. Innerhalb 8 Tagen nach jedem Todesfall an Pocken ist von dem durch die Landesregierung zu bestimmenden Medizinalbeamten eine Meldekarte auszufüllen, welche die in der Anlage bezeichneten Rubriken enthalten muss.

   Es wird empfohlen, behufs Sicherung der Vollständigkeit der Nachweise, ein entsprechendes Zusammenwirken des Medizinalbeamten und der Standesbeamten des betreffenden Bezirks herbeizuführen.

   Innerhalb einer weiteren von der Landesregierung anzuordnenden Frist ist die Meldekarte an die statistische Zentralstelle des Staats bezw. eine andere von der Landesregierung zu bestimmende Stelle behufs Sammlung, Prüfung und etwaiger Verarbeitung für Landeszwecke zu übermitteln.

2. Bis zum 1. März jeden Jahres sind die auf das Vorjahr bezüglichen Karten aus den einzelnen Staaten an das Kaiserliche Gesundheitsamt einzusenden.

Diesem ist gleichzeitig eine Uebersicht mitzutheilen, welche die auf den Anfang des betreffenden Jahres berechnete Bevölkerung derjenigen Städte, die nach der letzten Volkszählung 20 000 und mehr Einwohner hatten, nach zehnjährigen Altersklassen für beide Geschlechter getrennt, ersichtlich macht. Sofern für diese Berechnung bestimmtere Daten nicht vorliegen, ist sie so vorzunehmen, dass die aus der letzten Volkszählungsperiode zu ermittelnde durchschnittliche jährliche Bevölkerungs-Zu- oder Abnahme der betreffenden Stadt auch für die Jahre nach der letzten Volkszählung, sowohl bezüglich der ganzen Stadtbevölkerung, als auch bezüglich der beiden Geschlechter und einzelnen Altersklassen derselben angenommen wird.

Meldekarte für Todesfälle an Pocken.

Gemeinde: ....

Verwaltungsbezirk: (Preussen: Kreis, Bayern: Bezirksamt etc.):

....

Staat: ....

Strasse: .... No. ...... des Sterbehauses

    (event. Bezeichnung des Krankenhauses): ....

Vor- und Familienname $\frac{\text{des}}{\text{der}}$ Gestorbenen: ....

Geschlecht: männlich, weiblich. (Zutreffendes zu unterstreichen.)

Tag, Monat, Jahr der Geburt: ....

Beruf (bei nicht erwerbsthätigen bezw. nicht selbstständigen Personen — Ehefrauen ohne eigenen Beruf, Kindern etc. — Beruf des Haushaltungsvorstandes): ....

Bemerkung darüber, ob $\frac{\text{der}}{\text{die}}$ Verstorbene regelmässig ausserhäuslich, etwa in einer Fabrik, Werkstatt etc. — und welcher Art (z. B. Papierfabrik) — beschäftigt war, oder eine Schule besuchte: ....

Tag, Monat, Jahr des Todes: ....

    Ort und Datum: ....

      Unterschrift des meldenden Medizinalbeamten:

        ....

Die Bundesregierungen wurden gleichzeitig ersucht, hiernach die erforderlichen Anordnungen auf Grund des § 18 Absatz 2 des Impfgesetzes zu treffen.

In weiterer Ausführung der Beschlüsse, betreffend die allgemeine Einführung der Impfung mit Thier-Lymphe, wurde darauf zum 17. und 18. Juni 1886 eine neue Sachverständigen-Kommission berufen, welche eine Anweisung zur Gewinnung, Aufbewahrung und Versendung von Thier-Lymphe ausarbeiten sollte. Mit dem von der Kommission vorgelegten Entwurfe solcher Anweisung (s. u.) erklärte sich der Bundesrath am 28. April 1887 einverstanden und beschloss die Bundesregierungen zu ersuchen, 1. hiernach die erforderlichen Anweisungen zu treffen, 2. zu veranlassen, dass über die Thätigkeit der Anstalten zur Gewinnung von Thier-Lymphe dem Gesundheits-amte regelmässige Jahresberichte erstattet würden, (vergl. S. 46) und 3. den in den Apotheken stattfindenden Handel mit Thier-Lymphe einer sorgfältigen Ueberwachung unterstellen zu lassen.

In letzterer Hinsicht stehen einheitliche Vorschriften auf Grund neuerdings stattgehabter Berathungen noch in Aussicht; die Anweisung zur Gewinnung, Aufbewahrung und Versendung von Thier-Lymphe hat folgenden Wortlaut:

I. Auswahl und Untersuchung der Impfthiere.

§ 1. Zur Gewinnung von Thier-Lymphe sind ausschliesslich solche Thiere zu wählen, deren Gesundheitszustand nach dem der Ab-impfung folgenden Schlachten durch Besichtigung der inneren Organe festgestellt werden kann.

§ 2. In der Regel sind Kälber zu benutzen. Nur in dem Falle, dass geeignete Kälber nicht beschafft werden können, dürfen ältere Rinder verwendet werden.

Die Kälber müssen ein Alter von mindestens drei Wochen und einen von Eiterung und Entzündung freien Nabel haben. Kälber im Alter von fünf Wochen und darüber sind den jüngeren vor-zuziehen.

§ 3. Vor dem Impfen sind die Thiere von einem Thierarzte auf ihren Gesundheitszustand zu untersuchen. Nur solche Thiere, welche durchaus gesund befunden werden, sind zu benutzen. Die hiernach geeignet befundenen Thiere sind alsbald nach der Untersuchung mit der Nummer des Tagebuchs (§ 31 a) zu ver-sehen.

I.   5

§ 4. Beim Impfen sowohl, wie bei der Abnahme des Impfstoffes ist die Körperwärme des Impfthieres festzustellen. Beträgt dieselbe über 41⁰ C., oder sind sonst Krankheitserscheinungen (mit Ausnahme von leichten Verdauungsstörungen) vorhanden, so ist das Thier von der Benutzung auszuschliessen.

§ 5. Nach der Abnahme des Impfstoffes sind die Thiere zu schlachten und wiederum von einem Thierarzte zu untersuchen. Diese Untersuchung hat sich insbesondere auf den Nabel und die Nabelgefässe, das Bauch- und Brustfell, die Lunge, die Leber und die Milz zu erstrecken.

§ 6. Ueber das Ergebniss jeder Untersuchung ist von dem Thierarzte eine Bescheinigung auszustellen. Aus derselben muss mit Sicherheit zu entnehmen sein, auf welches einzelne Thier sie sich bezieht.

§ 7. Der gewonnene Impfstoff darf nur dann an die Impfärzte abgegeben werden, wenn die nach dem Schlachten des Thieres angestellte thierärztliche Untersuchung ergeben hat, dass das Thier gesund war.

II. Pflege und Ernährung der Impfthiere.

§ 8. Der zur Unterbringung der Impfthiere dienende Stall soll hell, trocken, leicht zu lüften, zu reinigen und zu desinfiziren sein; er muss, wo es sich um grössere Impfanstalten handelt, mit Vorrichtungen versehen sein, welche zu jeder Jahreszeit die Herstellung einer mittleren Temperatur gestatten.

§ 9. Es ist Sorge zu tragen, dass die Pflege und Ernährung der Thiere durch besonders geeignete, gewissenhafte Personen bewirkt wird.

§ 10. Die für die Thiere bestimmte Streu soll frisch, unverdorben und anderweitig noch nicht benutzt sein. Die Impfthiere selbst und ihre Stände sind mit grösster Sorgfalt rein zu halten.

§ 11. Saugkälber sind mit guter, unverdünnter, erwärmter Milch, eventuell unter Zugabe von Eiern oder Mehlsuppe zu ernähren.

III. Impfung der Thiere und Abnahme des Impfstoffes.

§ 12. Thiere, welche einen grösseren Transport durchgemacht haben, sollen nicht vor Ablauf eines Tages nach ihrer Ankunft geimpft werden.

§ 13. Der für das Impfen der Thiere und der Abnahme des Impfstoffes bestimmte Raum soll hell, luftig, leicht zu reinigen und zu desinfiziren, in grösseren Anstalten auch heizbar sein.

§ 14. Die sämmtlichen bei dem Impfen und der Abnahme des Impfstoffes, sowie bei der weiteren Behandlung des letzteren in Gebrauch kommenden Instrumente, Utensilien etc. müssen nach Material und Gestalt gründliche Reinigung und Desinfektion leicht zulassen; sie sind von anderweitiger Benutzung ausgeschlossen, auch vor und nach jedesmaligem Gebrauche zu reinigen, beziehungsweise zu desinfiziren.

§ 15. Als Impfstelle ist zu benutzen: bei jungen Thieren die Hinterbauchgegend vom Damm bis in die Nähe des Nabels sammt dem Hodensack und der Innenfläche der Schenkel, bei älteren Thieren der Hodensack, das Euter, der Milchspiegel, sammt der Umgebung der Vulva.

§ 16. Die zur Impfung bestimmte Fläche ist zu rasiren und mit Seife und warmem Wasser gründlich zu reinigen. Darnach ist sie mit einer eintausendstel Sublimatlösung oder 3 %/₀ Karbolsäurelösung zu desinfiziren und schliesslich mit abgekochtem Wasser abzuspülen.

§ 17. Die Impfung kann mit Stichen, kürzeren oder längeren Schnitten, sowie über kleinere oder grössere Flächen ausgedehnten Skarifikationen ausgeführt werden. Grössere Skarifikationsflächen sind mit isolirten Impfstellen zu umrahmen, um das Entwickelungsstadium besser beobachten zu können.

§ 18. Zur Impfung der Thiere kann benutzt werden:

a) Menschen-Lymphe, und zwar aus den Schutzpocken von Erstimpflingen, unter Berücksichtigung der durch die Beschlüsse des Bundesraths vom 18. Juni 1885 für die Gewinnung dieser Lymphe erlassenen Vorschriften (Entwurf 3 §§ 5 ff.).

Lymphe von Wiedergeimpften darf nur im Nothfalle und nach sorgfältiger Prüfung des Gesundheitszustandes des Abimpflings benutzt werden, welche letztere gleichfalls gemäss den genannten Vorschriften zu erfolgen hat.

Die Menschen-Lymphe kann entweder

in unvermischtem Zustande, und zwar:

direkt vom Arm,

in sorgfältig verschlossenen Haarröhrchen flüssig aufbewahrt oder auf Stäbchen aufgetrocknet,

oder

gemischt mit reinstem Glycerin und auch in diesem Falle enventuell

in Haarröhrchen oder

gut verkorkten reinen Gläschen aufbewahrt,

auf das Thier übertragen werden.

b) Thier-Lymphe in der gemäss dieser Instruktion zur Menschen-impfung zugelassenen Beschaffenheit.

c) Die festen und flüssigen Bestandtheile der sogenannten natür-lichen Kuhpocken.

§ 19. Die Abnahme des Impfstoffes vom Thiere soll vor dem Eitrigwerden des Inhalts der Blattern und bevor sich eine erheb-liche Röthe in der Umgebung derselben eingestellt hat, vorgenommen werden.

§ 20. Sorgfältige Reinigung der ganzen Impffläche mit Seife und warmem Wasser unter Entfernung aller den Blattern und ihrer Umgebung anhaftenden Borken ist der Abnahme des Impfstoffes voranzuschicken.

§ 21. Nur gut entwickelte Blattern sind zur Abnahme von Impfstoff geeignet.

Wiederholte Benutzung einer und derselben Blatter an ver-schiedenen Tagen ist nicht gestattet.

§ 22. Die Abnahme des Impfstoffes kann mit oder ohne An-wendung von Quetschvorrichtungen mittelst der Lanzette, des scharfen Löffels oder des Spatels vorgenommen werden. Das Ge-webe der Blatter ist dabei durch Schaben und Kratzen möglichst vollständig zu entfernen.

§ 23. Als Impfstoff sind sowohl die flüssigen, als auch die festen Bestandtheile der Blattern zu verwerthen, dagegen sind die Borken ausgeschlossen.

IV. Aufbewahrung und Versendung des Impfstoffes.

§ 24. Die Versendung des aus den Blattern gewonnenen, nicht präparirten Rohmaterials zum Zwecke der Vornahme von Menschen-impfungen ist untersagt.

§ 25. Der zur Aufbewahrung und Versendung bestimmte Impf-stoff ist aus dem Gesammtmateriale der Blattern zu gewinnen.

Die Vermischung des verschiedenen Thieren an demselben Tage entnommenen Impfstoffes ist gestattet.

§ 26. Mit den zur Aufbewahrung des Impfstoffes erforderlichen

Massnahmen ist alsbald nach der Abnahme desselben vom Thiere zu beginnen.

§ 27. Der Impfstoff ist aufzubewahren:

a) schnell getrocknet, in Form eines feinen Pulvers, oder

b) nach sorgfältigem Verreiben in einem Mörser mit reinstem Glycerin (dessen Verdünnung mit destillirtem Wasser gestattet ist) in Form einer Masse von Extraktkonsistenz beziehungsweise Syrupkonsistenz, oder

c) nach Verreiben mit Glycerin und Absetzenlassen der festen Bestandtheile in Form der letzteren oder in Form der über ihnen stehenden mehr oder weniger klaren Flüssigkeit.

§ 28. Zur Aufbewahrung und Versendung des Impfstoffes sind nur reine, gut verschlossene Haarröhrchen oder sonstige Glasgefässe zu benutzen. Bei letzteren reicht der Verschluss mit einem guten Korke aus.

Alle zur Aufbewahrung dienenden Gegenstände dürfen erst nach gründlicher Reinigung und Desinfektion (am besten durch Auskochen mit Wasser) zum zweiten Male benutzt werden.

§ 29. Es empfiehlt sich, vor der Versendung des Impfstoffes behufs Prüfung seiner Wirksamkeit Probeimpfungen mit demselben vorzunehmen.

§ 30. Jeder Sendung von Impfstoff ist die Nummer des Versandtbuches (§ 32a) und eine Gebrauchsanweisung beizufügen; auch ist das Ersuchen um Berichterstattung über den Erfolg der damit vorgenommenen Impfungen auszusprechen.

Es wird anheimgegeben, sich eines der in der Anlage enthaltenen Entwürfe zu Gebrauchsanweisungen zu bedienen.

V. Listenführung.

§ 31. Ueber die Impfungen der Thiere ist ein Tagebuch zu führen, welches die nachstehenden Rubriken enthält:

a) laufende Nummer,

b) Rasse, Geschlecht, Farbe und Alter des Thieres,

c) Tag der Einstellung des Thieres, der letzten Besichtigung, sowie der Abholung aus der Anstalt,

d) Tag und Stunde des Impfens und der Abnahme des Impfstoffes,

e) Art und Abstammung der verimpften Lymphe,

f) Körperwärme (eventuell auch Körpergewicht) des Thieres beim Impfen und bei der Abnahme des Impfstoffes,

g) Gesundheitszustand des Thieres bei der Einstellung und während der Entwickelung der Blattern,

h) Beschaffenheit der inneren Organe nach dem Schlachten, soweit dieselbe durch den Thierarzt festgestellt wurde,

i) Ergebniss der Impfung,

k) Art der Aufbewahrung (§ 27) des gewonnenen Impfstoffes,

l) Bemerkungen.

§ 32. Ueber den Versandt des Impfstoffes ist ein Versandtbuch zu führen, welches die nachstehenden Rubriken enthält:

a) laufende Nummer,

b) Name und Stand des Empfängers,

c) Wohnort desselben,

d) Datum des Einganges der Bestellung,

e) Datum der Absendung,

f) Ursprung und Alter des Impfstoffes,

g) Art der Aufbewahrung (§ 27) des Impfstoffes,

h) Menge des übersandten Impfstoffes,

i) Bemerkungen (über den bei der Verimpfung seitens des Impfarztes erzielten Erfolg und dergl.).

VI. Wissenschaftliche und praktische Untersuchungen über Thier-Lymphe.

§ 33. Den öffentlichen Impfanstalten liegt die Pflicht ob, wissenschaftlich und praktisch die Vaccination weiter zu fördern und dementsprechend auf dem Wege des Experiments, der klinischen Beobachtung etc. bezügliche Untersuchungen anzustellen.

Anlage zu § 30.

A. Gebrauchsanweisung für die Verimpfung der Glycerin-Thier-Lymphe.

Der Impfstoff ist an einem kühlen und dunklen Orte aufzubewahren, woselbst er sich wochenlang wirksam erhält. Für den Gebrauch ist die jeweilig nöthige Menge aus den Haarröhrchen oder sonstigen Glasgefässen auf einen reinen Objektträger oder unmittelbar auf das Impfinstrument zu entnehmen.

Die Impfung wird der Regel nach an den Oberarmen vorgenommen. Sie hat nie durch Stiche, sondern nur durch Schnitte zu geschehen, welche mindestens je 2 cm von einander entfernt angelegt werden. Bei Erstimpflingen genügen 3 bis 5 seichte Schnitte von höchstens 1 cm Länge an jedem Arme; bei Wiederimpflingen 5 bis 8 seichte Schnitte an einem Arme.

Stärkere Blutungen sind beim Impfen zu vermeiden.

Der Impfstoff ist so, wie er vorliegt, zu verwenden, er ist sorgfältig und wiederholt in die Schnitte, welche durch Umspannen des Armes klaffend erhalten werden, einzureiben.

Das Auftragen des Impfstoffes mit dem Pinsel ist verboten.

Uebriggebliebene Mengen Impfstoff sollen nicht in das Gefäss zurückgefüllt werden.

B. Gebrauchsanweisung für die Verimpfung der pulverförmigen Thier-Lymphe.

Das Pulver ist in einem Exsikkator aufzubewahren. Behufs Anwendung wird es auf einer sorgfältig gereinigten Glasplatte mit chemisch reinem Glycerin oder mit reinem destillirten Wasser oder mit einer Mischung von beiden zu einem dicken Brei verrieben.

Die Impfung wird der Regel nach an den Oberarmen vorgenommen. Sie hat nie durch Stiche, sondern nur durch Schnitte zu geschehen, welche mindestens je 2 cm von einander entfernt angelegt werden. Bei Erstimpflingen genügen 3 bis 5 seichte Schnitte von höchstens 1 cm Länge an jedem Arme; bei Wiederimpflingen 5 bis 8 seichte Schnitte an einem Arme.

Stärkere Blutungen sind beim Impfen zu vermeiden.

Geringe Mengen des dickflüssigen Breies sind sorgfältig und wiederholt in die Schnitte, welche durch Umspannen des Armes klaffend erhalten werden, einzureiben.

Das Auftragen mit dem Pinsel ist verboten.

Uebriggebliebene Mengen des zu Brei verriebenen Pulvers sind zu vernichten.

Die Zahl der bis zum Schlusse des Jahres 1889 im Deutschen Reiche errichteten Anstalten zur Gewinnung von Thierlymphe beläuft sich auf 20. Hiervon entfallen 3 auf das Königreich Preussen (zu Berlin, Halle a. S., Kassel), 1 auf das Königreich Bayern (zu München), 4 auf das Königreich Sachsen (zu Dresden, Leipzig, Frankenberg, Bautzen), 2 auf das Königreich Württemberg (zu Stuttgart und Cannstatt), je 1 auf die Grossherzogthümer Baden (zu Karlsruhe), Hessen (zu Darmstadt), Mecklenburg-Schwerin und Mecklenburg-Strelitz (zu Schwerin), Sachsen-Weimar (zu Weimar), auf das Herzogthum Anhalt (zu Bernburg) und auf die Freien Städte Lübeck, Bremen, Hamburg (in den betreffenden gleichnamigen Städten), endlich 2 auf Elsass-Lothringen (zu Strassburg und Metz).

Im Anschlusse an die Berathungen der oben erwähnten Sachverständigen-Kommission zur Berathung der Impffrage vom Jahre 1884 hatten im Kaiserlichen Gesundheitsamte statistische Ermittelungen über den Nutzen der Schutzpockenimpfung stattgefunden. Insbesondere wurde die Zahl der Pockentodesfälle in deutschen Staaten und Städten vor und nach Einführung des Impfgesetzes übersichtlich dargestellt und mit den Verhältnissen ausserdeutscher Staaten und Städte verglichen, ferner wurden die in einigen preussischen und ausserpreussischen Städten und Verwaltungsbezirken bei Pockenepidemieen geführten Listen, die sogenannten »Urpockenlisten«, einer Bearbeitung unterzogen. Gleichzeitig wurden die Verhältnisse in Schweden, welche dort am Anfange dieses Jahrhunderts zur Einführung des Impfzwangs und später zur Aufrechterhaltung desselben geführt hatten, auf Grund der von der schwedischen Regierung überlassenen Materialien einer sorgfältigen Durchsicht und Prüfung unterzogen, endlich hatte sich Veranlassung geboten, die Entwickelung des Impfwesens im preussischen Staate übersichtlich zusammenzustellen. Die Ergebnisse aller dieser Arbeiten und ähnlicher diesbezüglicher Ermittelungen wurden in der bereits an anderer Stelle erwähnten Denkschrift »Beiträge zur Beurtheilung des Nutzens der Schutzpockenimpfung« veröffentlicht und den Mitgliedern des Bundesraths und des Reichstags vorgelegt.

Als in Preussen während mehrerer Jahre im Zusammenhange mit der Schutzpocken-Impfung eine ansteckende Ausschlags-Krankheit (impetigo contagiosa) aufgetreten war, welche nicht nur auf Impflinge beschränkt geblieben, sondern auch auf andere Personen übertragen worden war, erachtete der Reichskanzler es für geboten, in allen Bundesstaaten eingehende Ermittelungen über diese Erkrankungen in Anregung zu bringen. Es wurde dabei dem Wunsche Ausdruck gegeben, bei Ausbruch einer Ausschlagsepidemie das Kaiserliche Gesundheitsamt möglichst schnell zu benachrichtigen und in den Stand zu setzen, sich an den Untersuchungen zu betheiligen. Dem unter dem 5. September 1888 an sämmtliche ausserpreussischen Bundesregierungen erlassenen, demnächst auch seitens des preussischen Ministers für Medizinal-Angelegenheiten veröffentlichten Rundschreiben des Reichskanzlers[1]) war eine Denkschrift über die in Preussen im Zusammenhange mit der Schutzpockenimpfung aufgetretenen Ausschlags-Epidemieen (impetigo contagiosa) beigefügt, zugleich war auf die in den Veröffentlichungen des Gesundheitsamtes enthaltenen Darlegungen über die seitherigen Ausschlags-Epidemieen (Jahrg. 1885 II S. 272 u. 316; Jahrg. 1888 S. 33) hingewiesen.

b. Massnahmen gegen die Cholera.

Eine der folgenreichsten Seuchen, welche das Deutsche Reich und ganz Europa im Laufe dieses Jahrhunderts heimgesucht haben, war die Cholera, insofern als viele bedeutende und umfassende Reformen im Sanitätswesen der grösseren deutschen Gemeinden mittelbar durch das wiederholte Auftreten der Cholera veranlasst worden sind. Seitens des Reiches war der Bedeutung der Cholerafrage im Jahre 1873 durch Einsetzung der Reichs-Cholera-Kommission Rechnung getragen, zu deren Verhandlungen nach Errichtung des Kaiserlichen Gesundheitsamtes auch der Direktor dieser Behörde herangezogen wurde, bis schliesslich die Thätigkeit der Kommission auf das Gesundheitsamt selbst überging. Die Berichte der Cholera-Kommission des Deutschen Reichs sind in 6 Heften und 2 Atlanten während der Jahre 1875 bis 1879 im Druck erschienen. Dieselben enthalten einen Untersuchungsplan zur Erforschung der Ursachen der Cholera und deren Verhütung und mehrere ausführliche Berichte über einzelne Choleraepidemieen sowie über das Auftreten der Cholera in verschiedenen Gegenden des Reichs, endlich die Ergebnisse der damals über Desinfektion von Schiffen und geschlossener Räume angestellten Versuche. Seit dem Jahre 1878 ist seitens der Bundesregierungen verabredet worden, dass im Falle eines Ausbruchs der Cholera von jedem ersten Cholera-Erkrankungsfalle an einem Orte innerhalb des Deutschen Reichs dem Gesundheitsamte sofort Mittheilung gemacht, und über die weiteren Fälle fortlaufend Uebersichten eingesandt werden sollen.

Der im Juni 1883 in Egypten (zu Damiette) erfolgte Ausbruch einer rasch sich verbreitenden Choleraepidemie gab dem Reichskanzler Veranlassung, eine wissenschaftliche Expedition zur Erforschung der Krankheit nach Egypten zu entsenden. Derselben gelang es zur Erreichung ihres Hauptzieles, der Ermittelung der

---

[1]) Vergl. Veröffentlichungen des Kaiserlichen Gesundheitsamtes 1888 S. 590.

Krankheitsursache, schon in Egypten bestimmte Anhaltspunkte zu gewinnen, welche später Bestätigung fanden, als die Kommission ihre Untersuchungen auch auf Ostindien, das eigentlich endemische Gebiet der Cholera, ausdehnen durfte. Der Bericht der Kommission, welcher ein reichhaltiges und werthvolles Material über die Verbreitungsweise der Cholera, sowie über die Mittel zu ihrer Bekämpfung enthält, ist als Band III der Arbeiten aus dem Kaiserlichen Gesundheitsamte im Buchhandel erschienen[1]).

Als bald nach Rückkehr der Kommission in die Heimath während des Juni 1884 in Toulon eine choleraverdächtige Krankheit zum Ausbruche kam, welche später durch einen deutscherseits entsandten Sachverständigen als asiatische Cholera erkannt wurde, trat im Reichsamte des Innern zu Berlin unter Vorsitz des Staatssekretärs des Innern eine Kommission zur Berathung über die aus diesem Anlass zu treffenden Massnahmen zusammen. Bezugnehmend auf die Ergebnisse der Berathungen richtete der Reichskanzler unter dem 10. Juli 1884 ein Schreiben an sämmtliche Bundesregierungen mit dem Ersuchen, die von der Kommission für erforderlich erachteten Schutzmassregeln, wo die Gefahr drohend sei, zur Ausführung zu bringen, im Uebrigen sie wenigstens vorzubereiten. Die vorgeschlagenen Massnahmen betrafen a) den Fall der weiteren Annäherung der Cholera an die deutsch-französische Grenze, b) den Fall des Ausbruchs der Cholera in Deutschland selbst. Für den ersten Fall wurde eine besondere Verkehrsüberwachung für erforderlich erachtet[2]), für den zweiten Fall war eine Instruktion zur Vornahme der Desinfektionen und eine Belehrung über das Wesen der Cholera und das Verhalten während der Cholerazeit ausgearbeitet worden. Die Veröffentlichung dieser Belehrung[3]) war in Aussicht genommen, sobald die Cholera die deutsche Grenze überschreiten sollte. Für den letzteren Fall war gleichzeitig seitens der obersten Reichsbehörde unter Zustimmung der meistbetheiligten Bundes-

---

[1]) Bericht über die Thätigkeit der zur Erforschung der Cholera im Jahre 1883 nach Egypten und Indien entsandten Kommission, unter Mitwirkung von Prof. R. Koch bearbeitet vom Reg.-Rath Gaffky. Berlin. Julius Springer, 1888.

[2]) Vergl. den bezüglichen, in den gelesensten Fachzeitschriften damals abgedruckten, Erlass des preussischen Ministers für Medizinal-Angelegenheiten vom 14. Juli 1884 (Wiener, Handbuch der Medizinalgesetzgebung II S. 291).

[3]) Diese Belehrung ist später seitens einzelner Regierungen veröffentlicht und daraufhin u. a. in den Veröffentlichungen des Kaiserlichen Gesundheitsamtes Jahrg. 1886 S. 509 abgedruckt worden.

regierungen die alsbaldige Entsendung eines hervorragenden Fachmannes mit den disponiblen Hülfsarbeitern des Gesundheitsamtes an den Ort des ersten Auftretens der Seuche in Aussicht genommen.

Die wissenschaftliche Seite der Cholerafrage wurde im Juli 1884 und Mai 1885 im Kaiserlichen Gesundheitsamte in einer Konferenz von Sachverständigen eingehend erörtert. Die Verhandlungen dieser »Cholera-Konferenz«, welche sich bezüglich der praktischen Massnahmen im Wesentlichen den Vorschlägen der vorerwähnten Cholera-Kommission anschloss, sind in der Berliner klinischen Wochenschrift und der Deutschen medizinischen Wochenschrift veröffentlicht worden.

Das letzte Auftreten der Cholera innerhalb des Deutschen Reichs wurde im Herbste des Jahres 1886 in zwei Dörfern bei Mainz beobachtet. Es gelang damals, eine weitere Ausbreitung der Seuche zu verhüten, so dass dieselbe auf die beiden Ortschaften beschränkt blieb. Ein Mitglied des Kaiserlichen Gesundheitsamtes, welches alsbald nach Bekanntwerden des begründeten Verdachts auf Cholera an Ort und Stelle geschickt worden war, hat die dort gemachten Beobachtungen und Ermittelungen in einem Berichte niedergelegt, welcher in den Arbeiten aus dem Kaiserlichen Gesundheitsamte (Bd. II S. 39 ff.) veröffentlicht ist.

Wissenschaftliche Untersuchungen zur Cholerafrage, insbesondere über die Eigenschaften der Cholerabakterien werden im Kaiserlichen Gesundheitsamte eifrig fortgesetzt und sind die bezüglichen Ergebnisse in dem bereits erwähnten amtlichen Werke mitgetheilt, so die Untersuchungen über das Verhalten der Cholerabakterien im Wasser (Bd. I S. 468), im Selterwasser (Bd. II S. 15), in Milch, Butter, Molken, Käse (Bd. V S. 294), über den Einfluss des Eintrocknens auf die Lebensfähigkeit der Cholerabacillen (Bd. V S. 1) und über die Farbenreaktion in Kulturen derselben (Bd. VI S. 1).

c. Massnahmen gegen das Gelbfieber.
d. Massnahmen, betreffend ärztliche Kontrole der Seeschiffe, und betreffend Gesundheitspflege an Bord.

Das häufige Auftreten des Gelbfiebers in einigen mit deutschen Seestädten in direkter Verbindung stehenden transatlantischen Häfen, namentlich das regelmässig in der heissen Jahreszeit von Ende Juni bis Ende September in Havanna beobachtete epidemische Herrschen der Krankheit hatte dem Reichskanzler Veranlassung gegeben, Massnahmen zur Verhütung einer Einschleppung dieser in Tropengegenden sehr gefürchteten Seuche in Erwägung zu ziehen. Während der Jahre 1879 bis 1882 fanden im Reichsamte des Innern kommissarische Berathungen behufs Ausarbeitung von Vorschriften zur Verhütung und Bekämpfung des Gelbfiebers auf Kauffahrteischiffen statt, an denen auch das Gesundheitsamt fortlaufend betheiligt war. Es wurde demnächst für zweckmässig erachtet, die Massregeln zum Schutze gegen das Gelbfieber mit denjenigen gegen die Cholera und die orientalische Pest zu vereinigen, und demgemäss der nachstehende Entwurf einer Verordnung, betreffend die gesundheitspolizeiliche Kontrole der einen deutschen Hafen anlaufenden Seeschiffe, insbesondere mit Rücksicht auf diese drei Krankheiten, vereinbart:

§ 1. Jedes einen deutschen Hafen anlaufende Seeschiff unterliegt der gesundheitspolizeilichen Kontrole:

1. wenn es aus dem schwarzen Meere, aus einem Hafenplatze der Türkei oder der türkischen Inseln — ausschliesslich der am adriatischen Meere belegenen Gebietstheile, jedoch einschliesslich Kleinasiens, Syriens und der Nordküste Afrikas östlich von Algier —, aus dem persischen Meerbusen, aus dem rothen Meere oder von der Westküste Afrikas nördlich von der Kapstadt bis zur Strasse von Gibraltar kommt;

2. wenn es aus einem Hafenplatz kommt, welcher gemäss Bekanntmachung des Reichskanzlers oder nach sonst vorliegenden glaubwürdigen Nachrichten als der Pest, der Cholera oder eines nicht bloss auf sporadische Fälle sich beschränkenden Ausbruchs des gelben Fiebers verdächtig anzusehen ist;

3. wenn es während der Reise mit einem der unter 1 und 2 genannten Häfen oder mit einem Schiffe, welches einen solchen Hafen berührt hatte, Verkehr gehabt hat; oder

4. wenn während der Reise auf dem Schiffe ein den Verdacht von Pest, Cholera oder gelbem Fieber erregender Krankheitsfall sich ereignet hat.

§ 2. Das der gesundheitspolizeilichen Kontrole unterliegende Schiff (§ 1) muss, sobald es sich dem Hafen auf Sehweite nähert, die Quarantäneflagge aufziehen. Die letztere besteht in einer gelben Flagge, und ist am Fockmast zu hissen.

Das Schiff darf, unbeschadet der Annahme eines Lootsen oder eines Schleppdampfers, weder mit dem Lande noch mit einem anderen Schiffe in Verkehr treten, auch die Quarantäneflagge nicht einziehen, bevor es durch Verfügung der zuständigen Behörde freie Praktika erhalten hat (§§ 5 ff.). Der gleichen Verkehrsbeschränkung unterliegen neben der Besatzung sämmtliche an Bord des Schiffes befindlichen Personen.

Die Lootsen und die Hafenpolizeibehörden haben auf Befolgung dieser Vorschrift zu achten und durch Befragung des Schiffers oder seines Vertreters festzustellen, ob der § 1 auf das Schiff Anwendung findet.

§ 3. In den Fällen des § 1 wird dem Schiffer oder dessen Vertreter ein nach Massgabe der Anlage aufgestellter Fragebogen behändigt. Auf demselben haben der Schiffer, der Steuermann und falls ein Arzt die Reise als Schiffsarzt mitgemacht hat, bezüglich der unter No. 14, 15, 16 aufgestellten Fragen auch der Schiffsarzt, die verlangte Auskunft alsbald wahrheitsgemäss und so, dass sie von ihnen demnächst eidlich bestärkt werden kann, zu ertheilen. Der ausgefüllte Fragebogen ist von dem Schiffer, dem Steuermann und — in dem oben vorausgesetzten Falle — von dem Schiffsarzte zu unterschreiben und nebst den sonstigen zur Beurtheilung der Gesundheitsverhältnisse des Schiffes geeigneten Papieren zur Verfügung der Behörde zu halten.

§ 4. Der Verkehr mit einem Schiffe, welches die Quarantäneflagge führt, ist Privatpersonen untersagt. Wer dies Verbot übertritt, wird als zu dem der Kontrole unterliegenden Schiffe gehörend behandelt.

§ 5. Das Schiff (§ 1) wird sofort zum freien Verkehr zugelassen, wenn

1. auf dem Schiffe ein den Verdacht von Pest oder Cholera erregender Krankheitsfall während der ganzen Reise und ein den Verdacht von gelbem Fieber erregender Krankheitsfall innerhalb der letzten 14 Tage nicht vorgekommen ist; auch

2. das Schiff während der Reise mit einem verdächtigen Schiffe nicht Verkehr gehabt hat (§ 1 Ziffer 3) und ausserdem

3. entweder
das Schiff in einem nicht infizirten, mit den erforderlichen Einrichtungen versehenen, Hafen der Nord- oder Ostsee einer sanitätspolizeilichen Kontrole unterzogen worden ist und dort freie Praktika erhalten hat,
oder
durch einen von dem zuständigen deutschen Konsular-

beamten am Abgangshafen, längstens 48 Stunden vor dem Abgange ausgestellten und in jedem Hafenplatze der im § 1 gedachten Art, welchen das Schiff während der Reise berührt hat, erneuerten Gesundheitspass bescheinigt ist: dass in dem Abgangshafen (bezw. in dem während der Reise berührten Hafen) und in dessen Umgebung innerhalb der letzten 30 Tage Fälle der Pest oder der Cholera überhaupt nicht, Fälle des gelben Fiebers nicht oder doch nur sporadisch vorgekommen sind.

§ 6. Trifft auch nur eine der Voraussetzungen des § 5 nicht zu, so muss das Schiff, sofern es nicht alsbald wieder in See geht, an der ihm angewiesenen Stelle vor Anker gehen und unterliegt der unter Zuziehung des beamteten oder des zu dessen Stellvertretung berufenen Arztes zu bewirkenden Besichtigung.

§ 7. Das Schiff ist zum freien Verkehr zuzulassen, wenn das Ergebniss der Besichtigung nach allen Richtungen (Schiff, Personen, Ladung) ein befriedigendes ist. Andernfalls treten die Bestimmungen der §§ 8 bis 10 in Kraft.

§ 8. Befinden sich Personen an Bord, welche während der Reise an der Pest, der Cholera oder dem gelben Fieber gelitten haben oder zur Zeit an einer dieser Krankheiten leiden, oder derselben verdächtig sind, so sind sie sofort in ein zur Aufnahme und Behandlung derartiger Kranken geeignetes isolirtes Lokal zu bringen, unter Trennung der wirklich erkrankten und der nur verdächtigen Personen. Sie verbleiben dort bis zur Genesung oder Beseitigung des Verdachts. Befinden sich Leichen solcher Personen an Bord, so sind sie unter den erforderlichen Vorsichtsmassregeln zu bestatten.

Kleider, Wäsche und Betten, welche von Personen benutzt worden sind, die an einer der vorgenannten Krankheiten gelitten haben, müssen vernichtet werden; die sonstigen Effekten solcher Personen und die Schiffsräume, in welchen sie sich aufgehalten haben, sind zu desinfiziren.

Die Besatzung und die Reisenden an Bord eines solchen Schiffs (Abs. 1) sind der ärztlichen Beobachtung in einem isolirten Raume zu unterwerfen. Die vom Tage der Isolirung an zu rechnende Dauer der Beobachtung beträgt: bei Verdacht der Pest 7 Tage, bei Verdacht der Cholera 6 Tage, bei Verdacht des gelben Fiebers, sofern die Ankunft in den Monaten Juli oder August erfolgt, 6 Tage, — in allen übrigen Fällen höchstens 6 Tage. Die Dauer der Beobachtung wird entsprechend abgekürzt, wenn der Krankheitsver-

dacht vor Ablauf der festgesetzten Frist sich als unbegründet herausstellt.

Die Kleider der unter Beobachtung stehenden Personen sind zu
desinfiziren oder zu vernichten; ihre sonstigen Effekten und die von
ihnen benutzten Schiffsräume sind zu desinfiziren. Je nach den
Umständen ist die Desinfektion auch auf die Personen selbst einschliesslich des Pflege- und des Dienstpersonals, zu erstrecken.
Personen, welche während der Dauer der Beobachtung erkranken,
unterliegen den Vorschriften in Abs. 1 und 2.

Der an Bord gewesene Lootse ist nach dem Ermessen des
untersuchenden Arztes zu desinfiziren.

§ 9. Hat das Schiff giftfangende Waaren aus solchen Gegenden an Bord, welche gemäss § 1 Ziffer 2 als pestverdächtig anzusehen sind, oder hat das Schiff in derartigen Orten giftfangende
Waaren geladen, so dürfen dieselben erst nach vorgängiger Unschädlichmachung in den Verkehr gebracht werden. Die Wieder-
ausfuhr der Gegenstände ist gestattet, muss jedoch ohne Umladung
geschehen.

Als giftfangende Gegenstände im Sinne dieser Verordnung gelten
namentlich Hadern oder Lumpen, gebrauchte Leib- oder Bettwäsche,
gebrauchte Kleider, Papierabfälle, Flachs, Hanf, Werg, thierische
Abfälle (Knochen, Blasen, Därme u. dergl.), Felle, Häute, Haare,
Borsten, Federn, Wolle, Filz, Pelzwerk, Kürschnerwaaren, wollene
oder seidene Waaren.

Die Schiffsräume, in welchen derartige Gegenstände verdächtiger Provenienz (Abs. 1) verladen gewesen sind, müssen desinfizirt
werden.

§ 10. Der Bilgeraum der unter § 1 Ziffer 2 und 4 fallenden
Schiffe ist mit seinem Inhalte zu desinfiziren. Je nach den Um-
ständen ist die Desinfektion auch auf sonstige Räume solcher
Schiffe zu erstrecken.

§ 11. Bei unentschiedenen Krankheitsfällen kann das Schiff
einer nach den Umständen zu bemessenden Beobachtungsquarantäne
unterworfen und event. die Zuziehung weiterer Sachverständiger
angeordnet werden.

§ 12. Können die in den §§ 8 bis 11 aufgeführten Vorsichtsmassregeln in einem Hafen nicht getroffen werden, so ist das Schiff
an einem mit den erforderlichen Einrichtungen versehenen Hafen
zu verweisen.

§ 13. Strandet ein den Bestimmungen der Verordnung unter-

liegendes Schiff an der deutschen Küste, so haben die Strand-
behörden die erforderlichen Massnahmen im Sinne dieser Verordnung zu treffen.

Läuft ein solches Schiff einen deutschen Hafen als Nothhafen
an, so kann es daselbst unter Bewachung und unter Beobachtung
der von der Hafenbehörde vorzuschreibenden Sicherungsmassregeln
so lange unter Quarantäneflagge liegen bleiben, als der Nothfall
dauert, und darf die erforderliche Hülfe erhalten.

§ 14. Auf die Schiffe und Fahrzeuge der Kaiserlichen Marine
finden die Vorschriften der Verordnung nicht Anwendung.

In meist wörtlicher Uebereinstimmung mit diesem Entwurfe
sind im Monat Juli 1883 entsprechende Verordnungen von den
Regierungen aller deutschen Seeuferstaaten für ihre Gebiete erlassen[1]).

Das Kaiserliche Gesundheitsamt hat in der Folge den Auftrag
erhalten, Vorschriften zur Abwehr der auf Schiffen etwa vorkommenden ansteckenden oder sonst sich ausbreitenden Krankheiten
auszuarbeiten und solche nebst gemeinverständlichen Rathschlägen
über die Gesundheitspflege und die Krankenbehandlung an Bord von
Kauffahrteischiffen zum Gebrauche für Seeleute zusammenzustellen.
Diese auf Veranlassung des Staatssekretärs des Innern im
Gesundheitsamte fertiggestellte Sammlung von ärztlichen Vorschriften und Rathschlägen für Seeschiffer ist unter dem Titel:
»Anleitung zur Gesundheitspflege an Bord von Kauffahrteischiffen« im Jahre 1888 im Buchhandel erschienen; dieselbe muss von dem Führer jedes deutschen Kauffahrteischiffes auf
allen Seereisen mitgeführt werden, dient auch zugleich auf den
deutschen Navigationsschulen als Leitfaden zum Unterricht in der
Gesundheitspflege. Eine in dieser Anleitung erwähnte und ihrem
Inhalte nach genau beschriebene Medizinkiste ist von jedem deutschen
Kauffahrteischiffe auf allen grösseren Seereisen (über die Ostsee,
den 61. Grad nördlicher Breite in der Nordsee und den Englischen
Kanal hinaus) mitzunehmen.

---

[1]) Die geringfügigen Abweichungen einzelner Verordnungen sind in der
vom Kaiserlichen Gesundheitsamte bearbeiteten Anleitung zur Gesundheitspflege an Bord von Kauffahrteischiffen S. 181 u. ff. zusammengestellt. Ebendaselbst S. 179—181 ist das Schema für den Fragebogen zu der Verordnung
abgedruckt.

e. Massnahmen betreffend Ausführung von Desinfektionen.

Im Anschlusse an die vorerwähnte Verordnung, betreffend die gesundheitspolizeiliche Kontrole der einen deutschen Hafen anlaufenden Seeschiffe, fiel dem Kaiserlichen Gesundheitsamte auch die Aufgabe zu, eine Instruktion zur Desinfektion von Seeschiffen gemäss §§ 8—10 der Verordnung auszuarbeiten. Nach den Ergebnissen der im Gesundheitsamte angestellten wissenschaftlichen Versuche über Desinfektion [1]) mussten folgende Desinfektionsmittel in Betracht kommen: 1. fünfprozentige Karbolsäurelösung, 2. Sublimatlösung (für den Kielraum), 3. heisse Wasserdämpfe. Entsprechend dem nachstehenden im Jahre 1882 aufgestellten Entwurfe einer Instruktion zur Desinfektion von Seeschiffen wurden darauf von mehreren Regierungen der deutschen Seeuferstaaten im Juli 1883 Vorschriften erlassen. Der Entwurf lautete:

§ 1. Als Desinfektionsmittel sind zu verwenden:

a) Karbolsäurelösung.

Zur Bereitung derselben ist die sogenannte $100^0/_0$ Karbolsäure (Acidum carbolicum depuratum $100^0/_0$) zu benutzen und zwar ist zu jedesmaligem Gebrauche ein Theil derselben in 18 Theilen Wasser unter häufigem Umrühren zu lösen.

b) Sublimat.

Dasselbe findet ausschliesslich Verwendung zur Desinfektion des Kielraumes und seines Inhalts (vergl. § 6).

c) Heisse Wasserdämpfe,

insoweit geeignete Desinfektionsapparate zur Benutzung derselben zur Verfügung stehen. Als geeignet können nur diejenigen Apparate bezeichnet werden, in welchen ein fortwährendes Durchströmen von heissen Wasserdämpfen durch den Desinfektionsraum stattfindet und bei welchen die Temperatur der Wasserdämpfe im Desinfektionsraum überall mindestens 100° C. beträgt. Diese Bedingung wird erfüllt sein, wenn ein in die Oeffnung, durch welche der Dampf den Apparat wieder verlässt, gebrachtes Thermometer die Temperatur von 100° C. erreicht. Die Zeit, während welcher die zu desinfizirenden Gegenstände den heissen Wasserdämpfen ausgesetzt werden, darf bei leicht zu durchdringenden Gegenständen, z. B. Kleidern, nicht weniger als eine Stunde, bei schwerer zu durch-

---

[1]) Vergl. Mittheilungen aus dem Kaiserlichen Gesundheitsamte I S. 188. S. 234 und Arbeiten aus dem Kaiserlichen Gesundheitsamte I S. 199.

dringenden Gegenständen nicht weniger als zwei Stunden betragen. Hierbei ist die Zeit nicht mitgerechnet, welche vergeht, bis der Dampf, welcher aus dem Desinfektionsapparat ausströmt, die Temperatur von 100° C. erreicht hat.

§ 2. Zur Desinfektion von infizirten Schiffsräumlichkeiten, insbesondere des Krankenraumes, nebst den in denselben befindlichen Lagerstellen, Geräthschaften und dergleichen ist Karbolsäurelösung anzuwenden. Die Decke, die Wände und der Fussboden der bezeichneten Räumlichkeiten, sowie infizirte Lagerstellen, Geräthschaften und dergleichen sind zunächst mit Lappen, welche mit Karbolsäurelösung getränkt sind, gründlich abzuwaschen. Nach Verlauf einiger Stunden ist diese Abwaschung zu wiederholen. Erst nach Verlauf von weiteren 24 Stunden sind die in Frage kommenden Räumlichkeiten und Geräthschaften mit einer reichlichen Menge Wasser zu spülen und die Räumlichkeiten im Anschluss daran einer möglichst gründlichen Lüftung zu unterwerfen. — Der Krankenraum, insbesondere durch Erbrochenes und dergleichen verunreinigte Theile desselben, von Kranken benutzte Geräthschaften, Utensilien und dergleichen sind bei dieser Desinfektion ganz besonders zu berücksichtigen.

§ 3. Infizirte oder verdächtige Kleider, Wäsche und sonstige Effekten sind, soweit nicht ihre Vernichtung vorgeschrieben ist, mit heissen Wasserdämpfen und zwar in der in § 1 angegebenen Weise zu behandeln.

Falls genügende Desinfektionsapparate nicht zur Verfügung stehen, sind die bezeichneten Gegenstände, wenn nicht ihre Vernichtung vorgezogen wird, während 48 Stunden in Karbolsäurelösung einzuweichen und darauf mit Wasser zu spülen.

§ 4. In denjenigen Fällen, in welchen die Desinfektion sich auch auf Personen zu erstrecken hat, ist dafür Sorge zu tragen, dass dieselbe ihren ganzen Körper mit grüner Seife abwaschen und ein vollständiges Bad nehmen.

§ 5. Etwa an Bord befindliche Leichen sind bis zu der möglichst bald vorzunehmenden Bestattung in Tücher einzuhüllen, welche mit Karbolsäurelösung getränkt sind und mit solcher feucht gehalten werden.

§ 6. Die Desinfektion des Kielraumes mit seinem Inhalt geschieht durch Sublimat und zwar ist dieselbe in folgender Weise zu bewirken:

Je nach der geringeren oder grösseren Menge[1]) des Bilgewassers werden $\frac{1}{2}$ oder 1 Kilogramm Sublimat in einer hölzernen Balge in 10 bezw. 20 Liter Wasser unter häufigerem Umrühren vollständig gelöst, wozu etwa 2 Stunden erforderlich sind. Vermittels eines Pumpwerkes und eines über Deck gelegten Schlauches wird sodann das Kielwasser vom Hintertheil des Schiffes aus über das Deck hinweg nach dem vordersten Theil des Kielraumes, wo letzterer noch eben vom Bilgewasser bespült wird, gepumpt. Selbstverständlich ist dafür Sorge zu tragen, dass in solchen Fällen, in welchen der Kielraum ein zusammenhängendes Ganzes nicht bildet, die Schleusen der die einzelnen Abtheilungen trennenden Schotten möglichst weit geöffnet sind, sodass durch das Pumpwerk eine vollständige Cirkulation des gesammten Bilgewassers hergestellt wird. Sobald letztere eingetreten ist, wird allmählig die Sublimatlösung im vorderen Theil des Kielraumes eingegossen und durch mindestens einstündiges Pumpen eine gründliche Mischung des Desinfektionsmittels mit dem Bilgewasser bewirkt. —

Zur Prüfung, ob die Desinfektion ausreichend erfolgt ist, dient folgendes Verfahren. Es werden von verschiedenen Stellen des Kielraums Proben des desinfizirten Bilgewassers entnommen und in dieselben je ein Streifchen von Kupferblech, welches mit Schmirgelpapier blank geputzt ist, etwa zur Hälfte eingehängt. Falls die Desinfektion ausreichend war, bildet sich nach Ablauf von 2 Minuten auf dem Kupferblech, soweit es eingetaucht war, ein deutlicher grauer Belag, welcher sich leicht mit dem Finger abwischen lässt. Bildet sich dagegen innerhalb zweier Minuten auf dem Kupferstreifen kein deutlicher Belag, so war die Desinfektion unzureichend und muss durch Eingiessen einer neu zu bereitenden gleich grossen Quantität Sublimatlösung vervollständigt werden. Selbstverständlich ist auch dann wieder durch mindestens einstündiges Pumpen für gründliche Mischung des Desinfektionsmittels mit dem Bilgewasser Sorge zu tragen.

Hierauf werden von Neuem Proben des Wassers entnommen und in der angegebenen Weise mit Kupferstreifen auf ihren Sublimatgehalt geprüft. Sollte sich auch jetzt auf dem blank geputzten Kupfer innerhalb zweier Minuten noch kein deutlicher grauer Belag bilden, was indess nur bei einer ganz aussergewöhnlich grossen

---

[1]) Auf je 1000 Liter Bilgewasser ist etwa 1 Kilogramm Sublimat zu rechnen.

Quantität Bilgewasser vorkommen kann, so ist schliesslich in derselben Weise noch eine dritte gleich grosse Menge der Sublimatlösung einzugiessen und mit dem Bilgewasser zu mischen.

Nachdem das Bilgewasser in der beschriebenen Weise mit der zur Desinfektion erforderlichen Quantität Sublimatlösung versetzt ist, soll es zunächst nicht ausgepumpt, sondern noch 24 Stunden im Kielraum belassen werden. Erst nach Ablauf dieser Zeit ist lenz zu pumpen und an Stelle des desinfizirten Kielwassers die gleiche Quantität Seewasser einzulassen. Um möglichst wenig von dem Desinfektionsmittel im Kielraum zurückzulassen, ist das Lenzpumpen und das darauf folgende Einlassen von Seewasser innerhalb der nächsten drei Tage mindestens noch dreimal zu wiederholen.

Wegen der giftigen Eigenschaften des Sublimats sind folgende Vorschriften zu beachten:·

a) Das Sublimat ist unter sicherem Verschluss aufzubewahren.

b) Zur Bereitung der Sublimatlösung sind bestimmte nur diesem Zweck dienende Gefässe zu benutzen.

c) Weil es nicht ausgeschlossen ist, dass durch längere Berührung mit dem Sublimat die Metalltheile der Pumpen in geringem Grade angegriffen werden, so soll keinenfalls die Lenzpumpe bei der Desinfektion benutzt werden. Falls eine andere Pumpe des Schiffes zur Verwendung kommt, so ist darauf aufmerksam zu machen, dass dieselbe künftighin zur Förderung von Trinkwasser nicht benutzt werden darf. Am meisten empfiehlt es sich, dass den Schiffen von Seiten der Hafenbehörde ein für diese Zwecke ein für allemal bestimmtes Pumpwerk zur Verfügung gestellt wird.

***

(Betreffs einiger Abweichungen der Preussischen Instruktion von diesem Entwurfe vergl. Anleitung zur Gesundheitspflege an Bord von Kauffahrteischiffen S. 189.)

Auf dem Gebiete der Desinfektionstechnik waren bereits früher seitens des Reichs Bestimmungen ergangen, welche jedoch hauptsächlich die Bekämpfung übertragbarer Thierkrankheiten im Auge hatten.

Im allgemeinen Gesundheits- und Verkehrs-Interesse hat ferner der Bundesrath nach einer Bekanntmachung des Reichskanzlers vom 17. Februar 1887 beschlossen, dem § 48 des Betriebs-Reglements für die Eisenbahnen Deutschlands eine Fassung zu geben, wonach fäulnissfähige thierische Abfälle, wie ungesalzene frische Häute, Felle, Flechsen, Knochen, Hörner, Klauen, nicht gekalktes frisches Leimleder, sowie andere in besonderem Grade übelriechende und ekelerregende Gegenstände nur unter gewissen Beschränkungen von den Eisenbahn-Verwaltungen angenommen und befördert werden sollen. (Vergl. Centralblatt für das Deutsche Reich 1887 S. 50.)

f. Massnahmen betreffend die Regelung der Leichenbeförderung.

Wiederholentlich hatte sich seit Begründung des Deutschen Reichs das Bedürfniss gezeigt, die Bestimmungen über die Beförderung von Leichen — zumal auf Eisenbahnen — für das gesammte Reichsgebiet einheitlich zu regeln; insbesondere war eine solche Regelung die Vorbedingung für den Abschluss von Uebereinkommen mit Staaten des Auslandes über die gegenseitige Anerkennung von Leichenpässen. Bereits im Jahre 1879 hatte das Reichseisenbahnamt ein Gutachten des Gesundheitsamtes in dieser Angelegenheit eingeholt, in Folge dessen Versuche behufs Auffindung eines geeigneten Verfahrens zur Konservirung von Leichen angestellt worden waren. Nachdem dann in den Jahren 1884, 1885 und 1886 die Frage des Leichentransports und der Leichenpässe von Neuem unter Mitwirkung des Kaiserlichen Gesundheitsamtes erörtert und zum Abschlusse gebracht war, so dass dem Bundesrathe mit einer Denkschrift bestimmte Vorschläge unterbreitet werden konnten, erliess der Reichskanzler auf Grund eines Bundesrathsbeschlusses vom 1. Dezember 1887 unter dem 14. desselben Monats eine die Angelegenheit für die Bahnverwaltungen regelnde Bekanntmachung, betr. die Abänderung des Betriebs-Reglements für die Eisenbahnen Deutschlands[1]). Danach soll jede zu befördernde Leiche in einem hinlänglich widerstandsfähigen Metallsarge luftdicht eingeschlossen und letzterer von einer hölzernen Umhüllung dergestalt umgeben sein, dass jede Verschiebung des Sarges innerhalb der Umhüllung verhindert ist.

Gleichzeitig hatte der Bundesrath am 1. Dezember 1887 beschlossen, die Bundesregierungen zu ersuchen, über die Beförderung von Leichen auf Eisenbahnen gleichförmige polizeiliche Bestimmungen nach folgendem Entwurfe zu erlassen:

---

[1]) Centralblatt für das Deutsche Reich 1887 S. 564, vergl. auch Veröffentlichungen des Kaiserlichen Gesundheitsamtes 1887 S. 745.

1. Die inländischen Behörden und Dienststellen, welche zur Ausstellung von Leichenpässen (Anlage zu § 34 des Betriebs-Reglements für die Eisenbahnen Deutschlands) befugt sind, werden von den Landesregierungen bezeichnet und dem Reichskanzler mitgetheilt. Die örtliche Zuständigkeit regelt sich in der Weise, dass im einzelnen Falle diejenige Behörde oder Dienststelle den Leichenpass auszustellen hat, in deren Bezirk der Sterbeort oder — im Falle einer Wiederausgrabung — der seitherige Bestattungsort liegt. Für Leichentransporte, welche aus dem Auslande kommen, kann, soweit nicht Vereinbarungen über die Anerkennung der von ausländischen Behörden ausgestellten Leichenpässe bestehen, die Ausstellung des Leichenpasses durch diejenige zur Ausstellung von Leichenpässen befugte inländische Behörde oder Dienststelle erfolgen, in deren Bezirk der Transport im Reichsgebiete beginnt. Auch können die Konsuln und diplomatischen Vertreter des Reichs vom Reichskanzler zur Ausstellung der Leichenpässe ermächtigt werden. Die hiernach zur Ausstellung der Leichenpässe zuständigen Behörden etc. werden vom Reichskanzler öffentlich bekannt gemacht.

2. Der Leichenpass darf nur für solche Leichen ertheilt werden, über welche die nachstehenden Ausweise geliefert worden sind:

    a) ein beglaubigter Auszug aus dem Sterberegister;

    b) eine nach Anhörung des behandelnden Arztes ausgestellte Bescheinigung des beamteten Arztes über die Todesursache, sowie darüber, dass seiner Ueberzeugung nach der Beförderung der Leiche gesundheitliche Bedenken nicht entgegenstehen;

    c) ein Ausweis über die vorschriftsmässig erfolgte Einsargung der Leiche (§ 34 Absatz 2 des Eisenbahn-Betriebsreglements in Verbindung mit No. 3, 4 dieser Bestimmungen);

    d) in den Fällen des § 157 der Strafprozess-Ordnung vom 1. Februar 1877 (Reichs-Gesetzblatt S. 253) die seitens der Staatsanwaltschaft oder des Amtsrichters ausgestellte schriftliche Genehmigung der Beerdigung.

Die Nachweise zu a und b werden bezüglich der Leichen von Militärpersonen, welche ihr Standquartier nach eingetretener Mobilmachung verlassen hatten (§§ 1, 2 der Verordnung vom 20 Januar 1879 — Reichs-Gesetzblatt S. 5 —) oder welche sich auf einem in Dienst gestellten Schiff oder anderen Fahrzeug der Marine befanden, durch eine Bescheinigung der zuständigen Militärbehörde oder Dienststelle über den Sterbefall unter Angabe der Todesursache und mit der Erklärung, dass nach ärztlichem Ermessen der Beförderung der Leiche gesundheitliche Bedenken nicht entgegenstehen, ersetzt.

3. Der Boden des Sarges muss mit einer mindestens 5 cm hohen Schicht von Sägemehl, Holzkohlenpulver, Torfmull oder dergleichen bedeckt, und es muss diese Schicht mit fünfprozentiger Karbolsäurelösung[1]) reichlich besprengt sein.

4. In besonderen Fällen, z. B. für einen Transport von längerer Dauer oder in warmer Jahreszeit, kann nach dem Gutachten des beamteten Arztes eine Behandlung der Leiche mit fäulnisswidrigen Mitteln verlangt werden.

Diese Behandlung besteht gewöhnlich in einer Einwickelung der Leiche in Tücher, die mit fünfprozentiger Karbolsäurelösung getränkt sind. In schwereren Fällen muss ausserdem durch Einbringen von gleicher Karbolsäurelösung in die Brust- und Bauchhöhle (auf die Leiche eines Erwachsenen zusammen mindestens 1 l gerechnet) oder dergleichen für Unschädlichmachung der Leiche gesorgt werden.

5. Als Begleiter sind von der den Leichenpass ausstellenden Behörde nur zuverlässige Personen zuzulassen.

6. Ist der Tod im Verlauf einer der nachstehend benannten Krankheiten: Pocken, Scharlach, Flecktyphus, Diphtherie, Cholera, Gelbfieber oder Pest erfolgt, so ist die Beförderung der Leiche mittelst der Eisenbahn nur dann zuzulassen, wenn mindestens ein Jahr nach dem Tode verstrichen ist.

7. Die Regelung der Beförderung von Leichen nach dem Bestattungsplatz des Sterbeortes bleibt den Landesregierungen überlassen.

8. Bei Ausstellung von Leichenpässen für Leichentransporte, welche nach dem Auslande gehen, sind ausser den vorstehenden Bestimmungen auch die von dem Reich mit ausländischen Regierungen hinsichtlich der Leichentransporte abgeschlossenen Vereinbarungen zu beachten.

Nach Inkrafttreten dieser Bestimmungen wurde zwischen dem Deutschen Reiche und der Schweiz unter dem 12. Februar 1889 eine Vereinbarung des Inhalts getroffen, dass Leichenpässe, welche

---

[1]) Ein Theil sogenannter verflüssigter Karbolsäure (Acidum carbolicum liquefactum) ist in 18 Theilen Wasser unter häufigem Umrühren zu lösen.

von einer zuständigen Behörde in Deutschland ausgestellt sind, in der Schweiz, und Leichenpässe, welche von einer zuständigen Behörde in der Schweiz ausgestellt sind, in Deutschland für die Zulassung der Leichen zur Beförderung auf Eisenbahnen als gültig anerkannt werden. Eine gleiche Vereinbarung ist darauf im März 1890 zwischen dem Deutschen Reiche und Oesterreich-Ungarn getroffen. Die in Oesterreich-Ungarn und der Schweiz bei der Ausfertigung der Leichenpässe zur Anwendung kommenden Formulare entsprechen den deutscherseits eingeführten Formularen.

Anhang.

I. Massnahmen gegen Tollwuth und Trichinose.

Ausser den genannten menschlichen Infektionskrankheiten haben auch die epizootisch auftretenden Viehseuchen vielfach Anlass zu einer gesetzgeberischen Thätigkeit des Reichs gegeben; aus diesem Gebiete des Sanitätswesens verdienen die Massregeln gegen die Tollwuth besondere Erwähnung, da diese Krankheit auch auf den Menschen übertragen werden kann, mithin jede grössere Verbreitung der Tollwuth eine beträchtliche Gefahr für die menschliche Bevölkerung bildet.

Jeder bei einem Hausthiere festgestellte Fall von Tollwuth, sowie jeder Erkrankungsfall eines Hausthieres, bei welchem verdächtige Erscheinungen den Ausbruch der Tollwuth befürchten lassen, unterliegt nach § 9 des Reichsgesetzes vom 23. Juni 1880, betr. die Abwehr und Unterdrückung von Viehseuchen, der unbedingten Anzeigepflicht. Die §§ 34—39 desselben Gesetzes und die §§ 16—31 der Bundesraths-Instruktion vom 23. Juni 1880 zur Ausführung des beregten Gesetzes bezeichnen die weiteren Massnahmen, welche gegen die an der Tollwuth erkrankten oder der Seuche irgend verdächtigen Hunde und sonstigen Hausthiere zu ergreifen sind. Insbesondere ist die Bestimmung von Bedeutung, dass die Polizeibehörde die sofortige Tödtung aller derjenigen Hunde und Katzen anordnen kann, welche von dem wuthkranken Thiere gebissen sind oder nur verdächtig sind, von demselben gebissen zu sein. Ist ein wuthkranker oder der Seuche verdächtiger Hund frei umhergelaufen, so muss von der Polizeibehörde sofort die Festlegung (Ankettung oder Einsperrung) aller in dem gefährdeten Bezirke vorhandenen Hunde für einen dreimonatlichen Zeitraum angeordnet werden, und zwar in allen Orten und deren Gemarkungen, welche bis zu 4 km von den Ortschaften entfernt sind, in denen der kranke Hund gesehen worden ist. Diese und die weiteren, hierher gehörigen, gesetzlichen Bestimmungen haben eine Abnahme der Fälle von Tollwuth im Deutschen Reiche zur Folge gehabt. An Tollwuth sind (seit der zuerst für das Jahr 1886 durchgeführten allgemeinen Viehseuchenstatistik) im Deutschen Reiche erkrankt und gefallen:

	im Jahre 1886	1887	1888
	578	556	548 Thiere,
darunter	438	423	397 Hunde.

In Frankreich wurden während der letzten beiden Jahre 1643 und 2008, in Oesterreich ausschliesslich Ungarn 858 und 911 Hunde als wuthkrank gemeldet. Bemerkenswerth ist, dass die im Deutschen Reiche beobachteten Tollwuthfälle in den letzten Jahren fast ausschliesslich an den Grenzen desselben vorgekommen sind und, theils mit Sicherheit, theils mit hoher Wahrscheinlichkeit auf Einschleppungen aus dem benachbarten Auslande zurückzuführen waren (vergl. Jahresberichte über die Verbreitung von Thierseuchen im Deutschen Reiche. I. bis III. Jahrgang. Berlin, Verlag von Julius Springer).

Eine andere, zunächst in der Regel bei Hausthieren auftretende Krankheit, deren sanitäre Gefahr ebenfalls in der leichten Uebertragbarkeit auf den Menschen liegt, ist die Trichinenkrankheit.

Es ist den Männern der Wissenschaft bekannt, dass fast ausschliesslich der Genuss von rohem oder nicht gar gekochtem Schweinefleisch Gefahr bringt. In denjenigen Theilen des Reichs, in welchen der Genuss von rohem Schweinefleisch üblich ist, ist meist bereits früher oder doch in neuerer Zeit für den gewerblichen Verkehr mit Fleisch inländischer Schweine die mikroskopische Fleischschau zwangsweise eingeführt. Dieselbe auch gegen ausländische Provenienzen zur Anwendung zu bringen, erwies sich nach langjährigen Erfahrungen als undurchführbar. Besonders gefährlich waren die Schweinefleischprodukte Amerikas, weil in denselben weit häufiger Trichinen vorkamen, als in denen Deutschlands. Nach wiederholten Berathungen und gutachtlichen Aeusserungen des Kaiserlichen Gesundheitsamtes erging am 25. Juni 1880 eine Kaiserliche Verordnung, welche die Einfuhr von gehacktem und ähnlich zubereitetem Schweinefleisch, sowie von Würsten aus Amerika untersagte. Da das Uebel dadurch nicht beseitigt wurde, so folgte ihr nach längeren Berathungen die Kaiserliche Verordnung vom 6. März 1883, durch welche die Einfuhr des amerikanischen Schweinefleisches in jeder Form, auch der Schinken und Speckseiten, sowie von lebenden Schweinen (auch wegen der Hogcholera) verboten wurde.

II. Bestimmungen, betr. die Prüfung ärztlicher Thermometer.

Eine Regelung von Reichs wegen haben auch die Vorschriften zur Prüfung der den Aerzten bei der Krankenbehandlung unentbehrlich gewordenen Thermometer gefunden. Die gegenwärtig in Kraft befindlichen Bestimmungen sind am 9. Oktober 1888 seitens der physikalisch-technischen Reichsanstalt erlassen und an die Stelle älterer Vorschriften vom 10. November 1885 getreten. Der wesentliche Inhalt ist folgender:

Die zweite (technische) Abtheilung der Physikalisch-technischen Reichsanstalt übernimmt die Prüfung und Beglaubigung von Thermometern nach Massgabe folgender Bestimmungen:

§ 1. Die Prüfung hat den Zweck, die Richtigkeit der zeitigen Angaben der Thermometer zu bescheinigen. Sie kann mit einer Beglaubigung verbunden sein, sofern die Grenzen der zu erwartenden späteren Veränderungen der Angaben ermittelt werden können.

§ 2. Zur Prüfung zugelassen sind mit Quecksilber gefüllte Thermometer aus Glas; die Prüfung anderer Thermometer wird nur insoweit übernommen, als Bestimmungen dafür im Folgenden vorgesehen sind oder als in besonderen Fällen die Reichsanstalt es für zulässig erachtet.

Die Beglaubigung beschränkt sich in der Regel auf Quecksilberthermometer zu ärztlichen Beobachtungen, auch unter diesen sind Maximumthermometer von der Beglaubigung ausgeschlossen.

I. Quecksilberthermometer für ärztliche Beobachtungen.

§ 3. Aerztliche Thermometer, deren Prüfung verlangt wird, sollen folgenden Anforderungen genügen:

1. Die Theilung soll nach Zehntelgraden der hunderttheiligen Thermometerskale fortschreiten und mindestens von + 36 bis + 42 Grad reichen. Die Länge des Intervalles von einem Grad soll nicht kleiner als 3,5 Millimeter sein.

2. Die Theilung soll ohne augenfällige Eintheilungsfehler aus-

geführt sein und so zu der Kapillarröhre liegen, dass an allen Stellen eine unzweideutige Ablösung möglich ist.

3. Um bei Einschlussthermometern Verrückungen der Skale erkennbar zu machen, soll seitlich von derselben auf dem Umschlussrohr eine Strichmarke angebracht sein, welche sich mit dem Theilstrich für 38 Grad zur Deckung bringen lässt. Auch soll dieser Strich bis zu dem an das Umschlussrohr sich anlegenden Theil des Skalenstreifens heranreichen.

4. Die Theilung soll in dauerhafter Weise ausgeführt, deutlich numerirt und mit der Angabe »Hunderttheilig«, »Centigrad« oder einer ähnlichen unzweideutigen Bezeichnung versehen sein.

5. Das Thermometer soll an wenig auffälliger Stelle eine Geschäftsnummer tragen; auch ist die Aufbringung eines Geschäftsnamens, einer Handelsmarke oder dergleichen zulässig.

6. Maximumthermometer sollen durch ihre Bezeichnung als solche gekennzeichnet sein.

Aerztliche Thermometer mit Theilung nach Fahrenheit können nach Ermessen der Reichsanstalt zur Prüfung zugelassen werden.

§ 4. Die Prüfung bedingt bei einem Skalenumfang von 14 Graden oder weniger die Vergleichung der Angaben des Thermometers an mindestens 3 Skalenstellen mit den Angaben eines Normalthermometers, bei grösserm Skalenumfang können die zu prüfenden Stellen entsprechend vermehrt werden. Bei Maximumthermometern tritt zu den ersten Vergleichungen eine Wiederholung an mindestens 2 Skalenstellen.

§ 5. Ergiebt die Prüfung, dass die Fehler der thermometrischen Angaben 0,2 Grad im Mehr oder Minder nicht übersteigen, so wird über den Befund eine Bescheinigung ausgestellt, und auf das Thermometer eine laufende Nummer nebst einem Kennzeichen der vollzogenen Prüfung aufgeätzt.

Ein Maximumthermometer, dessen Angaben bei wiederholten Vergleichungen in derselben Temperatur um mehr als 0,1 Grad von einander abweichen, erhält keine Prüfungsbescheinigung.

Die Bescheinigung über die Prüfung giebt die zeitigen Fehler der thermometrischen Angaben in Zehntelgraden an. Als Kennzeichen der vollzogenen Prüfung dient ein Adler, welcher in der Nähe des Theilstriches für 38 Grad aufgeätzt wird.

§ 6. Aerztliche Thermometer, deren Beglaubigung verlangt

wird, sollen ausser den Bestimmungen unter § 3 Nr. 1 bis 5 noch
den folgenden Anforderungen genügen:

1. Die Theilung darf nach unten hin nur bis + 20 Grad, nach
   oben hin nur bis + 50 Grad ausgedehnt sein. Auch soll
   in der Nähe des Eispunktes eine Hülfstheilung vorhanden
   sein, welche mindestens von − 0,3 bis + 0,3 Grad reicht.
2. Das Thermometer soll oben zugeschmolzen und ohne auf-
   gekitteten Hülsenkopf zur Einreichung gelangen.
3. Das obere Ende der Kapillare soll frei sichtbar sein.

§ 7. Bei Thermometern, deren Beglaubigung verlangt wird,
tritt zu der Prüfung durch Vergleichungen mit einem Normal-
thermometer gemäss der Bestimmung unter § 4 die Ermittelung der
zu erwartenden späteren Veränderungen der Angaben. Diese Ermittelung bedingt anhaltende Erwärmung und wenigstens 3 ge-
sonderte Bestimmungen des Eispunktes während einer Zeit von
etwa 20 Tagen.

§ 8. Ergiebt die Prüfung eines zur Beglaubigung vorgelegten
Thermometers, dass seine Angaben um nicht mehr als 0,15 Grad
zu niedrig oder um nicht mehr als 0,05 Grad zu hoch sind, sowie
dass spätere Veränderungen von mehr als 0,1 Grad in einem gewissen grösseren Zeitraum mit hinreichender Sicherheit ausgeschlossen
sind, so wird das Thermometer gestempelt, eine laufende Nummer
und die Jahreszahl der Prüfung aufgeätzt, sowie eine schriftliche
Beglaubigung beigegeben. Die letztere bekundet, dass für die
Fehler der Angaben zur Zeit der Prüfung, sowie für die zu erwartenden späteren Veränderungen die festgestellten Grenzen einge-
halten werden; sie giebt ausserdem die Lage des zeitigen Eispunktes
und die Fehler der geprüften Skalenstellen in Hundertstelgraden an.

Als Stempelzeichen dient auf der Kuppe des Thermometers ein
fünfstrahliger Stern und auf dem Mantel des Rohres das Bild des
Reichsadlers von einer Ellipse umschlossen; unter dem Adler erhält
die Jahreszahl, über demselben die laufende Nummer ihren Platz.

Ausser der physikalisch-technischen Reichsanstalt zu Charlotten-
burg befasst sich auch die unter Kontrole der letzteren thätige
Grossherzoglich sächsische Thermometer - Prüfungs - Anstalt zu
Ilmenau mit den betreffenden Prüfungen und Beglaubigungen.

4. Verkehr mit Arzneimitteln.

Einen wichtigen Theil des öffentlichen Gesundheitswesens bildet die Regelung des Verkehrs mit Arzneimitteln, insbesondere handelt es sich dabei um die Frage, in welchem Umfange der Verkauf der Arzneimittel dem freien Verkehr entzogen und auf bestimmte, obrigkeitlich konzessionirte und beaufsichtigte Anstalten, die Apotheken, beschränkt werden soll, sowie ferner um Massregeln, welche die Abgabe der Arzneien in den Apotheken zum Gegenstande haben und eine Gewähr dafür bieten sollen, dass die Arzneimittel stets in guter und gleichmässiger Beschaffenheit verabfolgt werden. Nach beiden Richtungen hin hat das Reich seine Fürsorge bethätigt.

a. Ausschluss der Arzneimittel vom freien Verkehr.

Der Vertrieb der Arzneimittel bildet in Deutschland von Alters her ein Vorrecht der Apotheken. Dieser Rechtszustand ist durch die Gewerbe-Ordnung für das Deutsche Reich, welche im Uebrigen die ausschliesslichen Gewerbeberechtigungen beseitigt hat, im Wesentlichen nicht geändert, vielmehr ist im § 6 Absatz 1 der Gewerbe-Ordnung ausdrücklich gesagt, dass die Bestimmungen derselben, also auch der Grundsatz der Gewerbefreiheit auf den Verkauf von Arzneimitteln nicht Anwendung finden. Zugleich aber ist vorbehalten, durch eine Kaiserliche Verordnung festzusetzen, welche Apothekerwaaren dem freien Verkehr zu überlassen sind.

In Ausführung dieser Bestimmung erging zunächst unterm 25. März 1872 eine den Gegenstand regelnde Verordnung, welche indess in den betheiligten Kreisen auf lebhaften Widerspruch stiess und schon nach kurzer Zeit durch eine neue Verordnung vom 4. Januar 1875 ersetzt wurde. Letztere hat unterm 9. Februar 1880 und unterm 3. Januar 1883 einige untergeordnete Ergänzungen hinsichtlich des Verkehrs mit künstlichen Mineralwässern und mit Honigpräparaten erhalten. Im Laufe der Zeit stellte sich in Folge der steten Fortschritte der Chemie und Pharmazie das Bedürfniss nach einer durchgreifenden Neubearbeitung der Verordnung ein; im Jahre 1885 wurde eine Revision eingeleitet, welche nach umfassenden, im Kaiserlichen Gesundheitsamte geführten Verhandlungen durch Erlass der Kaiserlichen Verordnung vom 27. Januar 1890 zum Abschluss gelangt ist.

Was den wesentlichen Inhalt dieser Verordnung anlangt, so ist die Aufgabe — ebenso wie in den vorangegangenen Verordnungen — in der Weise gelöst, dass diejenigen Stoffe einzeln aufgeführt sind, welche nur in den Apotheken verkauft werden dürfen, mithin dem freien Verkehr entzogen sind. Alles, was in der Verordnung nicht aufgeführt ist, gilt als dem freien Verkehr überlassen. Die Folge davon ist, dass neu auftauchende Arzneimittel zunächst und so lange auch ausserhalb der Apotheken vertrieben werden dürfen, bis die Bestimmungen der Verordnung auf sie ausgedehnt werden. Im Einzelnen wird in der Verordnung unterschieden zwischen arzneilichen Zubereitungen (d. h. Formen der Zubereitung) einerseits und Drogen und chemischen Präparaten andererseits.

Das der Verordnung beigegebene Verzeichniss A. umfasst diejenigen Zubereitungsformen, in welchen die Heilmittel hergestellt zu werden pflegen, nämlich:

> Abkochungen und Aufgüsse, Aetzstifte, Auszüge (feste und flüssige), trockene Gemenge von Salzen oder zerkleinerten Substanzen, flüssige Gemische und Lösungen, gefüllte Kapseln von Leim oder Stärkemehl, Latwergen, Linimente, Pastillen, Pflaster und Salben, Suppositorien.

Alle Zubereitungen, welche in einer dieser Formen dargestellt sind, dürfen nur in Apotheken feilgehalten oder verkauft werden, vorausgesetzt, dass sie als Heilmittel dienen sollen. Sind sie zu anderen, namentlich zu gewerblichen Zwecken bestimmt, so steht ihrem Vertriebe ausserhalb der Apotheken nichts im Wege. Dagegen soll es keinen Unterschied machen, ob die Zubereitungen heilkräftige Stoffe enthalten oder nicht, so dass auch aus indifferenten Stoffen hergestellte Zubereitungen der genannten Art der Verkehrsbeschränkung unterliegen, sofern sie als Heilmittel abgegeben werden.

Künstliche Mineralwässer fallen nur dann unter die Bestimmungen der Verordnung, wenn sie in ihrer Zusammensetzung natürlichen Mineralwässern nicht entsprechen und bestimmte Gifte (Antimon, Arsen, Baryum, Chrom, Kupfer, freie Salpetersäure, freie Salzsäure, freie Schwefelsäure) enthalten. Auch findet die Verordnung nicht Anwendung auf Verbandstoffe (Binden, Gazen, Watte oder dergl.), auf Zubereitungen zur Herstellung von Bädern und auf Seifen. Endlich ist dem Verzeichniss A. eine grössere Anzahl von Ausnahmen eingefügt, um gewisse Zubereitungen, welche sich als Hausmittel allgemein eingebürgert haben, und aus deren ungehindertem Vertrieb Gefahren für die menschliche Gesundheit nicht erwachsen, dem freien Verkehr zu überantworten.

Ein zweites Verzeichniss (B.) zählt diejenigen Drogen und chemischen Präparate auf, welche nach der in der Verordnung selbst getroffenen Bestimmung nur in Apotheken feilgehalten oder verkauft werden dürfen, und zwar ohne Rücksicht darauf, ob sie zu Heilzwecken verlangt und verabfolgt werden oder nicht. Bei der Auswahl ist der Gesichtspunkt massgebend gewesen, dass einerseits nur solche Stoffe Aufnahme gefunden haben, welche dem Arzneischatze angehören und in der Heilkunde Verwendung finden, andererseits alle diejenigen Stoffe ausgeschlossen geblieben sind, welche auch zu technischen Zwecken oder im Haushalte gebraucht werden. In Folge dessen haben manche stark wirkende oder giftige Stoffe dem freien Verkehr überlassen werden müssen; den damit verbundenen Gefahren für die Gesundheit und für die öffentliche Sicherheit entgegenzutreten, ist die Aufgabe allgemeiner polizeilicher Vorschriften über den Handel mit Giften.

Die hiernach bestehenden Verkehrsbeschränkungen beziehen sich nur auf den Kleinhandel; der Grosshandel mit den in den Verzeichnissen A. und B. aufgeführten Gegenständen ist nicht an die Apotheken gebunden. Ferner ist hinsichtlich der Drogen und Präparate des Verzeichnisses B. der Verkauf an Apotheken und an staatliche Untersuchungs- und Lehranstalten, welche nicht zugleich Heilanstalten sind, freigegeben, um diesen Anstalten den billigeren Bezug der für ihren Gewerbebetrieb oder für Versuchs- und Lehrzwecke erforderlichen Chemikalien zu ermöglichen.

Strafvorschriften sind in der Verordnung nicht enthalten; Zuwiderhandlungen unterliegen der Bestimmung in § 367 No. 3 des Strafgesetzbuches, wonach sich strafbar macht, wer ohne polizeiliche Erlaubniss Arzneien, soweit der Handel mit denselben nicht freigegeben ist, zubereitet, feilhält, verkauft oder sonst an andere abgiebt.

Einer weiteren Beschränkung unterliegt der Handel mit Arzneimitteln in sofern, als nach § 56 No. 9 der Gewerbe-Ordnung Gifte, gifthaltige Waaren, Arznei- und Geheimmittel vom Ankauf oder Feilhalten im Umherziehen ausgeschlossen sind, soweit nicht der Bundesrath im Falle des Bedürfnisses Ausnahmen gestattet, was seither nicht geschehen ist. Zuwiderhandlungen sind mit Geldstrafe bis zu 150 Mk., im Unvermögensfalle mit Haft bis zu vier Wochen bedroht.

b. Verkehr mit Arzneimitteln in den Apotheken.

Der Verkehr mit Arzneimitteln in den Apotheken ist durch das Arzneibuch für das Deutsche Reich geregelt.

Die Einführung einer für ganz Deutschland gültigen Pharmakopöe war schon frühzeitig, und noch vor Gründung des Norddeutschen Bundes, in Folge der Verschiedenheit der einzelnen Landespharmakopöen in den betheiligten Kreisen als ein dringliches Bedürfniss empfunden. Von den in Nord- und Süd-Deutschland bestehenden Vereinen der Apotheker war unter Benutzung der besten Landespharmakopöen ein codex medicamentarius ausgearbeitet, unter dem Titel einer »Pharmacopoea Germaniae« veröffentlicht und den einzelnen Regierungen zur Prüfung und Einführung vorgelegt worden. Nach Gründung des Norddeutschen Bundes wurde die Angelegenheit alsbald von Bundeswegen aufgenommen und zufolge Bundesrathsbeschlusses vom 19. Dezember 1868 eine Kommission von Sachverständigen zur Bearbeitung einer gemeinschaftlichen Pharmakopöe einberufen. Die Arbeiten dieser Kommission wurden nach Gründung des Reichs fortgesetzt und im Dezember 1871 zu Ende geführt. Ihr Ergebniss war die im Wege der Vereinbarung zwischen den Bundesregierungen mit dem 1. November 1872 für das ganze Reich in Kraft gesetzte Pharmacopoea Germanica.

Das neue Arzneibuch wurde in den betheiligten Kreisen mit lebhafter Anerkennung begrüsst. Gleichwohl stellte sich bei der schnellen, den Fortschritten der Wissenschaft und der chemischen Technik entsprechenden Vermehrung des Arzneischatzes die Revisionsbedürftigkeit desselben bald heraus, so dass im Jahre 1878 die Umarbeitung des ganzen Werks in Angriff genommen werden musste. Die hierzu berufene Kommission legte ihren Arbeiten das reichhaltige und werthvolle Material zu Grunde, welches ihr, einer amtlichen Anregung zufolge, aus den betheiligten Kreisen zugeflossen war. Der aus den Berathungen hervorgegangene Entwurf fand am 5. Juli 1882 die Zustimmung des Bundesrathes und ist vom 1. Januar 1883 ab als Pharmacopoea Germanica editio altera an die Stelle der ersten Ausgabe getreten.

Wie die erste Ausgabe, so ist auch die zweite in lateinischer Sprache gedruckt. Einem aus dem Schosse der Kommission zum Ausdruck gebrachten Wunsche gemäss wurde gleichzeitig eine Drucklegung des deutschen, von der Kommission festgestellten Urtextes der Pharmakopöe angeordnet. Von der Kommission war ferner befürwortet worden, zur Feststellung der durch die Fortschritte der Wissenschaft und die Ergebnisse der praktischen Erfahrungen bedingten Zusätze und Abänderungen des Arzneibuches eine ständige Kommission einzusetzen. In Folge dieser Anregung ist durch Beschluss des Bundesrathes die S. 7 erwähnte ständige Kommission eingesetzt worden.

Nachdem die Kommission gebildet war, wurden die Vorarbeiten für eine erstmalige Revision des Arzneibuchs ungesäumt in Angriff genommen. Die Zahl der durch die Fortschritte der Wissenschaft bedingten Abänderungen und Ergänzungen erwies sich jedoch als so gross, dass sich die Nothwendigkeit ergab, von der Herausgabe eines Nachtrags zur zweiten Ausgabe abzusehen und eine neue, dritte Gesammtausgabe zu veranstalten. Es wurde demgemäss von der Kommission der Entwurf zu einer neuen Ausgabe der Pharmakopöe ausgearbeitet, welcher zur Zeit der Beschlussfassung des Bundesraths unterliegt und voraussichtlich binnen kurzer Zeit in Geltung treten wird. Der Entwurf ist auf Beschluss des Bundesraths ausschliesslich in deutscher Sprache abgefasst; nur für die Ueberschriften der einzelnen Artikel sind die lateinischen Bezeichnungen beibehalten.

Das Arzneibuch bildet die Richtschnur für den Vertrieb der Heilmittel in den Apotheken, indem es einerseits über die Beschaffenheit und die Zubereitung der Heilmittel bestimmte Vorschriften giebt, für deren Befolgung der Apotheker verantwortlich ist, andererseits dem Apotheker die Mittel und Wege zeigt, durch die er sich von der vorschriftsmässigen Beschaffenheit der Waaren überzeugen kann. Dem Arzt bietet auf diese Weise das Arzneibuch die Gewähr, dass die von ihm verordneten Heilmittel stets in gleichmässiger Beschaffenheit verabfolgt werden.

Dieser seiner Bestimmung gemäss bringt das Arzneibuch eine Zusammenstellung derjenigen Stoffe und Präparate, welche nach dem Stande der heutigen ärztlichen Wissenschaft hauptsächlich als Arzneimittel anerkannt und gebraucht werden. Aber nicht der gesammte Arzneischatz, den der Verkehr kennt, hat im Arzneibuche Aufnahme gefunden, sondern nur solche Stoffe, welche sich bereits eingebürgert haben und mit hinlänglicher Sicherheit nach Zusammensetzung und sonstigen Eigenschaften gekennzeichnet werden können. Aerzte und Apotheker sind auf die Verwendung der im Arzneibuche enthaltenen Arzneimittel nicht beschränkt. Andererseits ist der

Apotheker auch nicht verpflichtet, die in dem Arzneibuche verzeichneten Drogen und Präparate sämmtlich auf Lager zu halten; die Bestimmung hierüber ist den Landesregierungen vorbehalten. Auch die Bedürfnisse der Thierheilkunde sind in dem Arzneibuche berücksichtigt.

Die Arzneimittel sind in alphabetischer Ordnung ohne weitere Gruppirung angeordnet. Für die Reihenfolge entscheidet die offizielle lateinische Bezeichnung des Arzneimittels; die deutsche Bezeichnung ist der lateinischen beigefügt. Die neben den amtlichen Bezeichnungen sonst noch gebräuchlichen Namen sind in einem besonderen alphabetisch angeordneten Verzeichnisse zusammengestellt. Im Ganzen enthält das Arzneibuch 599 Artikel.

Die Beschreibung der einzelnen Stoffe und Präparate betrifft zunächst die äusseren Merkmale und Kennzeichen derselben. Es folgt die Aufzählung der Anforderungen, welche an die normale Beschaffenheit und Reinheit der Körper zu stellen sind. Vorschriften zur Darstellung sind nur bei denjenigen Körpern gegeben, welche entweder in den Apotheken selbst bereitet zu werden pflegen, oder für welche die Einhaltung der gewählten Bereitungsvorschrift die Vorbedingung für die Herstellung des Mittels in der gewünschten Beschaffenheit bildet.

Die in dem Arzneibuch aufgeführten Arzneimittel dürfen innerhalb des Reichsgebiets in den Apotheken nur in der vorgeschriebenen Qualität und Zusammensetzung feilgehalten und verwendet werden. Der Apotheker ist hierfür unbedingt und zwar auch dann verantwortlich, wenn er die betreffenden Präparate nicht selbst hergestellt, sondern in fertigem Zustande bezogen hat.

Dem Arzneibuche ist eine Liste der Reagentien und volumetrischen Lösungen beigefügt; ausserdem sind die Veränderungen des spezifischen Gewichtes einiger Flüssigkeiten für die Wärmegrade von + 12 bis 25 Grad in einer besonderen Uebersicht zusammengestellt worden.

Zu bemerken ist noch, dass von der Gewichtsanalyse thunlichst abgegangen und die Massanalyse möglichst allgemein durchgeführt worden ist. Den chemischen Verbindungen sind Formeln nicht beigefügt, auch ist von der Aufstellung einer Atomgewichtstabelle Abstand genommen.

Neben den Vorschriften über die Beschaffenheit der Arzneimittel stellt das Arzneibuch in Tabelle A, B und C noch eine Reihe von Bestimmungen zusammen, welche sich auf die Art der Aufbewahrung und auf die Verabfolgung gewisser Stoffe beziehen.

In Tabelle A sind für gewisse Arzneimittel die grössten zulässigen, auf den innerlichen Gebrauch bei einem erwachsenen Menschen berechneten Gaben (Maximaldosen), und zwar sowohl die grössten Einzelgaben, als auch die grössten Tagesgaben festgesetzt. Der Apotheker darf eine Arznei zu innerlichem Gebrauche, welche eines dieser Mittel in grösserer als der in der Tabelle bezeichneten Gabe enthält, nur dann abgeben, wenn die grössere Gabe durch ein Ausrufungszeichen seitens des Arztes besonders hervorgehoben ist. Die Anzahl dieser Mittel beträgt 71.

Tabelle B enthält diejenigen Mittel, welche unter Verschluss und »sehr vorsichtig« aufzubewahren sind, Tabelle C diejenigen, welche von den übrigen getrennt und »vorsichtig« aufzubewahren sind.

Strafvorschriften für den Fall des Zuwiderhandelns enthält das Arzneibuch nicht. Es greift hier vielmehr die Bestimmung des § 367⁵ des Strafgesetzbuches Platz, nach welcher mit Geldstrafe bis 150 Mark oder mit Haft bestraft wird, wer bei der Aufbewahrung von Giftwaaren oder bei Ausübung der Befugniss zur Zubereitung oder Feilhaltung der Arzneien die deshalb ergangenen Verordnungen nicht befolgt.

Ueber die Abgabe stark wirkender Medikamente in den Apotheken, die z. B. in Oesterreich-Ungarn durch die Pharmakopöe geregelt ist, sowie über die Form der Arzneigefässe enthält das Arzneibuch keine Bestimmungen. Diese Punkte sind zur Zeit landesrechtlich geordnet, doch ist eine Regelung derselben von Reichs wegen in der Vorbereitung begriffen.

Ueber den Geheimmittelhandel sind reichsgesetzliche Vorschriften seither nicht ergangen; nur insofern wird dieses Verkehrsgebiet von den geltenden Bestimmungen über die Arzneimittel berührt, als Geheimmittel, welche in einer der im Verzeichniss A der Kaiserlichen Verordnung vom 27. Januar 1890 aufgeführten Zubereitungsformen hergestellt sind, nur in Apotheken feilgehalten und verkauft werden dürfen. Der Vertrieb derselben in den Apotheken unterliegt aber den landesrechtlichen Vorschriften über den Handverkauf; Geheimmittel, welche nach diesen Vorschriften vom Handverkauf ausgeschlossen sind, dürfen nur auf ärztliche Verordnung an das Publikum abgegeben werden.

---

5. Verkehr mit Nahrungsmitteln, Genussmitteln und Gebrauchsgegenständen.

Im Allgemeinen.

Das deutsche Strafgesetzbuch enthält im § 367 unter Ziffer 7 folgende Bestimmung: Mit Geldstrafe bis zu 150 Mark oder mit Haft wird bestraft: 7. wer verfälschte oder verdorbene Getränke oder Esswaaren, insbesondere trichinenhaltiges Fleisch, feilhält oder verkauft. Diese Bestimmung hatte sich gegenüber den vielfach beklagten Verfälschungen von Nahrungs- und Genussmitteln nicht als ausreichend erwiesen, und wurde daher seitens des Reichskanzlers das Gesundheitsamt im Jahre 1877 mit Vorarbeiten zu einer gesetzlichen Regelung des Verkehrs mit Nahrungs- und Genussmitteln beauftragt mit der Massgabe, dass die Arbeiten sich gleichzeitig auf eine Anzahl von Gebrauchsgegenständen, wie Petroleum, Färbemittel, kosmetische Mittel, Essgeschirre u. s. w. erstrecken sollten. Zunächst wurde das einschlägige Material gesammelt und einer im November 1877 zusammengetretenen Kommission von Sachverständigen unterbreitet. Auf Grund der nach diesen Kommissionsberathungen im Gesundheitsamte zusammengestellten »Materialien« konnte dann im Reichs-Justizamte ein Gesetzentwurf ausgearbeitet werden, welcher zur Vorlage an die gesetzgebenden Körperschaften des Reichs gelangte. Die eingehenden Berathungen in der Reichstagskommission schoben die Erledigung des Gesetzes hinaus und hatten eine theilweise Umarbeitung der »Materialien zur technischen Begründung des Gesetzes« zur Folge, so dass erst Ende April 1879 das Gesetz die verfassungsmässigen Stadien durchlaufen hatte und am 14. Mai 1879 in nachstehendem Wortlaute Allerhöchst vollzogen wurde:

§ 1. Der Verkehr mit Nahrungs- und Genussmitteln, sowie mit Spielwaaren, Tapeten, Farben, Ess-, Trink- und Kochgeschirr und mit Petroleum unterliegt der Beaufsichtigung nach Massgabe dieses Gesetzes.

§ 2. Die Beamten der Polizei sind befugt, in die Räumlichkeiten, in welchen Gegenstände der in § 1 bezeichneten Art feilgehalten werden, während der üblichen Geschäftsstunden oder während die Räumlichkeiten dem Verkehr geöffnet sind, einzutreten.

Sie sind befugt, von den Gegenständen der in § 1 bezeichneten Art, welche in den angegebenen Räumlichkeiten sich befinden oder welche an öffentlichen Orten, auf Märkten, Plätzen, Strassen oder im Umherziehen verkauft oder feilgehalten werden, nach ihrer Wahl Proben zum Zwecke der Untersuchung gegen Empfangsbescheinigung zu entnehmen. Auf Verlangen ist dem Besitzer ein Theil der Probe amtlich verschlossen oder versiegelt zurückzulassen. Für die entnommene Probe ist Entschädigung in Höhe des üblichen Kaufpreises zu leisten.

§ 3. Die Beamten der Polizei sind befugt, bei Personen, welche auf Grund der §§ 10, 12, 13 dieses Gesetzes zu einer Freiheitsstrafe verurtheilt sind, in den Räumlichkeiten, in welchen Gegenstände der in § 1 bezeichneten Art feilgehalten werden, oder welche zur Aufbewahrung oder Herstellung solcher zum Verkaufe bestimmter Gegenstände dienen, während der in § 2 angegebenen Zeit Revisionen vorzunehmen.

Diese Befugniss beginnt mit der Rechtskraft des Urtheils und erlischt mit dem Ablauf von drei Jahren von dem Tage an gerechnet, an welchem die Freiheitsstrafe verbüsst, verjährt oder erlassen ist.

§ 4. Die Zuständigkeit der Behörden und Beamten zu den in §§ 2 und 3 bezeichneten Massnahmen richtet sich nach den einschlägigen landesrechtlichen Bestimmungen.

Landesrechtliche Bestimmungen, welche der Polizei weitergehende Befugnisse als die in §§ 2 und 3 bezeichneten geben, bleiben unberührt.

§ 5. Für das Reich können durch Kaiserliche Verordnung mit Zustimmung des Bundesraths zum Schutze der Gesundheit Vorschriften erlassen werden, welche verbieten:

1. bestimmte Arten der Herstellung, Aufbewahrung und Verpackung von Nahrungs- und Genussmitteln, die zum Verkaufe bestimmt sind;

2. das gewerbsmässige Verkaufen und Feilhalten von Nahrungs- und Genussmitteln von einer bestimmten Beschaffenheit oder unter einer der wirklichen Beschaffenheit nicht entsprechenden Bezeichnung;

3. das Verkaufen und Feilhalten von Thieren, welche an bestimmten Krankheiten leiden, zum Zwecke des Schlachtens, sowie das Verkaufen und Feilhalten des Fleisches von Thieren, welche mit bestimmten Krankheiten behaftet waren;

4. die Verwendung bestimmter Stoffe und Farben zur Herstellung von Bekleidungsgegenständen, Spielwaaren, Tapeten,

Ess-, Trink- und Kochgeschirr, sowie das gewerbsmässige Verkaufen und Feilhalten von Gegenständen, welche diesem Verbote zuwider hergestellt sind;

5. das gewerbsmässige Verkaufen und Feilhalten von Petroleum von einer bestimmten Beschaffenheit.

§ 6. Für das Reich kann durch Kaiserliche Verordnung mit Zustimmung des Bundesraths das gewerbsmässige Herstellen, Verkaufen und Feilhalten von Gegenständen, welche zur Fälschung von Nahrungs- oder Genussmitteln bestimmt sind, verboten oder beschränkt werden.

§ 7. Die auf Grund der §§ 5, 6 erlassenen Kaiserlichen Verordnungen sind dem Reichstag, sofern er versammelt ist, sofort, andernfalls bei dessen nächstem Zusammentreten vorzulegen. Dieselben sind ausser Kraft zu setzen, soweit der Reichstag dies verlangt.

§ 8. Wer den auf Grund der §§ 5, 6 erlassenen Verordnungen zuwider handelt, wird mit Geldstrafe bis zu einhundertfünfzig Mark oder mit Haft bestraft.

Landesrechtliche Vorschriften dürfen eine höhere Strafe nicht androhen.

§ 9. Wer den Vorschriften der §§ 2 bis 4 zuwider den Eintritt in die Räumlichkeiten, die Entnahme einer Probe oder die Revision verweigert, wird mit Geldstrafe von fünfzig bis zu einhundertfünfzig Mark oder mit Haft bestraft.

§ 10. Mit Gefängniss bis zu sechs Monaten und mit Geldstrafe bis zu eintausendfünfhundert Mark oder mit einer dieser Strafen wird bestraft:

1. wer zum Zwecke der Täuschung im Handel und Verkehr Nahrungs- oder Genussmittel nachmacht oder verfälscht;

2. wer wissentlich Nahrungs- oder Genussmittel, welche verdorben oder nachgemacht oder verfälscht sind, unter Verschweigung dieses Umstandes verkauft oder unter einer zur Täuschung geeigneten Bezeichnung feilhält.

§ 11. Ist die im § 10 No. 2 bezeichnete Handlung aus Fahrlässigkeit begangen worden, so tritt Geldstrafe bis zu einhundertfünfzig Mark oder Haft ein.

§ 12. Mit Gefängniss, neben welchem auf Verlust der bürgerlichen Ehrenrechte erkannt werden kann, wird bestraft:

1. wer vorsätzlich Gegenstände, welche bestimmt sind, Anderen als Nahrungs- oder Genussmittel zu dienen, derart herstellt,

dass der Genuss derselben die menschliche Gesundheit zu beschädigen geeignet ist, ingleichen wer wissentlich Gegenstände, deren Genuss die menschliche Gesundheit zu beschädigen geeignet ist, als Nahrungs- oder Genussmittel verkauft, feilhält oder sonst in Verkehr bringt;

2. wer vorsätzlich Bekleidungsgegenstände, Spielwaaren, Tapeten, Ess-, Trink- oder Kochgeschirr oder Petroleum derart herstellt, dass der bestimmungsgemässe oder vorauszusehende Gebrauch dieser Gegenstände die menschliche Gesundheit zu beschädigen geeignet ist, ingleichen wer wissentlich solche Gegenstände verkauft, feilhält oder sonst in Verkehr bringt.

Der Versuch ist strafbar.

Ist durch die Handlung eine schwere Körperverletzung oder der Tod eines Menschen verursacht worden, so tritt Zuchthausstrafe bis zu fünf Jahren ein.

§ 13. War in den Fällen des § 12 der Genuss oder Gebrauch des Gegenstandes die menschliche Gesundheit zu zerstören geeignet, und war diese Eigenschaft dem Thäter bekannt, so tritt Zuchthausstrafe bis zu zehn Jahren, und wenn durch die Handlung der Tod eines Menschen verursacht worden ist, Zuchthausstrafe nicht unter zehn Jahren oder lebenslängliche Zuchthausstrafe ein. Neben der Strafe kann auf Zulässigkeit von Polizeiaufsicht erkannt werden.

§ 14. Ist eine der in den §§ 12, 13 bezeichneten Handlungen aus Fahrlässigkeit begangen worden, so ist auf Geldstrafe bis zu eintausend Mark oder Gefängnissstrafe bis zu sechs Monaten und, wenn durch die Handlung ein Schaden an der Gesundheit eines Menschen verursacht worden ist, auf Gefängnissstrafe bis zu einem Jahre, wenn aber der Tod eines Menschen verursacht worden ist, auf Gefängnissstrafe von einem Monat bis zu drei Jahren zu erkennen.

§ 15. In den Fällen der §§ 12 bis 14 ist neben der Strafe auf Einziehung der Gegenstände zu erkennen, welche den bezeichneten Vorschriften zuwider hergestellt, verkauft, feilgehalten oder sonst in Verkehr gebracht sind, ohne Unterschied, ob sie dem Verurtheilten gehören oder nicht; in den Fällen der §§ 8, 10, 11 kann auf die Einziehung erkannt werden.

Ist in den Fällen der §§ 12 bis 14 die Verfolgung oder die Verurtheilung einer bestimmten Person nicht ausführbar, so kann auf die Einziehung selbstständig erkannt werden.

§ 16. In dem Urtheil oder dem Strafbefehl kann angeordnet

werden, dass die Verurtheilung auf Kosten des Schuldigen öffentlich bekannt zu machen sei.

Auf Antrag des freigesprochenen Angeschuldigten hat das Gericht die öffentliche Bekanntmachung der Freisprechung anzuordnen; die Staatskasse trägt die Kosten, insofern dieselben nicht dem Anzeigenden auferlegt worden sind.

In der Anordnung ist die Art der Bekanntmachung zu bestimmen.

(Zusatz zu § 16 laut Gesetz vom 29. Juni 1887.) Sofern in Folge polizeilicher Untersuchung von Gegenständen der im § 1 bezeichneten Art eine rechtskräftige, strafrechtliche Verurtheilung eintritt, fallen dem Verurtheilten die durch die polizeiliche Untersuchung erwachsenen Kosten zur Last. Dieselben sind zugleich mit den Kosten des gerichtlichen Verfahrens festzusetzen und einzuziehen.

§ 17. Besteht für den Ort der That eine öffentliche Anstalt zur technischen Untersuchung von Nahrungs- und Genussmitteln, so fallen die auf Grund dieses Gesetzes auferlegten Geldstrafen, soweit dieselben dem Staate zustehen, der Kasse zu, welche die Kosten der Unterhaltung der Anstalt trägt.

Wesentliche Unterstützung hatte das Kaiserliche Gesundheitsamt bei seinen auf die Vorbereitung des Gesetzes bezüglichen experimentellen Arbeiten dadurch gefunden, dass ihm aus allen Theilen des Reichs verdächtige Nahrungsmittel, Genussmittel und Gebrauchsgegenstände mit dem Antrage auf Untersuchung zugegangen waren. Anfangs bemühte man sich im Amte, da von diesen Untersuchungen werthvolle Aufschlüsse zu erwarten waren, allen, auch den von Privatpersonen gestellten Gesuchen Folge zu geben, im Laufe der Zeit musste hiervon indessen, sofern nicht dringende öffentliche Interessen im Spiele waren, Abstand genommen werden, da einerseits das Amt bald mit anderweitigen amtlichen Arbeiten überhäuft wurde, andererseits die Zahl von Untersuchungsanstalten im Reiche zunahm, denen Konkurrenz zu machen dem Kaiserlichen Gesundheitsamt fernlag. Auf der Berliner Hygiene-Ausstellung des Jahres 1883 fand sich Gelegenheit, durch Vorführung eines vollständig ausgerüsteten Laboratoriums für Untersuchung von Nahrungsmitteln etc. von Seiten des Kaiserlichen Gesundheitsamtes weite Kreise für diese Arbeiten zu interessiren.

Im Verfolg des erwähnten Gesetzes vom 14. Mai 1879 hat das

Kaiserliche Gesundheitsamt ferner Veranlassung gehabt, in höherem Auftrage sich einerseits mit einem Normalstatut für Kontrolstationen zur Untersuchung von Lebensmitteln, andererseits mit der Frage einer von Reichs wegen zu entwerfenden einheitlichen Prüfungsordnung für Nahrungsmittel-Chemiker zu beschäftigen, und sind Sachverständige zu diesem Behufe von Reichs wegen zusammenberufen worden. Ueber die Durchführung bestimmter Massnahmen nach dieser Richtung steht eine Entscheidung noch aus.

Um einen Einblick in die Art der Ausführung des Nahrungsmittelgesetzes in den verschiedenen Theilen des Reichsgebietes zu gewinnen, ist die Einrichtung getroffen, dass die endgültigen Entscheidungen der Gerichte von den Landgerichten, Oberlandesgerichten und dem Reichsgerichte, soweit sie sich namentlich auf die §§ 10 bis 14 des Gesetzes beziehen, fortlaufend dem Gesundheitsamte in Abschrift zugehen. Hier werden sie zusammengestellt und in geeigneter Weise durch Aufnahme des wesentlichen Inhalts in die Veröffentlichungen zur Kenntniss weiterer Kreise gebracht.

Im Einzelnen.

a. Gesundheitsschädliche Farben.

Die Verwendung gesundheitsschädlicher Farben bei der Herstellung von Nahrungsmitteln, Genussmitteln und Gebrauchsgegenständen war auf Grund des § 5 des Gesetzes vom 14. Mai 1879 durch eine Kaiserliche Verordnung vom 1. Mai 1882 vorläufig geregelt worden. Nachdem indessen bald darauf ein Theil dieser Verordnung wieder ausser Kraft gesetzt worden war, hatte sich das Bedürfniss nach einer anderweitigen gesetzlichen Regelung der Frage geltend gemacht. Im Mai 1886 tagte im Kaiserlichen Gesundheitsamte eine aus Chemikern, Aerzten und Verwaltungsbeamten zusammengesetzte Kommission, deren Berathungen zusammen mit den schon vorher gewonnenen experimentellen Erfahrungen die Grundlage zu dem am 5. Juli 1887 vollzogenen Reichsgesetze, betreffend die Verwendung gesundheitsschädlicher Farben bei der Herstellung von Nahrungsmitteln, Genussmitteln und Gebrauchsgegenständen bildeten. Das nachstehende Gesetz ist am 1. Mai 1888 in Kraft getreten; die technischen Erläuterungen, welche dem Gesetzentwurfe beigegeben waren, sind in den Arbeiten aus dem Kaiserlichen Gesundheitsamte Band II S. 232 bis 297 veröffentlicht worden.

§ 1. Gesundheitsschädliche Farben dürfen zur Herstellung von Nahrungs- und Genussmitteln, welche zum Verkauf bestimmt sind, nicht verwendet werden.

Gesundheitsschädliche Farben im Sinne dieser Bestimmung sind diejenigen Farbstoffe und Farbzubereitungen, welche Antimon, Arsen, Baryum, Blei, Cadmium, Chrom, Kupfer, Quecksilber, Uran, Zink, Zinn, Gummigutti, Korallin, Pikrinsäure enthalten.

Der Reichskanzler ist ermächtigt, nähere Vorschriften über das bei der Feststellung des Vorhandenseins von Arsen und Zinn anzuwendende Verfahren zu erlassen.

§ 2. Zur Aufbewahrung oder Verpackung von Nahrungs- und Genussmitteln, welche zum Verkauf bestimmt sind, dürfen Gefässe, Umhüllungen oder Schutzbedeckungen, zu deren Herstellung Farben der im § 1 Absatz 2 bezeichneten Art verwendet sind, nicht benutzt werden.

Auf die Verwendung von schwefelsaurem Baryum, (Schwerspath, blanc fixe), Barytfarblacken, welche von kohlensaurem Baryum frei sind, Chromoxyd, Kupfer, Zinn, Zink und deren Legirungen als Metallfarben, Zinnober, Zinnoxyd, Schwefelzinn als Musivgold, sowie auf alle in Glasmassen, Glasuren oder Emails eingebrannte Farben und auf den äusseren Anstrich von Gefässen aus wasserdichten Stoffen findet diese Bestimmung nicht Anwendung.

§ 3. Zur Herstellung von kosmetischen Mitteln (Mitteln zur Reinigung, Pflege oder Färbung der Haut, des Haares oder der Mundhöhle), welche zum Verkauf bestimmt sind, dürfen die im § 1 Absatz 2 bezeichneten Stoffe nicht verwendet werden.

Auf schwefelsaures Baryum (Schwerspath, blanc fixe), Schwefelcadmium, Chromoxyd, Zinnober, Zinkoxyd, Zinnoxyd, Schwefelzink, sowie auf Kupfer, Zinn, Zink und deren Legirungen in Form von Puder findet diese Bestimmung nicht Anwendung.

§ 4. Zur Herstellung von zum Verkauf bestimmten Spielwaaren (einschliesslich der Bilderbogen, Bilderbücher und Tuschfarben für Kinder), Blumentopfgittern und künstlichen Christbäumen dürfen die im § 1 Absatz 2 bezeichneten Farben nicht verwendet werden.

Auf die im § 2 Absatz 2 bezeichneten Stoffe, sowie auf
   Schwefelantimon und Schwefelcadmium als Färbemittel der
      Gummimasse,

Bleioxyd in Firniss,

Bleiweiss als Bestandtheil des sogenannten Wachsgusses, jedoch nur, sofern dasselbe nicht ein Gewichtstheil in 100 Gewichtstheilen der Masse übersteigt,

chromsaures Blei (für sich oder in Verbindung mit schwefelsaurem Blei) als Oel- oder Lackfarbe, oder mit Lack- oder Firnissüberzug,

die in Wasser unlöslichen Zinkverbindungen, bei Gummispielwaaren jedoch nur, soweit sie als Färbemittel der Gummimasse, als Oel- oder Lackfarben oder mit Lack- oder Firnissüberzug verwendet werden,

alle in Glasuren oder Emails eingebrannten Farben

findet diese Bestimmung nicht Anwendung.

Soweit zur Herstellung von Spielwaaren die in den §§ 7 und 8 bezeichneten Gegenstände verwendet werden, finden auf letztere lediglich die Vorschriften der §§ 7 und 8 Anwendung.

§ 5. Zur Herstellung von Buch- und Steindruck auf den in den §§ 2, 3 und 4 bezeichneten Gegenständen dürfen nur solche Farben nicht verwendet werden, welche Arsen enthalten.

§ 6. Tuschfarben jeder Art dürfen als frei von gesundheitsschädlichen Stoffen, beziehungsweise giftfrei nicht verkauft oder feilgehalten werden, wenn sie den Vorschriften im § 4 Absatz 1 und 2 nicht entsprechen.

§ 7. Zur Herstellung von zum Verkauf bestimmten Tapeten, Möbelstoffen, Teppichen, Stoffen zu Vorhängen oder Bekleidungsgegenständen, Masken, Kerzen, sowie künstlichen Blättern, Blumen und Früchten dürfen Farben, welche Arsen enthalten, nicht verwendet werden.

Auf die Verwendung arsenhaltiger Beizen oder Fixirungsmittel zum Zweck des Färbens oder Bedruckens von Gespinnsten oder Geweben findet diese Bestimmung nicht Anwendung. Doch dürfen derartig bearbeitete Gespinnste oder Gewebe zur Herstellung der im Absatz 1 bezeichneten Gegenstände nicht verwendet werden, wenn sie das Arsen in wasserlöslicher Form oder in solcher Menge enthalten, dass sich in 100 qcm des fertigen Gegenstandes mehr als 2 mg Arsen vorfinden. Der Reichskanzler ist ermächtigt, nähere Vorschriften über das bei der Feststellung des Arsengehaltes anzuwendende Verfahren zu erlassen.

§ 8. Die Vorschriften des § 7 finden auch auf die Herstellung von zum Verkauf bestimmten Schreibmaterialien, Lampen- und Lichtschirmen, sowie Lichtmanschetten Anwendung.

Die Herstellung der Oblaten unterliegt den Bestimmungen im § 1, jedoch sofern sie nicht zum Genusse bestimmt sind, mit der Massgabe, dass die Verwendung von schwefelsaurem Baryum (Schwerspath, blanc fixe), Chromoxyd und Zinnober gestattet ist.

§ 9. Arsenhaltige Wasser- oder Leimfarben dürfen zur Herstellung des Anstrichs von Fussböden, Decken, Wänden, Thüren, Fenstern der Wohn- oder Geschäftsräume, von Roll-, Zug- oder Klappläden oder Vorhängen, von Möbeln und sonstigen häuslichen Gebrauchsgegenständen nicht verwendet werden.

§ 10. Auf die Verwendung von Farben, welche die im § 1 Absatz 2 bezeichneten Stoffe nicht als konstituirende Bestandtheile, sondern nur als Verunreinigungen, und zwar höchstens in einer Menge enthalten, welche sich bei den in der Technik gebräuchlichen Darstellungsverfahren nicht vermeiden lässt, finden die Bestimmungen der §§ 2 bis 9 nicht Anwendung.

§ 11. Auf die Färbung von Pelzwaaren finden die Vorschriften dieses Gesetzes nicht Anwendung.

§ 12. Mit Geldstrafe bis zu einhundertfünfzig Mark oder mit Haft wird bestraft:

1. wer den Vorschriften der §§ 1 bis 5, 7, 8 und 10 zuwider Nahrungsmittel, Genussmittel oder Gebrauchsgegenstände herstellt, aufbewahrt oder verpackt, oder derartig hergestellte, aufbewahrte oder verpackte Gegenstände gewerbsmässig verkauft oder feilhält;

2. wer der Vorschrift des § 6 zuwiderhandelt;

3. wer der Vorschrift des § 9 zuwiderhandelt, imgleichen wer Gegenstände, welche dem § 9 zuwider hergestellt sind, gewerbsmässig verkauft oder feilhält.

§ 13. Neben der im § 12 vorgesehenen Strafe kann auf Einziehung der verbotswidrig hergestellten, aufbewahrten, verpackten, verkauften oder feilgehaltenen Gegenstände erkannt werden, ohne Unterschied, ob sie dem Verurtheilten gehören oder nicht.

Ist die Verfolgung oder Verurtheilung einer bestimmten Person nicht ausführbar, so kann auf die Einziehung selbstständig erkannt werden.

§ 14. Die Vorschriften des Gesetzes, betreffend den Verkehr mit Nahrungsmitteln, Genussmitteln und Gebrauchsgegenständen vom 14. Mai 1879 (Reichs-Gesetzblatt S. 145) bleiben unberührt.

Die Vorschriften in den §§ 16, 17 desselben finden auch bei Zuwiderhandlungen gegen die Vorschriften des gegenwärtigen Gesetzes Anwendung.

§ 15. Dieses Gesetz tritt mit dem 1. Mai 1888 in Kraft; mit demselben Tage tritt die Kaiserliche Verordnung, betreffend die Verwendung giftiger Farben, vom 1. Mai 1882 (Reichs-Gesetzblatt S. 55) ausser Kraft.

b. Blei- und zinkhaltige Gegenstände.

Im Jahre 1878 war, nachdem die auflösende Einwirkung des Essigs und essighaltiger Flüssigkeiten auf Zinnbleilegirungen bekannt geworden war, die Nothwendigkeit einer Regelung des Verkehrs mit bleihaltigem Zinngeschirr angeregt. An den Vorarbeiten zu diesem Gesetze innerhalb der Reichsbehörden nahm das Kaiserliche Gesundheitsamt von 1881 bis 1886 unter Anstellung vielfacher eigener Untersuchungen und unter Sammlung fremder Erfahrungen regen Antheil, wie die in Band II der Arbeiten aus dem Kaiserlichen Gesundheitsamte (S. 112 ff.) veröffentlichten »technischen Erläuterungen zum Entwurfe eines Gesetzes, betreffend den Verkehr mit blei- und zinkhaltigen Gegenständen« ersehen lassen. Der Entwurf fand nach einigen Abänderungen durch die gesetzgebenden Körperschaften am 25. Juni 1887 in nachstehender Fassung die Kaiserliche Sanktion als Gesetz:

§ 1. Ess-, Trink- und Kochgeschirre, sowie Flüssigkeitsmasse dürfen nicht

1. ganz oder theilweise aus Blei oder einer in 100 Gewichtstheilen mehr als 10 Gewichtstheile Blei enthaltenden Metalllegirung hergestellt,
2. an der Innenseite mit einer in 100 Gewichtstheilen mehr als einen Gewichtstheil Blei enthaltenden Metalllegirung verzinnt oder mit einer in 100 Gewichtstheilen mehr als 10 Gewichtstheile Blei enthaltenden Metalllegirung gelöthet,
3. mit Email oder Glasur versehen sein, welche bei halbstündigem Kochen mit einem in 100 Gewichtstheilen 4 Gewichtstheile Essigsäure enthaltenden Essig an den letzteren Blei abgeben.

Auf Geschirre und Flüssigkeitsmasse aus bleifreiem Britanniametall findet die Vorschrift in Ziffer 2 betreffs des Lothes nicht Anwendung.

Zur Herstellung von Druckvorrichtungen zum Ausschank

von Bier, sowie von Siphons für kohlensäurehaltige Getränke und von Metalltheilen für Kinder-Saugflaschen dürfen nur Metalllegirungen verwendet werden, welche in 100 Gewichtstheilen nicht mehr als einen Gewichtstheil Blei enthalten.

§ 2. Zur Herstellung von Mundstücken für Saugflaschen, Saugringen und Warzenhütchen darf blei- oder zinkhaltiger Kautschuk nicht verwendet sein.

Zur Herstellung von Trinkbechern und von Spielwaaren, mit Ausnahme der massiven Bälle, darf bleihaltiger Kautschuk nicht verwendet sein.

Zu Leitungen für Bier, Wein oder Essig dürfen bleihaltige Kautschukschläuche nicht verwendet werden.

§ 3. Geschirre und Gefässe zur Verfertigung von Getränken und Fruchtsäften dürfen in denjenigen Theilen, welche bei dem bestimmungsgemässen oder vorauszusehenden Gebrauche mit dem Inhalt in unmittelbare Berührung kommen, nicht den Vorschriften des § 1 zuwider hergestellt sein.

Konservenbüchsen müssen auf der Innenseite den Bedingungen des § 1 entsprechend hergestellt sein.

Zur Aufbewahrung von Getränken dürfen Gefässe nicht verwendet sein, in welchen sich Rückstände von bleihaltigem Schrote befinden. Zur Packung von Schnupf- und Kautabak, sowie Käse dürfen Metallfolien nicht verwendet sein, welche in 100 Gewichtstheilen mehr als einen Gewichtstheil Blei enthalten.

§ 4. Mit Geldstrafe bis zu einhundertfünfzig Mark oder mit Haft wird bestraft:

1. wer Gegenstände der in § 1, § 2 Absatz 1 und 2, § 3 Absatz 1 und 2 bezeichneten Art den daselbst getroffenen Bestimmungen zuwider gewerbsmässig herstellt;

2. wer Gegenstände, welche den Bestimmungen im § 1, § 2 Absatz 1 und 2 und § 3 zuwider hergestellt, aufbewahrt oder verpackt sind, gewerbsmässig verkauft oder feilhält;

3. wer Druckvorrichtungen, welche den Vorschriften im § 1 Absatz 3 nicht entsprechen, zum Ausschank von Bier oder bleihaltige Schläuche zur Leitung von Bier, Wein oder Essig gewerbsmässig verwendet.

§ 5. Gleiche Strafe trifft denjenigen, welcher zur Verfertigung von Nahrungs- oder Genussmitteln bestimmte Mühlsteine unter Verwendung von Blei oder bleihaltigen Stoffen an der Mahlfläche herstellt oder derartig hergestellte Mühlsteine zur Verfertigung von Nahrungs- oder Genussmitteln verwendet.

§ 6. Neben der in den §§ 4 und 5 vorgesehenen Strafe kann auf Einziehung der Gegenstände, welche den betreffenden Vorschriften zuwider hergestellt, verkauft, feilgehalten oder verwendet sind, sowie der vorschriftswidrig hergestellten Mühlsteine erkannt werden.

Ist die Verfolgung oder Verurtheilung einer bestimmten Person nicht ausführbar, so kann auf die Einziehung selbstständig erkannt werden.

§ 7. Die Vorschriften des Gesetzes, betreffend den Verkehr mit Nahrungsmitteln, Genussmitteln und Gebrauchsgegenständen, vom 14. Mai 1879 (Reichs-Gesetzblatt S. 145) bleiben unberührt. Die Vorschriften in den §§ 16, 17 desselben finden auch bei Zuwiderhandlungen gegen die Vorschriften des gegenwärtigen Gesetzes Anwendung.

§ 8. Dieses Gesetz tritt am 1. Oktober 1888 in Kraft.

c. Trinkwasser.

Im Jahre 1877 hatte das Kaiserliche Gesundheitsamt Erhebungen über die Art der Wasserversorgung und Entwässerung in den Städten des Deutschen Reichs mit 15 000 und mehr Einwohnern veranstaltet. In der Folge ist der Frage der Wasserversorgung der grösseren Gemeinwesen fortdauernd regstes Interesse gewidmet worden, und hat sich das Kaiserliche Gesundheitsamt namentlich bemüht, durch eigene experimentelle Arbeiten bestimmte Anhaltspunkte für die sanitäre Beurtheilung des Trinkwassers zu gewinnen. Die Verfahren der chemischen Wasseranalyse sind einer Prüfung und Sichtung unterworfen, wobei massgebende Aufschlüsse über die Bedeutung einiger Untersuchungsbedingungen gewonnen wurden[1]), vor Allem aber ist die Untersuchungstechnik des Trinkwassers auf seinen Bakteriengehalt im Kaiserlichen Gesundheitsamte ausgebildet worden und hier unter wesentlicher Mitwirkung des Begründers der neueren exakten, bakteriologischen Forschungsmethode zu dem jetzigen Grade der Vollkommenheit gebracht. Die grundlegenden Arbeiten sind grossentheils in den »Mittheilungen« und »Arbeiten« aus dem Kaiserlichen Gesundheitsamte veröffentlicht worden, zum Theil im Anschlusse an die Ergebnisse solcher Wasseruntersuchungen, welche von kommunalen Behörden veranlasst waren.

So wurde Jahre lang auf Ansuchen des Berliner Magistrats die Kontrole über die Beschaffenheit des Berliner Leitungswassers im Gesundheitsamte ausgeführt[2]), bis das im Jahre 1885 neu errichtete hygienische Institut der Universität Berlin diese Aufgabe übernehmen konnte. Späterhin wurde unter anderem das Leitungswasser der Stadt Dessau, woselbst Bleivergiftungen sich gehäuft hatten, seitens des Gesundheitsamtes untersucht[3]), auch wurden die Trinkwasserverhältnisse von Rudolstadt einer Prüfung und Begutachtung unterzogen[4]).

d. Wein.

Die zum Zwecke der Gewinnung eines sachverständigen Urtheils seitens der Gerichte bei der Handhabung des Nahrungsmittelgesetzes erforderliche chemische Untersuchung und Beurtheilung von Nahrungs- und Genussmitteln begegnet oft erheblichen Schwierigkeiten, weil die einzelnen Chemiker sich verschiedener, in den Ergebnissen unter sich abweichender Untersuchungsmethoden für einen und denselben Gegenstand bedienen und bei ihren gutachtlichen Aeusserungen nicht immer nach übereinstimmenden, unter sich vergleichbaren Kriterien vorgehen. Diese Uebelstände hatten sich namentlich bei der technischen Beurtheilung der Weinfälschungen in hohem Grade geltend gemacht und den Glauben an den Werth der chemischen Analysen in sachlich unberechtigter Weise erschüttert. Vom Gesundheitsamte wurde daher eine Einigung wenigstens über die bei der Untersuchung des Weins anzuwendenden Methoden angeregt. Eine solche wurde auch im Jahre 1884 auf Grund von Berathungen solcher Fachmänner, welche auf dem Gebiete der Oeno-Chemie hervorragend waren, erzielt. Die Ergebnisse sind im Reichsanzeiger veröffentlicht[5]) und seitens der betheiligten Landesregierungen den öffentlichen Anstalten zur Untersuchung von Nahrungs- und Genussmitteln behufs Nachachtung mitgetheilt worden.

---

[1]) Vergl. Mittheilungen aus dem Kaiserlichen Gesundheitsamte Bd. I S. 360.

[2]) Vergl. Arbeiten aus dem Kaiserlichen Gesundheitsamte Bd. I S. 1 und 563.

[3]) Das betreffende Gutachten ist in Bd. II der Arbeiten aus dem Kaiserlichen Gesundheitsamte S. 484 ff. abgedruckt.

[4]) Ebendaselbst, S. 106 ff.

[5]) Auch unter dem nicht ganz korrekten Titel „Instruktion über das Erheben, Aufbewahren und Einsenden von Wein etc." in Heymann's Verlag erschienen, Berlin 1884.

Am 15. März 1887 legte der Reichskanzler dem Bundesrathe den Entwurf eines Gesetzes, betreffend den Verkehr mit Wein, zur Beschlussfassung vor, welchem eine Begründung und die erforderlichen technischen Materialien beigefügt waren. Es wurde darin fast ausschliesslich die gesundheitspolizeiliche Seite der Angelegenheit berührt, da eine allgemeine gültige Feststellung darüber, welche Veränderungen des ursprünglichen Naturproduktes als strafbare Verfälschungen des Weins anzusehen seien, bei dem zeitigen, schroffen Gegenüberstehen der Ansichten nicht thunlich erschien, und deshalb eine Ausdehnung des Gesetzes auf das wirthschaftliche Gebiet für nicht rathsam gehalten wurde.

Der Gesetzentwurf gelangte am 24. November 1887 an den Reichstag[1]), wurde in einer Kommission desselben eingehend erörtert und mit mannigfachen Abänderungen behufs Einbeziehung der wirthschaftlichen Fragen versehen, ist jedoch schliesslich unerledigt geblieben.

Auch im Jahre 1889 wurde die Angelegenheit innerhalb des Reichstages wieder aufgenommen, ohne jedoch zum Abschluss gebracht zu werden, weil wiederum in den wirthschaftlichen Fragen (Gestattung des Gallisirens etc. mit oder ohne Deklarationszwang) eine Einigung nicht erzielt werden konnte.

e. Bier.

Auch betreffs des Verkehrs mit Bier sind Verhandlungen wegen Erlasses eines Spezialgesetzes eingeleitet worden. Im Juni 1887 fanden im Kaiserlichen Gesundheitsamte unter Zuziehung von Sachverständigen kommissarische Berathungen behufs Erörterung der Frage, ob eine reichsgesetzliche Regelung des Verkehrs mit Bier in Aussicht zu nehmen sei, statt. Den Berathungen wurden bestimmte »Gesichtspunkte, welche bei einer Regelung des Verkehrs mit Bier vom gesundheitlichen und wirthschaftlichen Standpunkte in Betracht zu ziehen sind«, zu Grunde gelegt. Im Verfolg der fünftägigen Verhandlungen, deren Ergebnisse einen sehr werthvollen Beitrag zur Information der Reichsverwaltung auf dem einschlägigen Gebiete bilden, wurde auch eine Einigung über gewisse Bestimmungen betreffend die Entnahme und Untersuchung von Bierproben erzielt. Die Verhandlungen über gesetzgeberische Massnahmen im

---

[1]) Betreffs des Wortlautes vergl. Veröffentlichungen des Kaiserlichen Gesundheitsamtes 1887 S. 700.

Anschluss an diese Vorarbeiten sind noch nicht zum Abschluss gelangt. Die Methoden zur Feststellung der normalen und nicht normalen Bestandtheile des Bieres sind im Gesundheitsamte schon vor längerer Zeit sorgfältig geprüft, und zahlreiche Proben der im Deutschen Reiche zum Genuss kommenden Biere, u. a. auch solcher, welche »die Linie passirt« hatten, auf ihre Beschaffenheit untersucht worden.

f. Branntwein.

Das Branntweinsteuergesetz vom 24. Juni 1887 hatte im § 4 vorgeschrieben, dass vom 1. Oktober 1889 ab der nicht aus Roggen, Weizen oder Gerste hergestellte, oder der Materialsteuer unterworfene Branntwein, sofern er der Verbrauchsabgabe unterliegt, nur in gereinigtem Zustande in den freien Verkehr gebracht werden sollte. Den Grad und die Art der Reinigung, sowie die etwa erforderlichen Beihülfen zur Durchführung derselben sollte der Bundesrath bestimmen. Die mit besonderer Rücksicht auf jene ursprünglich dem Gesetzentwurfe fremd gewesene Bestimmung angestellten Untersuchungen betrafen 1. die in den Brennereien verwendeten Rohmaterialien und deren Verarbeitung, 2. die chemische Zusammensetzung verschiedener Sorten von Trinkbranntweinen, 3. die Reinigung der Trinkbranntweine und die Methoden zum Nachweis und zur quantitativen Bestimmung einiger wichtiger, im Branntwein vorkommender Verunreinigungen. Die Ergebnisse dieser Untersuchungen sind in den »Arbeiten aus dem Kaiserlichen Gesundheitsamte« (Bd. IV S. 109 ff.) zusammengefasst, woselbst auch die Analysen von 265 Branntweinproben aus den verschiedenen Gegenden des Reichs sich finden.

Die Ermittelungen führten zu der Ueberzeugung, dass der Reinigungszwang in der im § 4 des Branntweinsteuergesetzes in Aussicht genommenen Art weder zweckmässig noch durchführbar erschien. Das Nähere ist in einer den gesetzgebenden Körperschaften überreichten Denkschrift zur Begründung eines diesen Reinigungszwang vorläufig aufhebenden Gesetzentwurfes dargelegt worden. Mit der Annahme und Verkündigung des betreffenden Entwurfes (Gesetz vom 7. April 1889) ist die Eingangs erwähnte Bestimmung wieder beseitigt worden. — Das Gesundheitsamt hat auch weiterhin nicht aufgehört, der Frage der Branntwein-Reinigung, insbesondere auch nach der bis dahin von der Wissenschaft wenig klargestellten Seite hin nachzugehen, wie Fuselöle der aus verschiedenen Rohstoffen gewonnenen Branntweinsorten zusammengesetzt sind und im Vergleiche zu einander auf die Gesundheit einwirken; ausserdem sind neuere Reinigungsverfahren auf ihre Durchführbarkeit im Grossen geprüft worden.

Vor dem Erlasse der Bestimmungen über die Denaturirung des zu gewerblichen Zwecken gebrauchten Spiritus sind ebenfalls eingehende Versuche über etwaige gesundheitsschädliche Wirkungen der vorgeschlagenen Denaturirungsmittel, insbesondere Pyridin, angestellt worden.

g. Milch.

Ausser mit den allgemeinen Fragen auf dem Gebiete des Nahrungsmittelverkehrs und mit den vorerwähnten alkoholischen Getränken hat das Kaiserliche Gesundheitsamt sich mit einzelnen wichtigeren, einer Verfälschung häufig unterliegenden Nahrungsmitteln besonders eingehend beschäftigt. So wurde nach mehrjährigen Bemühungen behufs Ermittelung eines leicht ausführbaren, zuverlässigen Milchprüfungsverfahrens im August 1882 eine Vorlage unter dem Titel: »Technische Materialien zum Entwurfe einer Kaiserlichen Verordnung, betreffend die polizeiliche Kontrole der Milch« zusammengestellt, welche später den einzelnen Bundesregierungen zur Verwerthung bei den von ihnen zu erlassenden Vorschriften mitgetheilt worden ist, nachdem weitere Erörterungen ergeben hatten, dass eine einheitliche Regelung des Verkehrs mit Milch für das ganze Reich bei der Verschiedenheit der durch die Rasse der Thiere, die Futterbeschaffenheit u. dergl. bedingten lokalen Verhältnisse nicht rathsam sei. (Vergl. hierüber Arbeiten aus dem Kaiserlichen Gesundheitsamte Bd. I S. 24 ff.)

h. Butter.

Ferner fand das Kaiserliche Gesundheitsamt bald nach seiner Errichtung Anlass zum besonderen Studium der Milchbutter und der zu ihrem Ersatze dienenden Fette, zumal der sogenannten Kunstbutter. Bereits im Jahre 1878 hatte das Amt denjenigen Untersuchungsmethoden, welche den sicheren Nachweis eines Zusatzes von fremden Fetten zur Butter bezweckten, seine Aufmerksamkeit zugewendet und dieselben experimentell geprüft, zugleich auch die sanitätspolizeiliche Seite der Frage in Erwägung gezogen. Zufolge Auftrages des Staatssekretärs des Innern legte darauf das Amt im Jahre 1886 ein Gutachten unter dem Titel: »Technische

Erläuterungen zu dem Entwurf eines Gesetzes, betreffend den Verkehr mit Kunstbutter« [1]) vor, welches sich ausführlich über die verschiedenen Arten der Herstellung von Kunstbutter, deren sanitäre Beurtheilung und deren Nachweis in der Milchbutter verbreitete. Der damit gleichzeitig überreichte Gesetzesentwurf bildete die Grundlage zu dem nachstehenden, am 12. Juli 1887 Allerhöchst vollzogenen Gesetze, betreffend den Verkehr mit Ersatzmitteln der Butter:

§ 1. Die Geschäftsräume und sonstigen Verkaufsstellen einschliesslich der Marktstände, in welchen Margarine gewerbsmässig verkauft oder feilgehalten wird, müssen an in die Augen fallender Stelle die deutliche, nicht verwischbare Inschrift: »Verkauf von Margarine« tragen.

Margarine im Sinne dieses Gesetzes sind diejenigen, der Milchbutter ähnlichen Zubereitungen, deren Fettgehalt nicht ausschliesslich der Milch entstammt.

§ 2. Die Vermischung von Butter mit Margarine oder anderen Speisefetten zum Zweck des Handels mit diesen Mischungen, sowie das gewerbsmässige Verkaufen und Feilhalten derselben ist verboten.

Unter diese Bestimmung fällt nicht der Zusatz von Butterfett, welcher aus der Verwendung von Milch oder Rahm bei der Herstellung von Margarine herrührt, sofern nicht mehr als 100 Gewichtstheile Milch oder 10 Gewichtstheile Rahm auf 100 Gewichtstheile der nicht der Milch entstammenden Fette in Anwendung kommen.

§ 3. Die Gefässe und äusseren Umhüllungen, in welchen Margarine gewerbsmässig verkauft oder feilgehalten wird, müssen an in die Augen fallenden Stellen eine deutliche, nicht verwischbare Inschrift tragen, welche die Bezeichnung »Margarine« enthält.

Wird Margarine in ganzen Gebinden oder Kisten gewerbsmässig verkauft oder feilgehalten, so hat die Inschrift ausserdem den Namen oder die Firma des Fabrikanten zu enthalten.

Im gewerbsmässigen Einzelverkauf muss Margarine an den Käufer in einer Umhüllung abgegeben werden, welche eine die Be-

---

[1]) Dasselbe ist seinem wesentlichen Inhalte nach in Bd. I der Arbeiten aus dem Kaiserlichen Gesundheitsamte unter dem Titel „Ueber Kunstbutter" sowie als „Beiträge zur Kenntniss der Milchbutter und der zu ihrem Ersatz in Anwendung gebrachten anderen Fette" veröffentlicht worden.

zeichnung »Margarine« und den Namen oder die Firma des Ver-
käufers enthaltende Inschrift trägt. Wird Margarine in regelmässig
geformten Stücken gewerbsmässig verkauft oder feilgehalten, so
müssen dieselben von Würfelform sein, auch muss denselben die vorbezeichnete Inschrift eingedrückt sein, sofern sie nicht mit einer diese
Inschrift tragenden Umhüllung versehen sind.

Der Bundesrath ist ermächtigt, zur Ausführung der im Absatz
1 bis 3 enthaltenen Vorschriften nähere, im Reichs-Gesetzblatt zu
veröffentlichende Bestimmungen zu erlassen.

§ 4. Die Vorschriften dieses Gesetzes finden auf solche Er-
zeugnisse der im § 1 bezeichneten Art, welche zum Genusse für
Menschen nicht bestimmt sind, keine Anwendung.

§ 5. Zuwiderhandlungen gegen die Vorschriften dieses Gesetzes,
sowie gegen die in Gemässheit des § 3 zu erlassenden Bestimmungen
des Bundesrathes werden mit Geldstrafe bis zu einhundertfünfzig
Mark oder mit Haft bestraft.

Im Wiederholungsfalle ist auf Geldstrafe bis zu sechshundert
Mark, oder auf Haft, oder auf Gefängniss bis zu drei Monaten zu
erkennen. Diese Bestimmung findet keine Anwendung, wenn
seit dem Zeitpunkte, in welchem die für die frühere Zuwiderhandlung erkannte Strafe verbüsst oder erlassen ist, drei Jahre ver-
flossen sind.

Neben der Strafe kann auf Einziehung der diesen Vorschriften
zuwider verkauften oder feilgehaltenen Gegenstände erkannt werden,
ohne Unterschied, ob sie dem Verurtheilten gehören oder nicht.

Ist die Verfolgung oder Verurtheilung einer bestimmten Person
nicht ausführbar, so kann auf die Einziehung selbständig erkannt
werden.

§ 6. Die Vorschriften des Gesetzes, betreffend den Verkehr
mit Nahrungsmitteln, Genussmitteln und Gebrauchsgegenständen, vom
14. Mai 1879 (Reichs-Gesetzblatt S. 145) bleiben unberührt. Die
Vorschriften in den §§ 16, 17 desselben finden auch bei Zuwiderhandlungen gegen die Vorschriften des gegenwärtigen Gesetzes Anwendung.

Die äussere Kennzeichnung der Margarine (Kunstbutter) ist durch
Bekanntmachung des Reichskanzlers vom 26. Juli 1887 (Reichs-
gesetzblatt No. 31) geregelt worden.

i. Petroleum.

Zu den Gebrauchsgegenständen, welche der § 5 des Gesetzes vom 14. Mai 1879 ins Auge gefasst hat, gehört auch das Petroleum. Dasselbe bildete demgemäss im Kaiserlichen Gesundheitsamte den Gegenstand sorgfältiger Prüfung und experimenteller Arbeiten. Hauptsächlich wurden Erhebungen und Untersuchungen über die verschiedenen Verfahren zur Prüfung des Petroleums auf Feuergefährlichkeit und Explosionsfähigkeit angestellt, an welche sich, nachdem der Abel'sche Prüfungsapparat als der zweckmässigste sich herausgestellt hatte, der Entwurf von Spezialvorschriften zur Handhabung und Prüfung dieses Apparates auf seine Zuverlässigkeit anschloss.

Die Ergebnisse der mehrjährigen Arbeiten auf diesem Gebiete, an denen sich auch die Kaiserliche Normal-Aichungskommission betheiligte, und welche u. a. den Zusammenhang der Entflammungstemperatur des Petroleums mit dem Barometerstande erwiesen, bildeten die Grundlage zu der am 24. Februar 1882 erlassenen, am 1. Januar 1883 in Kraft getretenen, nachstehenden Kaiserlichen Verordnung über das gewerbsmässige Feilhalten und Verkaufen von Petroleum (Reichsgesetzblatt 1882 S. 40):

§ 1. Das gewerbsmässige Feilhalten und Verkaufen von Petroleum, welches, unter einem Barometerstande von 760 Millimetern, schon bei einer Erwärmung auf weniger als 21 Grade des hunderttheiligen Thermometers entflammbare Dämpfe entweichen lässt, ist nur in solchen Gefässen gestattet, welche an in die Augen fallender Stelle auf rothem Grunde in deutlichen Buchstaben die nicht verwischbare Inschrift »Feuergefährlich« tragen.

Wird derartiges Petroleum gewerbsmässig zur Abgabe in Mengen von weniger als 50 Kilogramm feilgehalten oder in solchen geringeren Mengen verkauft, so muss die Inschrift in gleicher Weise noch die Worte: »Nur mit besonderen Vorsichtsmassregeln zu Brennzwecken verwendbar« enthalten.

§ 2. Die Untersuchung des Petroleums auf seine Entflammbarkeit im Sinne des § 1 hat mittelst des Abel'schen Petroleumprobers unter Beachtung der von dem Reichskanzler wegen Handhabung des Probers zu erlassenden näheren Vorschriften zu erfolgen.

Wird die Untersuchung unter einem anderen Barometerstande als 760 Millimeter vorgenommen, so ist derjenige Wärmegrad massgebend, welcher nach einer vom Reichskanzler zu veröffentlichenden

Umrechnungstabelle unter dem jeweiligen Barometerstande dem im § 1 bezeichneten Wärmegrade entspricht.

§ 3. Diese Verordnung findet auf das Verkaufen und Feilhalten von Petroleum in den Apotheken zu Heilzwecken nicht Anwendung.

§ 4. Als Petroleum im Sinne dieser Verordnung gelten das Rohpetroleum und dessen Destillationsprodukte.

6. Flussverunreinigung. Reinigung von Abwässern.

Der deutsche Verein für öffentliche Gesundheitspflege hatte im Jahre 1876 anlässlich der seitens der Königlich preussischen Regierung erlassenen, auf Gutachten der Königlich preussischen wissenschaftlichen Deputation für das Medizinalwesen gestützten Verfügungen, betr. die Einleitung städtischer Abfallstoffe in öffentliche Flussläufe, Erhebungen seitens des Reichs über die Verunreinigung der Flüsse durch Kanaljauche und gewerbliche Abwässer angeregt. Wenn auch anerkannt wurde, dass diese Frage innerhalb des engeren Erhebungsbezirks der Einzelstaaten eine befriedigende Lösung kaum finden könne, so war es doch aus äusseren Gründen nicht angängig, dieser Anregung damals Folge zu geben, und musste insbesondere der Erlass reichsgesetzlicher Vorschriften in dieser Hinsicht einstweilen abgelehnt werden. Im Jahre 1882 stellte dann der deutsche Landwirthschaftsrath den Antrag, auf Grund des Art. 4 No. 15 der Reichsverfassung ein Gesetz vorzubereiten, welches die Abführung der Fäkalstoffe durch städtische Kanäle in öffentliche Wasserläufe verbiete. Auch diesem Gesuche konnte nach Einholung von Aeusserungen sämmtlicher Bundesregierungen nicht Folge gegeben werden, da die sanitären Anforderungen an die Reinhaltung der Wasserläufe zu sehr von örtlichen Verhältnissen abhängen, als dass eine einheitliche Regelung der Materie möglich erschien.

Im Einzelnen hat auf Veranlassung des Reichskanzlers das Kaiserliche Gesundheitsamt im Jahre 1884 ein ausführliches Gutachten über das Liernur'sche System der Beseitigung von Abfallstoffen abgegeben und im Jahre 1887 das Bader'sche Verfahren zur Reinigung von Abwässern eingehend geprüft. An den Reisen und Berathungen der Ministerialkommission zur Führung der staatlichen Aufsicht über die Berieselungsanlagen der Stadt Berlin nimmt der Direktor des Gesundheitsamtes als ständiges Mitglied Theil.

Von weiteren Arbeiten des Kaiserlichen Gesundheitsamtes auf dem Gebiete der Flussverunreinigung und der Beseitigung von Abfallstoffen sind besonders erwähnenswerth: 1. das Gutachten betr. die Verunreinigung der Werre bei der preussischen Stadt Herford durch die Abwässer einer auf dem Gebiete des Fürstenthums Lippe gelegenen Stärkefabrik (vergl. Arbeiten aus dem Kaiserlichen Gesundheitsamte Bd. V. S. 209—246), 2. das Gutachten betr. die Kanalisation der Residenzstadt Schwerin (ebenda S. 395—405), 3. das Gutachten betr. die Reinhaltung des Kötschaubaches bei Pössneck (ebenda S. 406—409), 4. das Gutachten betr. die Kanalisirung von Altenburg (ebenda S. 410—413), und 5. das Gutachten betr. die Verunreinigung der die Stadt Lübeck umgebenden Wasserläufe einschliesslich des Stadtgrabens (ebenda S. 414—422). Einige weitere, in ähnlichen Angelegenheiten seitens des Gesundheitsamtes abgegebene Gutachten sind bisher nicht veröffentlicht worden.

Eine Zusammenstellung der in Deutschland zur Verhütung der Verunreinigung öffentlicher Wasserläufe geltenden Bestimmungen findet sich in den Veröffentlichungen des Kaiserlichen Gesundheitsamtes Jahrgang 1886 S. 647, 662, 781.

---

7. Gewerbehygiene.

a. Schutz der jugendlichen Arbeiter und der Arbeiterinnen.

Die sanitätspolizeiliche Ueberwachung der Gewerbebetriebe, insbesondere der Fabriken und industriellen Anlagen im Deutschen Reiche ist einerseits darauf gerichtet, die weiblichen Angehörigen und den jugendlichen Nachwuchs der Arbeiterbevölkerung vor geistiger und körperlicher Ueberlastung durch die Fabrikarbeit und vor sittlichen Nachtheilen zu schützen, andererseits auf die Verhütung derjenigen nach aussen erkennbaren Schädigungen gerichtet, welche die Gesundheit und das Leben der Arbeiter und der Umwohner von Fabriken bedrohen.

In dieser Hinsicht bestimmt die Gewerbeordnung für das Deutsche Reich in ihrer Fassung vom 1. Juli 1883 Folgendes:

§ 120. Die Gewerbeunternehmer sind verpflichtet, bei der Beschäftigung von Arbeitern unter achtzehn Jahren die durch das Alter derselben gebotene besondere Rücksicht auf Gesundheit und Sittlichkeit zu nehmen.

Sie haben ihren Arbeitern unter achtzehn Jahren, welche eine von der Gemeindebehörde oder vom Staate als Fortbildungsschule anerkannte Unterrichtsanstalt besuchen, hierzu die erforderlichenfalls von der zuständigen Behörde festzusetzende Zeit zu gewähren. Für Arbeiter unter achtzehn Jahren kann die Verpflichtung zum Besuche einer Fortbildungsschule, soweit die Verpflichtung nicht landesgesetzlich besteht, durch Ortsstatut begründet werden.

Die Gewerbunternehmer sind endlich verpflichtet, alle diejenigen Einrichtungen herzustellen und zu unterhalten, welche mit Rücksicht auf die besondere Beschaffenheit des Gewerbebetriebes und der Betriebsstätte zu thunlichster Sicherheit gegen Gefahr für Leben und Gesundheit nothwendig sind. Darüber, welche Einrichtungen für alle Anlagen einer bestimmten Art herzustellen sind, können durch Beschluss des Bundesrathes Vorschriften erlassen werden. Soweit solche nicht erlassen sind, bleibt es den nach den Landesgesetzen zuständigen Behörden überlassen, die erforderlichen Bestimmungen zu treffen.

§ 135. Kinder unter zwölf Jahren dürfen in Fabriken nicht beschäftigt werden.

Die Beschäftigung von Kindern unter vierzehn Jahren darf die Dauer von sechs Stunden täglich nicht überschreiten.

Kinder, welche zum Besuche der Volksschule verpflichtet sind, dürfen in Fabriken nur dann beschäftigt werden, wenn sie in der Volksschule oder in einer von der Schulaufsichtsbehörde genehmigten Schule und nach einem von ihr genehmigten Lehrplane einen regelmässigen Unterricht von mindestens drei Stunden täglich geniessen.

Junge Leute zwischen vierzehn und sechszehn Jahren dürfen in Fabriken nicht länger als zehn Stunden täglich beschäftigt werden.

Wöchnerinnen dürfen während drei Wochen nach ihrer Niederkunft nicht beschäftigt werden.

§ 136. Die Arbeitsstunden der jugendlichen Arbeiter (§ 135) dürfen nicht vor $5^{1}/_{2}$ Uhr Morgens beginnen und nicht über $8^{1}/_{2}$ Uhr Abends dauern. Zwischen den Arbeitsstunden müssen an jedem Arbeitstage regelmässige Pausen gewährt werden. Die Pausen müssen für Kinder eine halbe Stunde, für junge Leute zwischen vierzehn und sechszehn Jahren Mittags eine Stunde, sowie Vormittags und Nachmittags je eine halbe Stunde mindestens be-tragen.

Während der Pausen darf den jugendlichen Arbeitern eine Beschäftigung in dem Fabrikbetriebe überhaupt nicht, und der Aufenthalt in den Arbeitsräumen nur dann gestattet werden, wenn in denselben diejenigen Theile des Betriebes, in welchen jugend-liche Arbeiter beschäftigt sind, für die Zeit der Pausen völlig ein-gestellt werden.

An Sonn- und Festtagen, sowie während der von dem ordent-lichen Seelsorger für den Katechumenen- und Konfirmanden-, Beicht-und Kommunion-Unterricht bestimmten Stunden dürfen jugendliche Arbeiter nicht beschäftigt werden.

§ 137. Die Beschäftigung eines Kindes in Fabriken ist nicht gestattet, wenn dem Arbeitgeber nicht zuvor für dasselbe eine Arbeitskarte eingehändigt ist. Dasselbe gilt hinsichtlich der noch zum Besuche der Volksschule verpflichteten jungen Leute zwischen vierzehn und sechszehn Jahren. Eines Arbeitsbuches bedarf es in diesem Falle nicht.

Die Arbeitskarten werden auf Antrag oder mit Zustimmung des Vaters oder Vormundes durch die Ortspolizeibehörde kosten- und stempelfrei ausgestellt; ist die Erklärung des Vaters nicht zu beschaffen, so kann die Gemeindebehörde die Zustimmung desselben ergänzen. Sie haben den Namen, Tag und Jahr der Geburt, sowie die Religion des Kindes, den Namen, Stand und letzten Wohnort des Vaters oder Vormundes und ausserdem die zur Erfüllung der gesetzlichen Schulpflicht (§ 135) getroffenen Einrichtungen an-zugeben.

Der Arbeitgeber hat die Arbeitskarte zu verwahren, auf amt-liches Verlangen jederzeit vorzulegen und am Ende des Arbeits-verhältnisses dem Vater oder Vormund wieder auszuhändigen. Ist die Wohnung des Vaters nicht zu ermitteln, so erfolgt die Zu-stellung der Arbeitskarte an die Mutter oder den sonstigen nächsten Angehörigen des Kindes.

§ 138. Sollen jugendliche Arbeiter in Fabriken beschäftigt werden, so hat der Arbeitgeber vor dem Beginn der Beschäftigung der Ortspolizeibehörde eine schriftliche Anzeige zu machen.

In der Anzeige sind die Fabrik, die Wochentage, an welchen die Beschäftigung stattfinden soll, Beginn und Ende der Arbeitszeit und der Pausen, sowie die Art der Beschäftigung anzugeben. Eine Aenderung hierin darf, abgesehen von Verschiebungen, welche durch

Ersetzung behinderter Arbeiter für einzelne Arbeitsschichten nothwendig werden, nicht erfolgen, bevor eine entsprechende weitere Anzeige der Behörde gemacht ist.

In jeder Fabrik hat der Arbeitgeber dafür zu sorgen, dass in den Fabrikräumen, in welchen jugendliche Arbeiter beschäftigt werden, an einer in die Augen fallenden Stelle ein Verzeichniss der jugendlichen Arbeiter unter Angabe ihrer Arbeitstage, sowie des Beginnes und Endes ihrer Arbeitszeit und der Pausen ausgehängt ist. Ebenso hat er dafür zu sorgen, dass in den bezeichneten Räumen eine Tafel ausgehängt ist, welche in der von der Zentralbehörde zu bestimmenden Fassung und in deutlicher Schrift einen Auszug aus den Bestimmungen über die Beschäftigung jugendlicher Arbeiter enthält.

§ 139. Wenn Naturereignisse oder Unglücksfälle den regelmässigen Betrieb einer Fabrik unterbrochen haben, so können Ausnahmen von den im § 135 Absatz 2 bis 4 und im § 136 vorgesehenen Beschränkungen auf die Dauer von vier Wochen durch die höhere Verwaltungsbehörde, auf längere Zeit durch den Reichskanzler nachgelassen werden. In dringenden Fällen solcher Art, sowie zur Verhütung von Unglücksfällen kann die Ortspolizeibehörde, jedoch höchstens auf die Dauer von vierzehn Tagen, solche Ausnahmen gestatten.

Wenn die Natur des Betriebes oder Rücksichten auf die Arbeiter in einzelnen Fabriken es erwünscht erscheinen lassen, dass die Arbeitszeit der jugendlichen Arbeiter in einer anderen als der durch § 136 vorgesehenen Weise geregelt wird, so kann auf besonderen Antrag eine anderweite Regelung hinsichtlich der Pausen durch die höhere Verwaltungsbehörde, im übrigen durch den Reichskanzler gestattet werden. Jedoch dürfen in solchen Fällen die jugendlichen Arbeiter nicht länger als sechs Stunden beschäftigt werden, wenn zwischen den Arbeitsstunden nicht Pausen von zusammen mindestens einstündiger Dauer gewährt werden.

Die auf Grund vorstehender Bestimmungen zu treffenden Verfügungen müssen schriftlich erlassen werden.

§ 139a. Durch Beschluss des Bundesrathes kann die Verwendung von jugendlichen Arbeitern sowie von Arbeiterinnen für gewisse Fabrikationszweige, welche mit besonderen Gefahren für Gesundheit oder Sittlichkeit verbunden sind, gänzlich untersagt oder von besonderen Bedingungen abhängig gemacht werden. Insbesondere kann für gewisse Fabrikationszweige die Nachtarbeit der Arbeiterinnen untersagt werden.

Durch Beschluss des Bundesrathes können für Spinnereien, für Fabriken, welche mit ununterbrochenem Feuer betrieben werden, oder welche sonst durch die Art des Betriebes auf eine regelmässige Tag- und Nachtarbeit angewiesen sind, sowie für solche Fabriken, deren Betrieb eine Eintheilung in regelmässige Arbeitsschichten von gleicher Dauer nicht gestattet oder seiner Natur nach auf bestimmte Jahreszeiten beschränkt ist, Ausnahmen von den im § 135 Absatz 2 bis 4 und im § 136 vorgesehenen Beschränkungen nachgelassen werden. Jedoch darf in solchen Fällen die Arbeitszeit für Kinder die Dauer von sechsunddreissig Stunden und für junge Leute die Dauer von sechzig, in Spinnereien von sechsunddreissig Stunden wöchentlich nicht überschreiten.

Die durch Beschluss des Bundesrathes getroffenen Bestimmungen sind dem nächstfolgenden Reichstage vorzulegen. Sie sind ausser Kraft zu setzen, wenn der Reichstag dies verlangt.

§ 154. Die Bestimmungen der §§ 134 bis 139b finden auf Arbeitgeber und Arbeiter in Werkstätten, in deren Betrieb eine regelmässige Benutzung von Dampfkraft stattfindet, sowie in Hüttenwerken, in Bauhöfen und Werften entsprechende Anwendung.

In gleicher Weise finden Anwendung die Bestimmungen der §§ 115 bis 119, 135 bis 139b, 152 und 153 auf die Besitzer und Arbeiter von Bergwerken, Salinen, Aufbereitungsanstalten und unterirdisch betriebenen Brüchen oder Gruben.

Arbeiterinnen dürfen in Anlagen der im Absatz 3 bezeichneten Art nicht unter Tage beschäftigt werden.

In Ausführung des § 139a der Gewerbeordnung hat der Bundesrath nachstehende Bestimmungen erlassen:

a) unter dem 23. April 1879 Bestimmungen über die Beschäftigung von Arbeiterinnen und jugendlichen Arbeitern in Walz- und Hammerwerken. (Centralblatt für das Deutsche Reich 1879 S. 303);

Darnach dürfen Arbeiterinnen nicht bei dem unmittelbaren Betriebe und Kinder zwischen 12 und 14 Jahren überhaupt nicht in den Werken beschäftigt werden; für die Beschäftigung junger Leute männlichen Geschlechts werden einige besondere Beschränkungen festgesetzt.

b) unter dem 23. April 1879 Bestimmungen über die Beschäftigung von Arbeiterinnen und jugendlichen Arbeitern in Glashütten. (Centralblatt für das Deutsche Reich 1879 S. 304);

Die Thätigkeit der genannten Arbeiterkategorien unterliegt darnach für gewisse Arbeiterzweige, z. B. an den Oefen und beim Schleifen, sowie je nach Art des Betriebes der Glashütten einigen Beschränkungen.

c) unter dem 20. Mai 1879 Bestimmungen, betreffend die Beschäftigung jugendlicher Arbeiter in Spinnereien. (Centralblatt für das Deutsche Reich 1879 S. 362);

Jugendlichen Arbeitern darf darnach in gewissen Räumen während der Dauer des Betriebes eine Beschäftigung nicht gewährt und der Aufenthalt nicht gestattet werden. Für junge Leute von 14 bis 16 Jahren wird ferner vor dem Beginn jeder Beschäftigung bei dem Betriebe der Spinnmaschinen ein ärztliches Zeugniss verlangt, auch darf die tägliche Arbeitszeit 11 Stunden nicht überschreiten.

d) unter dem 10. Juli 1881 — mit einer Abänderung vom 12. März 1883 — Bestimmungen, betreffend die Beschäftigung jugendlicher Arbeiter auf Steinkohlenbergwerken. (Centralblatt für das Deutsche Reich 1881 S. 275 und 1883 S. 63);

Dieselben begrenzen die Arbeitszeit und die Dauer der Pausen für jugendliche Arbeiter und verlangen die Beibringung eines ärztlichen Zeugnisses für jeden Arbeiter vor Beginn der Beschäftigung.

e) unter dem 3. Februar 1886 eine Bekanntmachung, betreffend die Beschäftigung von Arbeiterinnen und jugendlichen Arbeitern in Drahtziehereien mit Wasserbetrieb (Reichsgesetzblatt 1886 S. 24);

Darnach dürfen Kinder zwischen 12 und 14 Jahren und Arbeiterinnen bei der Herstellung des Drahtes nicht beschäftigt werden, wenn die Eintheilung des Betriebes in regelmässige Schichten von gleicher Dauer zeitweise nicht innegehalten werden kann. Für die Beschäftigung junger Leute männlichen Geschlechts treten in solchen Drahtziehereien besondere Beschränkungen in Kraft.

f) unter dem 21. Juli 1888 eine Bekanntmachung, betreffend die Beschäftigung von Arbeiterinnen und jugendlichen Arbeitern in Gummiwaarenfabriken (Reichsgesetzblatt 1888. S. 219), wonach deren Thätigkeit bei der Anfertigung von Präservativs und ähnlicher Gegenstände untersagt wird.

b. Schutz der Arbeiter in Bleifarben- und Bleizuckerfabriken.

Im Weiteren hat der Bundesrath zum Schutze der Arbeiter auf Grund des vorangeführten § 120 (Abs. 3) und des § 139a (Abs. 1) der Gewerbeordnung folgende, vom Reichskanzler unterm 12. April 1886 bekannt gegebene Vorschriften über die Einrichtung und den Betrieb der Bleifarben- und Bleizuckerfabriken erlassen[1]).

§ 1. Sämmtliche Arbeitsräume der Anlagen, in welchen Bleifarben oder Bleizucker hergestellt werden, müssen geräumig und hoch hergestellt, kräftig ventilirt, feucht und rein gehalten werden. Das Eintreten bleihaltigen Staubes sowie bleihaltiger Gase und Dämpfe in dieselben muss durch geeignete Vorrichtungen verhindert werden.

§ 2. Staub entwickelnde Apparate müssen an allen Fugen durch dicke Lagen von Filz oder Wollenzeug oder durch Vorrichtungen von gleicher Wirkung so abgedichtet sein, dass das Eindringen des Staubes in den Arbeitsraum verhindert wird.

Apparate dieser Art müssen mit Einrichtungen versehen sein, welche eine Spannung der Luft in denselben verhindern. Sie dürfen erst dann geöffnet werden, wenn der in ihnen entwickelte Staub sich abgesetzt hat und völlig abgekühlt ist.

§ 3. Beim Trockenmahlen, Packen, Beschicken und Entleeren der Glätte- und Mennigeöfen, beim Mennigebeuteln und bei sonstigen Operationen, bei welchen das Eintreten von Staub in den Arbeitsraum stattfinden kann, muss durch Absauge- und Abführungsvorkehrungen an der Eintrittsstelle die Verbreitung des Staubes in den Arbeitsraum verhindert werden.

§ 4. Arbeitsräume, welche gegen das Eindringen bleihaltigen Staubes oder bleihaltiger Gase und Dämpfe durch die in den §§ 1 und 2 vorgeschriebenen Einrichtungen nicht vollständig geschützt werden können, sind gegen andere Arbeitsräume so abzuschliessen, dass in die letzteren Staub, Gase oder Dämpfe nicht eindringen können.

§ 5. Die Innenflächen der Oxydir- und Trockenkammern müssen möglichst glatt und dicht hergestellt sein. Die Oxydirkammern sind

---

[1]) Vergl. Bekanntmachung des Reichskanzlers vom 12. April 1886 (Reichsgesetzblatt 1886 S. 69 und Veröffentlichungen des Kaiserlichen Gesundheitsamtes 1886 S. 248).

während des Behängens und während des Ausnehmens feucht zu
erhalten.

Der Inhalt der Oxydirkammern ist, bevor die letzteren nach
Beendigung des Oxydationsprozesses zum Zweck des Ausnehmens betreten werden, gründlich zu durchfeuchten und während des Ent-
leerens feucht zu erhalten. Ebenso sind Rohbleiweissvorräthe während
der Ueberführung nach dem Schlemmraum und während des etwaigen
Lagerns in demselben feucht zu halten.

§ 6. Beim Transporte und bei der Verarbeitung nasser Blei-
farbenvorräthe, namentlich beim Schlemmen und Nassmahlen, ist
die Handarbeit durch Anwendung mechanischer Vorrichtungen soweit zu ersetzen, dass das Beschmutzen der Kleider und Hände der
dabei beschäftigten Arbeiter auf das möglichst geringe Mass beschränkt wird.

Das Auspressen von Bleiweissschlamm darf nur vorgenommen
werden, nachdem die in letzterem enthaltenen löslichen Bleisalze
vorher ausgefällt sind.

§ 7. In Anlagen, welche zur Herstellung von Bleifarben und
Bleizucker dienen, darf jugendlichen Arbeitern die Beschäftigung und
der Aufenthalt nicht gestattet werden. Arbeiterinnen dürfen innerhalb derartiger Anlagen nur in solchen Räumen und nur zu solchen
Verrichtungen zugelassen werden, welche sie mit bleiischen Produkten
nicht in Berührung bringen.

§ 8. Der Arbeitgeber darf in Räumen, in welchen Bleifarben oder
Bleizucker hergestellt oder verpackt werden, nur solche Personen
zur Beschäftigung zulassen, welche eine Bescheinigung eines approbirten Arztes darüber beibringen, dass sie weder schwächlich, noch
mit Lungen-, Nieren- oder Magenleiden oder mit Alkoholismus behaftet sind. Die Bescheinigungen sind zu sammeln, aufzubewahren
und dem Aufsichtsbeamten (§ 139 b der Gewerbeordnung) auf Verlangen vorzulegen.

§ 9. Arbeiter, welche bei ihrer Beschäftigung mit bleiischen
Stoffen oder Produkten in Berührung kommen, dürfen innerhalb
eines Zeitraumes von 24 Stunden nicht länger als 12 Stunden beschäftigt werden.

§ 10. Der Arbeitgeber hat alle mit bleiischen Stoffen oder
Produkten in Berührung kommenden Arbeiter mit vollständig decken-
den Arbeitskleidern einschliesslich einer Mütze zu versehen.

§ 11. Mit Staubentwickelung verbundene Arbeiten, bei welchen
der Staub nicht sofort und vollständig abgesaugt wird, darf der

Arbeitgeber nur von Arbeitern ausführen lassen, welche Nase und Mund mit Respiratoren oder feuchten Schwämmen bedeckt haben.

§ 12. Arbeiten, bei welchen eine Berührung mit gelösten Bleisalzen stattfindet, darf der Arbeitgeber nur durch Arbeiter ausführen lassen, welche zuvor die Hände entweder eingefettet oder mit undurchlässigen Handschuhen versehen haben.

§ 13. Die in den §§ 10, 11, 12 bezeichneten Arbeitskleider, Respiratoren, Schwämme und Handschuhe hat der Arbeitgeber jedem damit zu versehenden Arbeiter in besonderen Exemplaren in ausreichender Zahl und zweckentsprechender Beschaffenheit zu überweisen. Er hat dafür Sorge zu tragen, dass diese Gegenstände stets nur von denjenigen Arbeitern benutzt werden, welchen sie zugewiesen sind, und dass dieselben in bestimmten Zwischenräumen, und zwar die Arbeitskleider mindestens jede Woche, die Respiratoren, Mundschwämme und Handschuhe vor jedem Gebrauche gereinigt und während der Zeit, wo sie sich nicht im Gebrauche befinden, an dem für jeden Gegenstand zu bestimmenden Platze aufbewahrt werden.

§ 14. In einem staubfreien Theile der Anlage muss für die Arbeiter ein Wasch- und Ankleideraum und getrennt davon ein Speiseraum vorhanden sein. Beide Räume müssen sauber und staubfrei gehalten und während der kalten Jahreszeit geheizt werden.

In dem Wasch- und Ankleideraum müssen Gefässe zum Zweck des Mundausspülens, Seife und Handtücher, sowie Einrichtung zur Verwahrung derjenigen gewöhnlichen Kleidungsstücke, welche vor Beginn der Arbeit abgelegt werden, in ausreichender Menge vorhanden sein.

In dem Speiseraum oder an einer anderen geeigneten Stelle müssen sich Vorrichtungen zum Erwärmen der Speisen befinden.

Arbeitgeber, welche fünf oder mehr Arbeiter beschäftigen, haben diesen wenigstens einmal wöchentlich Gelegenheit zu geben, ein warmes Bad zu nehmen.

§ 15. Der Arbeitgeber hat die Ueberwachung des Gesundheitszustandes der von ihm beschäftigten Arbeiter einem, dem Aufsichtsbeamten (§ 139b der Gewerbeordnung) namhaft zu machenden approbirten Arzte zu übertragen, welcher monatlich mindestens einmal eine Untersuchung der Arbeiter vorzunehmen und den Arbeitgeber von jedem Falle einer ermittelten Bleikrankheit in Kenntniss zu setzen hat. Der Arbeitgeber darf Arbeiter, bei welchen eine Bleikrankheit ermittelt ist, zu Beschäftigungen, bei welchen sie mit bleiischen Stoffen oder Materialien in Berührung kommen, bis zu ihrer völligen Genesung nicht zulassen.

§ 16. Der Arbeitgeber ist verpflichtet, ein Krankenbuch zu führen oder unter seiner Verantwortung für die Vollständigkeit und Richtigkeit der Einträge durch den mit der Ueberwachung des Gesundheitszustandes der Arbeiter beauftragten Arzt oder durch einen Betriebsbeamten führen zu lassen. Das Krankenbuch muss enthalten:

1. den Namen dessen, welcher das Buch führt;
2. den Namen des mit der Ueberwachung des Gesundheitszustandes der Arbeiter beauftragten Arztes;
3. den Namen der erkrankten Arbeiter;
4. die Art der Erkrankung und die vorhergegangene Beschäftigung;
5. den Tag der Erkrankung;
6. den Tag der Genesung, oder wenn der Erkrankte nicht wieder in Arbeit getreten ist, den Tag der Entlassung.

Das Krankenbuch ist dem Aufsichtsbeamten, sowie den zuständigen Medizinalbeamten auf Verlangen vorzulegen.

§ 17. Der Arbeitgeber hat eine Fabrikordnung zu erlassen, welche ausser einer Anweisung hinsichtlich des Gebrauches der in den §§ 10, 11, 12 bezeichneten Gegenstände folgende Vorschriften enthalten muss:

1. Die Arbeiter dürfen Branntwein, Bier und andere geistige Getränke nicht mit in die Anlage bringen.
2. Die Arbeiter dürfen Nahrungsmittel nicht in die Arbeitsräume mitnehmen, dieselben vielmehr nur im Speiseraum aufbewahren. Das Einnehmen der Mahlzeiten ist ihnen, sofern es nicht ausserhalb der Anlage stattfindet, nur im Speiseraum gestattet.
3. Die Arbeiter haben die Arbeitskleider, Respiratoren, Mundschwämme und Handschuhe in denjenigen Arbeitsräumen und bei denjenigen Arbeiten, für welche es von dem Betriebsunternehmer vorgeschrieben ist, zu benutzen.
4. Die Arbeiter dürfen erst dann den Speiseraum betreten, Mahlzeiten einnehmen oder die Fabrik verlassen, wenn sie zuvor die Arbeitskleider abgelegt, die Haare vom Staube gereinigt, Hände und Gesicht sorgfältig gewaschen, die Nase gereinigt und den Mund ausgespült haben.

§ 18. In jedem Arbeitsraum, sowie in dem Ankleide- und dem Speiseraum muss eine Abschrift oder ein Abdruck der §§ 1—17 dieser Vorschriften und der Fabrikordnung an einer in die Augen fallenden Stelle aushängen. Jeder neu eintretende Arbeiter ist, bevor er zur Beschäftigung zugelassen wird, zur Befolgung der Fabrikordnung bei Vermeidung der ohne vorhergehende Kündigung eintretenden Entlassung zu verpflichten.

Der Betriebsunternehmer ist für die Handhabung der Fabrikordnung verantwortlich, und verpflichtet, Arbeiter, welche derselben wiederholt zuwiderhandeln, aus der Arbeit zu entlassen.

§ 19. Neue Anlagen, in welchen Bleifarben oder Bleizucker hergestellt werden soll, dürfen erst in Betrieb gesetzt werden, nachdem ihre Errichtung dem zuständigen Aufsichtsbeamten (§ 139 b der Gewerbeordnung) angezeigt ist. Der letztere hat nach Empfang dieser Anzeige schleunigst durch persönliche Revision festzustellen, ob die Einrichtung der Anlage den erlassenen Vorschriften entspricht.

§ 20. Im Falle der Zuwiderhandlung gegen die §§ 1—19 dieser Vorschriften kann die Polizeibehörde die Einstellung des Betriebes bis zur Herstellung des vorschriftsmässigen Zustandes anordnen.

§ 21. Auf Anlagen, welche zur Zeit des Erlasses dieser Vorschriften im Betriebe stehen, finden die §§ 1—4, 5 Absatz 1, 6 Absatz 1, 14 erst vom 1. Januar 1887 an Anwendung.

Für solche Anlagen können Ausnahmen von den in Absatz 1 bezeichneten Vorschriften durch den Bundesrath zugelassen werden, wenn nach den bisherigen Erfahrungen anzunehmen ist, dass durch die vorhandenen Einrichtungen ein gefahrloser Betrieb sichergestellt ist.

c. Schutz der Cigarrenarbeiter.

Auf Grund der §§ 120 (Abs. 3) und 139 a (Abs. 1) der Gewerbeordnung hat der Bundesrath auch folgende, durch Bekanntmachung des Reichskanzlers vom 9. Mai 1888 (Reichsgesetzblatt 1888 S. 172) publizirten Vorschriften über die **Einrichtung und den Betrieb der zur Anfertigung von Cigarren bestimmten Anlagen** erlassen[1]) (Reichsgesetzblatt S. 172):

---

[1]) Vergl. Veröffentlichungen des Kaiserlichen Gesundheitsamtes 1888 S. 320.

§ 1. Die nachstehenden Vorschriften finden Anwendung auf alle Anlagen, in welchen zur Herstellung von Cigarren erforderliche Verrichtungen vorgenommen werden, sofern in den Anlagen Personen beschäftigt werden, welche nicht zu den Familiengliedern des Unternehmers gehören.

§ 2. Das Abrippen des Tabacks, die Anfertigung und das Sortiren der Cigarren darf in Räumen, deren Fussboden 0,5 m unter dem Strassenniveau liegt, überhaupt nicht, und in Räumen, welche unter dem Dache liegen, nur dann vorgenommen werden, wenn das Dach mit Verschalung versehen ist.

Die Arbeitsräume, in welchen die bezeichneten Verrichtungen vorgenommen werden, dürfen weder als Wohn-, Schlaf-, Koch- oder Vorrathsräume, noch als Lager- oder Trockenräume benutzt werden. Die Zugänge zu benachbarten Räumen dieser Art müssen mit verschliessbaren Thüren versehen sein, welche während der Arbeitszeit geschlossen sein müssen.

§ 3. Die Arbeitsräume (§ 2) müssen mindestens drei Meter hoch und mit Fenstern versehen sein, welche nach Zahl und Grösse ausreichen, um für alle Arbeitsstellen hinreichendes Licht zu gewähren. Die Fenster müssen so eingerichtet sein, dass sie wenigstens für die Hälfte ihres Flächenraums geöffnet werden können.

§ 4. Die Arbeitsräume müssen mit einem festen und dichten Fussboden versehen sein.

§ 5. Die Zahl der in jedem Arbeitsraum beschäftigten Personen muss so bemessen sein, dass auf jede derselben mindestens sieben Kubikmeter Luftraum entfallen.

§ 6. In den Arbeitsräumen dürfen Vorräthe von Taback und Halbfabrikaten nur in der für eine Tagesarbeit erforderlichen Menge und nur die im Laufe des Tages angefertigten Cigarren vorhanden sein. Alles weitere Lagern von Taback und Halbfabrikaten, sowie das Trocknen von Taback, Abfällen und Wickeln in den Arbeitsräumen, auch ausserhalb der Arbeitszeit, ist untersagt.

§ 7. Die Arbeitsräume müssen täglich zweimal mindestens eine halbe Stunde lang, und zwar während der Mittagspause und nach Beendigung der Arbeitszeit, durch vollständiges Oeffnen der Fenster und der nicht in Wohn-, Schlaf-, Koch- oder Vorrathsräume führenden Thüren gelüftet werden. Während dieser Zeit darf den Arbeitern der Aufenthalt in den Arbeitsräumen nicht gestattet werden.

§ 8. Die Fussböden und Arbeitstische müssen täglich mindestens einmal durch Abwaschen oder feuchtes Abreiben vom Staube gereinigt werden.

§ 9. Kleidungsstücke, welche von den Arbeitern für die Arbeitszeit abgelegt werden, sind ausserhalb der Arbeitsräume aufzubewahren. Innerhalb der Arbeitsräume ist die Aufbewahrung nur gestattet, wenn dieselbe in ausschliesslich dazu bestimmten verschliessbaren Schränken erfolgt. Die letzteren müssen während der Arbeitszeit geschlossen sein.

§ 10. Auf Antrag des Unternehmers können Abweichungen von den Vorschriften der §§ 3, 5, 7 durch die höhere Verwaltungsbehörde zugelassen werden, wenn die Arbeitsräume mit einer ausreichenden Ventilationseinrichtung versehen sind.

Desgleichen kann auf Antrag des Unternehmers durch die höhere Verwaltungsbehörde eine geringere als die im § 3 vorgeschriebene Höhe für solche Arbeitsräume zugelassen werden, in welchen den Arbeitern ein grösserer als der im § 5 vorgeschriebene Luftraum gewährt wird.

§ 11. Die Beschäftigung von Arbeiterinnen und jugendlichen Arbeitern ist nur gestattet, wenn die nachstehenden Vorschriften beobachtet werden:

1. Arbeiterinnen und jugendliche Arbeiter müssen im unmittelbaren Arbeitsverhältniss zu dem Betriebsunternehmer stehen. Das Annehmen und Ablohnen derselben durch andere Arbeiter oder für deren Rechnung ist nicht gestattet.

2. Für männliche und weibliche Arbeiter müssen getrennte Aborte mit besonderen Eingängen und, sofern vor Beginn und nach Beendigung der Arbeit ein Wechseln der Kleider stattfindet, getrennte Aus- und Ankleideräume vorhanden sein.

Die Vorschrift unter Ziffer 1 findet auf Arbeiter, welche zu einander in dem Verhältniss von Ehegatten, Geschwistern oder von Aszendenten und Deszendenten stehen, die Vorschrift unter Ziffer 2 auf Betriebe, in welchen nicht über zehn Arbeiter beschäftigt werden, keine Anwendung.

§ 12. An der Eingangsthür jedes Arbeitsraumes muss ein von der Orts-Polizeibehörde zur Bestätigung der Richtigkeit seines Inhalts unterzeichneter Aushang befestigt sein, aus welchem ersichtlich ist:

1. die Länge, Breite und Höhe des Arbeitsraumes,
2. der Inhalt des Luftraumes in Kubikmeter,

3. die Zahl der Arbeiter, welche demnach in dem Arbeitsraum beschäftigt werden darf.

In jedem Arbeitsraum muss eine Tafel ausgehängt sein, welche in deutlicher Schrift die Bestimmungen der §§ 2—11 wiedergiebt.

§ 13. Die vorstehenden Bestimmungen treten für neu errichtete Anlagen sofort in Kraft.

Für Anlagen, welche zur Zeit des Erlasses dieser Bestimmungen bereits im Betriebe stehen, treten die Vorschriften der §§ 2—6 und 11 mit Ablauf eines Jahres, alle übrigen Vorschriften mit Ablauf dreier Monate nach dem Erlasse derselben in Kraft.

Für die ersten fünf Jahre nach dem Erlass dieser Bestimmungen können Abweichungen von den Vorschriften der §§ 2—6 für Anlagen, welche zur Zeit des Erlasses bereits im Betriebe waren, von den Landes-Zentralbehörden gestattet werden.

d. Massnahmen in Zündholzfabriken.

Mit Rücksicht darauf, dass in Zündholzfabriken, welche mit weissem Phosphor arbeiten, eine grosse Reihe von Vorsichtsmassregeln geboten erscheint, welche bei der Beaufsichtigung zu kontroliren sind, ordnete ein Reichsgesetz vom 13. Mai 1884 betreffend die Anfertigung und Verzollung von Zündhölzern diesen wichtigen Gegenstand, indem es bestimmte:

§ 1. Die Anfertigung von Zündhölzern unter Verwendung von weissem Phosphor darf nur in Anlagen stattfinden, welche ausschliesslich für die Herstellung von Zündhölzern benutzt werden.

§ 2. In Räumen, in welchen a) das Zubereiten der Zündmasse, b) das Betunken der Hölzer, c) das Trocknen der betunkten Hölzer erfolgt, darf jugendlichen Arbeitern (§ 136 der Gewerbeordnung), in Räumen, welche d) zum Abfüllen der Hölzer und zu ihrer ersten Verpackung dienen, darf Kindern (§ 135 Abs. 1 und 2 der Gewerbeordnung) der Aufenthalt nicht gestattet werden.

[Die §§ 3—6 des Gesetzes enthalten Strafbestimmungen und Zolltarifsätze.]

Zur Ausführung dieses Gesetzes hat der Bundesrath unter dem 11. Juli 1884 auf Grund des § 120 (Abs. 3) der Gewerbeordnung eingehende Vorschriften über die in Anlagen, welche zur Anfertigung von Zündhölzern unter Verwendung von weissem Phosphor dienen, zu treffenden Einrichtungen erlassen. Die wesentlichsten dieser Vorschriften, welche in erster

Reihe der Verhütung einer Phosphorvergiftung der Arbeiter dienen, lauten folgendermassen:

§ 1. Für jede der nachfolgend bezeichneten Verrichtungen:
a) das Zubereiten der Zündmasse,
b) das Betunken der Hölzer,
c) das Trocknen der betunkten Hölzer,
d) das Abfüllen der Hölzer und ihre erste Verpackung müssen besondere Räume vorhanden sein.

Diese Räume dürfen nur untereinander, nicht aber mit anderen Arbeitsräumen oder mit Wohn- und Geschäftsräumen in unmittelbarer Verbindung stehen. Es ist indessen eine unmittelbare Verbindung des für das Betunken der Hölzer bestimmten Raumes mit dem Einlegeraume, sowie des für das Abfüllen und die erste Verpackung der Hölzer bestimmten Raumes mit den Lagerräumen für fertige Waare gestattet. In jedem der bezeichneten Räume dürfen ausschliesslich diejenigen Arbeiten vorgenommen werden, für welche derselbe bestimmt ist; jedoch ist es erlaubt, in den zum Betunken der Hölzer bestimmten Räumen (b) auch das Schwefeln und Paraffiniren der Hölzer vorzunehmen.

§ 2. Die Räume, in welchen die im § 1 unter a, b, d bezeichneten Verrichtungen vorgenommen werden, müssen mindestens fünf Meter hoch, die Räume unter b und d feuersicher abgedeckt, die Trockenräume (c) in ihrem ganzen Umfange feuersicher hergestellt sein. Die Wände der Räume, in welchen die unter a, b, d bezeichneten Verrichtungen vorgenommen werden, müssen mit einem Anstrich von Kalkmilch versehen sein, welcher mindestens einmal halbjährlich zu erneuern ist, nachdem der frühere Anstrich gut abgerieben ist.

§ 3. Die Räume, in welchen Zündmasse bereitet wird, müssen so eingerichtet sein, dass ein beständiger Luftwechsel stattfindet, welcher ausreicht, um entstehende Phosphordämpfe sofort abzuführen.

Die Bereitung der Zündmasse darf nur in luftdicht geschlossenen Gefässen stattfinden, deren Füllöffnung so einzurichten ist, dass sie zugleich als Sicherheitsventil wirkt.

Gefässe, in welchen Zündmasse enthalten ist, müssen stets gut bedeckt gehalten werden.

§ 4. Das Betunken der Hölzer muss mittelst solcher Vorrichtungen geschehen, welche das Eindringen der Phosphordämpfe in die Arbeitsräume ausschliessen.

Wird erwärmte Tunkmasse verwendet, so dürfen zum Betunken nur Vorrichtungen benutzt werden, welche für diesen Zweck von der höheren Verwaltungsbehörde besonders genehmigt sind.

§ 5. Die Räume, in welche betunkte Hölzer zum Trocknen gebracht werden, müssen ausreichend ventilirt sein.

In künstlich erwärmten Trockenräumen darf die Temperatur 35 Grad Celsius nicht übersteigen. In jedem Trockenraume ist ein Thermometer anzubringen, an welchem durch eine in die Augen fallende, von aussen wahrnehmbare Marke der höchste zulässige Temperaturgrad bezeichnet ist.

Das Beschicken und Entleeren der Räume darf, sofern dazu das Betreten der letzteren erforderlich ist, nur stattfinden, wenn vorher mindestens eine halbe Stunde lang durch Oeffnen der Thüren und Fenster oder durch besondere Ventilationsvorrichtungen ein völliger Luftwechsel hergestellt ist.

§ 6. Die Abfüllräume, und sofern die erste Verpackung der Hölzer in besonderen Räumen erfolgt, auch diese, müssen so bemessen sein, dass für jeden der darin beschäftigten Arbeiter ein Luftraum von mindestens 10 Kubikmeter vorhanden ist. Die gedachten Räume müssen mit Fenstern, welche geöffnet werden können, und mit ausreichend wirkenden Ventilationseinrichtungen versehen sein.

§ 7. Die in § 1 unter a, b, d bezeichneten Räume müssen täglich nach Beendigung der Arbeit gereinigt werden. Die dabei zu sammelnden Abfälle sind sofort nach beendigter Reinigung der Räume zu verbrennen.

§ 8. Der Arbeitgeber hat dafür zu sorgen, dass die Arbeiter, welche in den im § 1 a bis d bezeichneten Räumen beschäftigt sind, einen besonderen Oberanzug oder eine auch den Oberkörper deckende Schürze tragen, und dass dieselben diese Kleidungsstücke jedesmal beim Verlassen der Arbeitsräume in einem besonderen, getrennt von den letzteren herzurichtenden Raume ablegen und zurücklassen. In diesem Raume müssen abgesonderte Behälter zum Aufhängen der Arbeitsanzüge und der gewöhnlichen Kleidungsstücke, welche vor Beginn der Arbeit abgelegt werden, vorhanden sein.

§ 9. Der Arbeitgeber darf nicht gestatten, dass die Arbeiter Nahrungsmittel in die Arbeitsräume mitbringen oder in denselben verzehren. Er hat dafür zu sorgen, dass das Einnehmen der Mahlzeiten nur in Räumen geschieht, welche von den Arbeitsräumen, sowie von den An- und Auskleideräumen vollständig getrennt sind. Auch müssen ausserhalb der Arbeitsräume Vorrichtungen zum Erwärmen der Speisen vorhanden sein.

§ 10. Ausserhalb der Arbeitsräume, aber in unmittelbarer Nähe derselben, müssen für die Zahl der darin beschäftigten Arbeiter ausreichende Wascheinrichtungen angebracht und Gefässe zum Zwecke des Mundausspülens in genügender Anzahl aufgestellt sein.

§ 11. Der Arbeitgeber hat dafür zu sorgen, dass die Arbeiter vor dem Einnehmen der Mahlzeiten, sowie vor dem Verlassen der Fabrik sich die Hände gründlich reinigen, den Mund mit Wasser ausspülen und die während der Arbeit benutzten Oberkleider oder Schürzen ablegen.

§ 12. Der Arbeitgeber darf in den im § 1 unter a bis d bezeichneten Räumen nur Personen zur Beschäftigung zulassen, welche eine Bescheinigung eines approbirten Arztes darüber beibringen, dass sie nicht an der Phosphornekrose leiden und vermöge ihrer Körperbeschaffenheit der Gefahr, von dieser Krankheit befallen zu werden, nicht in besonderem Masse ausgesetzt sind.

Die Bescheinigungen sind zu sammeln, aufzubewahren und dem Aufsichtsbeamten (§ 139 b der Gewerbeordnung) auf Verlangen vorzulegen.

§ 13. Der Arbeitgeber hat die Ueberwachung des Gesundheitszustandes der von ihm beschäftigten Arbeiter einem, dem Aufsichtsbeamten (§ 139 b der Gewerbeordnung) namhaft zu machenden approbirten Arzte zu übertragen, welcher im Laufe des ersten Jahres nach Inkrafttreten dieser Vorschriften monatlich, später vierteljährlich mindestens einmal eine Untersuchung der Arbeiter vorzunehmen und den Arbeitgeber von jedem ermittelten Falle einer Erkrankung an Phosphornekrose in Kenntniss zu setzen hat.

Der Arbeitgeber ist verpflichtet, von jeder unter den Arbeitern vorkommenden Erkrankung an Phosphornekrose, sobald er durch den Fabrikarzt oder auf andere Weise davon Kenntniss erhält, dem Aufsichtsbeamten schriftliche Anzeige zu erstatten. Er darf an der Phosphornekrose erkrankte Arbeiter nicht ferner in den im § 1 a bis d bezeichneten Räumen beschäftigen.

e. Schutz der Arbeiter in den Spiegelbeleganstalten.

Die schweren Gesundheitsschädigungen, welchen die Arbeiter in Spiegelbeleganstalten verhältnissmässig häufig dadurch ausgesetzt waren, dass sie metallisches Quecksilber in ihren Organismus aufnahmen und an sogenanntem gewerblichen Merkurialismus erkrankten, hatten die Aufmerksamkeit der Reichsverwaltung auf sich gelenkt, und wurde der Erlass allgemeiner Vorschriften zum Schutz der Arbeiter in den Spiegelbeleganstalten in Aussicht genommen. Da die Meinungen der zunächst befragten Sachverständigen aus den meistbetheiligten Bundesstaaten nicht übereinstimmten, sah man sich im Kaiserlichen Gesundheitsamte veranlasst, zunächst Versuche über die Bedingungen, unter denen die Aufnahme des Quecksilbers in den Organismus stattfindet, anzustellen. Das Ergebniss dieser Versuche ist unter dem Titel: »Untersuchungen über das Verstäuben und Verdampfen von Quecksilber mit besonderer Berücksichtigung der Verhältnisse in Spiegelbeleganstalten« in Band V der Arbeiten aus dem Kaiserlichen Gesundheitsamte (S. 113—138) veröffentlicht worden.

Die daraufhin unter Berücksichtigung des Gutachtens des Gesundheitsamtes im Reichsamte des Innern entworfenen Vorschriften über die Einrichtung und den Betrieb der Spiegelbeleganstalten wurden den hohen Bundesregierungen mitgetheilt, und sind demgemäss für das Königreich Preussen unter dem 18. Mai 1889 (vergl. S. 218), für das Königreich Bayern unter dem 30. Juli 1889 im Wesentlichen gleichlautende Vorschriften, betreffend die Einrichtung und den Betrieb von Spiegelbeleganstalten erlassen worden.

f. Krankenversicherung. Unfallverhütung. Internationale Arbeiterschutzgesetzgebung.

Die vorstehenden Darlegungen würden unvollständig sein, wenn nicht auch der hervorragenden hygienischen Bedeutung der neueren Gesetzgebung und Einrichtungen auf sozialem Gebiete gedacht würde. Es führt zu weit, das bahnbrechende Vorgehen Deutschlands in diesen wirthschaftlichen Fragen erschöpfend oder auch nur in einer annähernd orientirenden Weise zu schildern; wir müssen uns vielmehr begnügen, andeutungsweise die Hauptthatsachen mitzutheilen.

Zunächst ist durch das Gesetz, betreffend die Krankenversicherung der Arbeiter, vom 15. Juni 1883 denjenigen Personen, welche gegen Gehalt oder Lohn beschäftigt sind:

1. in Bergwerken, Salinen, Aufbereitungsanstalten, Brüchen und Gruben, in Fabriken und Hüttenwerken, beim Eisenbahn- und Binnendampfschifffahrtsbetriebe, auf Werften und bei Bauten,
2. im Handwerk und in sonstigen stehenden Gewerbebetrieben,

3. in Betrieben, in denen Dampfkessel oder durch elementare Kraft (Wind, Wasser, Dampf, Gas, heisse Luft etc.) bewegte Triebwerke zur Verwendung kommen, sofern diese Verwendung nicht ausschliesslich in vorübergehender Benutzung einer nicht zur Betriebsanlage gehörenden Kraftmaschine besteht,

ein Recht auf Krankenunterstützung gewährt worden. Die letztere besteht in freier ärztlicher Behandlung, Arznei, Brillen, Bruchbändern und ähnlichen Heilmitteln, sowie, im Falle der Erwerbsunfähigkeit, in einem, dem ortsüblichen Tagelohn entsprechenden Krankengelde, welches vom dritten Tage der Erkrankung ab gezahlt wird. Die Krankenunterstützung wird höchstens 13 Wochen lang gewährt, indem weiterhin die für die Unfallversicherung geschaffenen Berufsgenossenschaften eintreten. Die erforderlichen Mittel werden durch Beiträge der Arbeiter und der Arbeitgeber aufgebracht.

Die Krankenversicherung ist durch Gesetz vom 28. Mai 1885 (§ 15) ausgedehnt worden auf:

1. den gesammten Betrieb der Post-, Telegraphen- und Eisenbahnverwaltungen, sowie sämmtliche Betriebe der Marine- und Heeresverwaltungen, und zwar einschliesslich der Bauten, welche von diesen Verwaltungen auf eigene Rechnung ausgeführt werden;

2. den Baggereibetrieb;

3. den gewerbsmässigen Fuhrwerks-, Binnenschifffahrts-, Flösserei-, Prahm- und Fährbetrieb, sowie den Gewerbebetrieb des Schiffsziehens (Treidelei);

4. den gewerbsmässigen Speditions-, Speicher- und Kellerbetrieb;

5. den Gewerbebetrieb der Güterpacker, Güterlader, Schaffer, Bracker, Wäger, Messer, Schauer und Stauer.

Ausserdem ist vielfach von der durch § 133 des Gesetzes vom 5. Mai 1886 gewährten Befugniss, die Krankenversicherung auf die in der Land- und Forstwirthschaft beschäftigten Personen auszudehnen, Gebrauch gemacht worden.

In welchem Umfange die Krankenversicherung durchgeführt ist, beweist die Thatsache, dass im Jahre 1888 die durchschnittliche Mitgliederzahl sich auf 5 398 475 belief; die Zahl der Erkrankungsfälle betrug 1 762 520 (mit 29 528 770 Krankheitstagen), welche 61 561 484 Mark Krankheitskosten verursachten. Es liegt auf der Hand, dass durch eine so geregelte Pflege und sachkundige Behandlung von Krankheiten gerade in denjenigen Bevölkerungsklassen, welche bisher am wenigsten gewohnt waren, sich derartige Hülfen zu verschaffen, die Erkrankten gründlicher und sicherer wiederhergestellt werden, mithin auch gekräftigter und widerstandsfähiger in die Arbeit wieder eintreten, als ohne dies zu erwarten sein würde. Die Errungenschaften der Krankenversicherung kommen mithin auch der öffentlichen Gesundheitspflege zu gute.

Dass die Arbeiter in erheblichem Masse auch gegen die Folgen von Betriebsunfällen (Gesetz vom 6. Juli 1884 und mehrere Erweiterungsgesetze), sowie von dauernder Erwerbsunfähigkeit — auch abgesehen von Unfällen — (Gesetz vom 22. Juni 1889) versichert sind, sei hier nur erwähnt. Das eigene Interesse der Berufsgenossenschaften als Träger der Versicherungspflicht bei Unfällen hat dazu geführt, dass sie in grosser Zahl auf Grund des § 78 des Gesetzes vom 6. Juli 1884 Vorschriften zur Verhütung von Unfällen mit verbindlicher Kraft für ihre Mitglieder und für die Versicherten erlassen haben. Viele der Unfallverhütungsvorschriften enthalten neben den Bestimmungen technisch-maschineller Natur auch solche, welche das Gebiet der Hygiene berühren. Einen sprechenden Beweis dafür, wie hier Technik und medizinische Wissenschaft auf gemeinsame Arbeit angewiesen sind, hat die im Jahre 1889 unter dem Protektorate Seiner Majestät des Kaisers zu Berlin abgehaltene Allgemeine Ausstellung für Unfallverhütung geliefert.

In neuester Zeit ist durch die thatkräftige Initiative von Allerhöchster Stelle das Deutsche Reich auf dem Gebiete des Arbeiterschutzwesens weiter vorgegangen und hat den Zusammentritt einer internationalen Konferenz behufs Berathung einheitlicher Grundsätze für die Arbeit in gewerblichen Anstalten und Bergwerken veranlasst. An den Berathungen haben Vertreter der Regierungen von Deutschland, Belgien, Dänemark, Frankreich, Grossbritannien, Italien, den Niederlanden, Oesterreich-Ungarn, Portugal, Schweden und Norwegen, der Schweiz und Spanien Theil genommen. Sie haben sich erstreckt auf die Bergwerksarbeit insbesondere, sowie allgemein auf die Regelung der Sonntagsarbeit, der Arbeit der Kinder und der jugendlichen Arbeiter und der Frauen. Es ist zu erwarten, dass die im Protokoll (veröffentlicht im Reichsanzeiger vom 10. April und Veröffentlichungen des Kaiserlichen Gesundheitsamtes S. 237) niedergelegten Schlusssätze demnächst zu weiteren gesetzlichen Massregeln die Grundlage abgeben.

Nachtrag.

Der Seite 97 erwähnte Entwurf zum Arzneibuch für das Deutsche Reich (Pharmacopoea Germanica editio III) ist während der Drucklegung vom Bundesrath genehmigt und in Folge dessen veröffentlicht worden.

Das Arzneibuch für das Deutsche Reich tritt mit dem 1. Januar 1891 in Kraft.

II.

Das Gesundheitswesen

der Bundesstaaten

Preussen, Bayern und Württemberg.

————✳————

I. Das Gesundheitswesen in Preussen.

Bearbeitet

von

Dr. M. Pistor.

Einleitung.

Der Staat, als die Vereinigung aller Gemeinwesen geringerer Ordnung (Provinzen, Bezirke, Kreise, Aemter, Gemeinden etc.) unter einer Verwaltung zur Förderung gemeinsamer Interessen, hat die Pflicht, dafür zu sorgen, dass die öffentliche wie die Wohlfahrt des Einzelnen möglichst gesichert und begünstigt werde. Zu den wesentlichsten Bedingungen jener allgemeinen wie persönlichen Wohlfahrt gehört die Herstellung gesundheitsgemässer, die Beseitigung gesundheitswidriger Verhältnisse behufs Sicherung und Erhaltung der Volksgesundheit, sowie Mehrung der Volkswehrkraft und des Volkswohlstandes; diesen Theil der staatlichen Fürsorge nennt man die staatliche, öffentliche Gesundheitspflege und deren Ueberwachung, auch Sanitätspolizei.

Neben dieser Aufgabe, für des Volkes gesundheitliches Wohl im Allgemeinen Sorge zu tragen, liegt dem Staate aber auch ob, Einrichtungen zu treffen und Anstalten zu schaffen, welche es dem Einzelnen ermöglichen, die geschädigte Gesundheit in zuverlässigster Weise wieder herzustellen, unter gewissen Bedingungen auch bei normalen körperlichen Vorgängen (Geburten) sachverständige Hülfe herbeizuziehen. In einem wohlgeordneten Staatswesen wird daher eine ausgiebige Gelegenheit zur Ausbildung von Aerzten, als den Heilkundigen, Apothekern, als den Anfertigern der erforderlichen Heilmittel, und Hebammen, als den Beiständen bei Geburten geboten werden müssen.

Der Staat hat weiterhin die Pflicht, für Anstalten zu sorgen, in welche arme und solche Kranke zur Heilung aufgenommen werden, welche allein stehen und keine Pflege haben können. Besonders zwingend tritt diese Verpflichtung an den Staat heran, wenn es sich um die Unterbringung solcher Personen handelt, von welchen der öffentlichen Gesundheit (an übertragbaren Volkskrankheiten Leidende) oder der öffentlichen Sicherheit (Geisteskranke) Gefahr droht.

Um ein thunlichst zuverlässiges Heilpersonal (Aerzte, Zahnärzte, Apotheker, Hebammen) den Bedürftigen bereit zu stellen, überwacht der Staat dessen Ausbildung und erfordert einen Befähigungsnachweis für den betreffenden Berufszweig durch Ablegen einer Prüfung.

Die Gesammtthätigkeit des Staates nach letzterer Richtung bezeichnet man als Verwaltung und Ueberwachung des Heilwesens (Medizinal-Polizei).

Eine weitere Thätigkeit übt der Staat endlich als Hüter des Rechtes mit Unterstützung der Heilkunde im allgemeinen wie Einzelinteresse dadurch, dass er durch besonders geeignete oder dafür bestellte ärztliche Sachverständige den Geisteszustand solcher Personen untersuchen lässt, welche durch Geisteskrankheit der Gesellschaft oder sich selbst gefährlich werden, (gemeingefährliche Geisteskranke) im Laufe einer Untersuchung oder während der schon eingetretenen Freiheits-Entziehung Zweifel an ihrer geistigen Gesundheit aufkommen lassen oder endlich zu ihrem eigenen Wohle bevormundet werden sollen, um sie vor Vermögensnachtheilen u. dergl. zu schützen. Bei zweifelhaften Todesfällen, gewissen Körperverletzungen bedient sich der Staat zur Feststellung der Todesursache, der Bedeutung einer Verletzung für Leben und Gesundheit der Betroffenen ärztlicher, und zwar meist für diesen Zweck besonders vorgebildeter und tauglich befundener Sachverständiger, um für die Rechtspflege die oft wichtigsten Beweisthatsachen zu ermitteln. Dieser Theil der ärztlichen Wissenschaft im öffentlichen Interesse ist die gerichtliche Medizin.

Die geeigneten Massregeln zur Erhaltung und Verbesserung der öffentlichen Gesundheit, zur Beschaffung des erforderlichen Personales und der Arznei-Verkaufsstellen, wie die Ueberwachung der Ausführung solcher Massregeln liegt den vom Staate zu diesem Zwecke eingesetzten Behörden ob, deren Organisation im Preussischen Staate der folgende Abschnitt erörtert.

I. Organisation der Preussischen Medizinal-Verwaltung.

Das Herrscherhaus der Hohenzollern hat in der Fürsorge für das Staatswohl dem öffentlichen Gesundheitswesen schon früh seine Aufmerksamkeit gewidmet. Die ersten Anfänge dieser Thätigkeit reichen bis in das 16. Jahrhundert zurück: während der Regierung des Kurfürsten Johann Georg erschienen bereits einige Verordnungen, betreffend die Ueberwachung der Heilanstalten, Apotheken und Arzneipreise.

Der grosse Kurfürst Friedrich Wilhelm ordnete durch ein Medizinal-Edikt vom 12. November 1685 die Bildung einer Zentral-Medizinalbehörde, des Collegium medicum an, welches das gesammte Heilpersonal einschliesslich der Bader, Bruchärzte, Scharfrichter und sonstiger Spezialisten jener Zeit zu prüfen und deren Thätigkeit zu beaufsichtigen, die Apotheken zu revidiren und den ungesetzlichen Verkehr mit Arzneimitteln, sowie die Kurpfuscherei zu überwachen hatte.

Der König Friedrich Wilhelm I. erliess dann in weiterer Vervollkommnung dieser Bestimmungen jenes heute noch durch seine eingehende und nach damaligem Stande der Wissenschaft wie der Verwaltung verständnissvolle Behandlung der Sache die Bewunderung der Kenner erregende Medizinal-Edikt vom 27. September 1725; dasselbe wird von den besten Schriftstellern über das preussische Medizinalwesen, wie von Rönne und Simon, v. Horn und selbst von dem Oesterreicher Lorenz von Stein als eine Musterleistung und als die Grundlage der heutigen preussischen Medizinal-Verfassung bezeichnet.

Ausser dem seit 1685 bestehenden Ober-Collegium medicum in Berlin bestätigte das Edikt die seit 1724 eingesetzten Collegia medica der Provinzen, welche mit der Wahrnehmung des Medizinalwesens in den Provinzen nach Massgabe des Ediktes, sowie mit den Prüfungen der Chirurgen, Apotheker, Bader und Hebammen und der Visitation der Apotheken, aber unter Leitung des Ober-Collegium medicum, betraut wurden; letzterem verblieb die Oberaufsicht über alle Medizinal-Angelegenheiten. Das Edikt begrenzte die Ausübung der ärztlichen Praxis je nach der durch die ärztliche etc. Prüfung erworbenen Befähigung, setzte Taxen fest, ertheilte den Apothekern genaue Vorschriften über ihre Befugnisse, ordnete bereits den Verkehr mit Arzneimitteln bei den Materialisten, traf Bestimmungen über Hebammen, Bader, fahrende Heilkünstler aller Art, Scharfrichter u. s. w. Das Ober-Collegium medicum bestand unter dem Vorsitze eines Staatsministers aus den Leib- und Hofärzten, den ältesten praktischen Aerzten Berlins, sowie chirurgischen und pharmazeutischen Beisitzern; in ähnlicher Weise waren die damaligen Provinzial-Medizinalcollegia zusammengesetzt.

Seit dem Jahre 1719 war behufs Ueberwachung des Auftretens und der Verbreitung ansteckender Krankheiten im Lande ein Collegium sanitatis zu Berlin eingerichtet worden, welchem 1762 ähnliche Collegia in den Provinzen unterstellt wurden.

Im Jahre 1799 wurden beide Behörden zum Ober-Collegium medicum et sanitatis vereinigt.

Eine Verordnung vom 16. Dezember 1808 rief die Abtheilung für das Medizinalwesen im Ministerium des Innern ins Leben, welche die Leitung der ganzen Medizinalpolizei erhielt, aber in Folge Königlicher Ordre vom 3. November 1817 zum grössten Theil an das Ministerium der geistlichen, Unterrichts- und Medizinal-Angelegenheiten überging; dem Ministerium des Innern verblieb damals noch die eigentliche Sanitätspolizei, die Armenkrankenpflege und die Aufsicht über die dahin gehörigen Anstalten.

Die zur Zeit bestehende Kompetenz der Medizinal-Abtheilung im Kultusministerium ist durch die Königliche Ordre vom 22. Juni 1849 in der sogleich zu besprechenden Weise geregelt.

An der Spitze der Medizinal-Verwaltung im Königreich Preussen steht der Minister der geistlichen, Unterrichts- und Medizinal-Angelegenheiten. Die demselben unterstellte Medizinal-Abtheilung besteht aus einem Ministerial-Direktor, drei vortragenden staatsärztlichen Räthen, dem jedesmaligen Generalstabsarzt der Armee, einem Justitiarius, einem Kassenrath, einem Baurath und event. weiteren rechtskundigen Räthen.

Diese dritte Abtheilung des Ministeriums der geistlichen, Unterrichts- und Medizinal-Angelegenheiten ist die Zentralstelle für alle Angelegenheiten der Medizinal- und Sanitätspolizei. Die Veterinärpolizei ist seit dem Jahre 1872 von der Medizinal-Abtheilung getrennt und dem Minister für Landwirthschaft, Domainen und Forsten unterstellt worden.

Sofern die Gesundheitspflege Fragen aus dem Gebiete der allgemeinen Polizei betrifft, so konkurrirt in der Bearbeitung das Ministerium des Innern bald in erster, bald in zweiter Linie, z. B. bei Fragen der Wohnungshygiene, öffentlichen Reinlichkeit, Reinhaltung der Wasserläufe u. dergl. mehr.

Handelt es sich um die Gesundheitspflege in Zweigen der Verwaltung, welche als solche einem anderen Ministerium unterstellt sind, so hat die Medizinal-Abtheilung nur das Korreferat, wie bei der Gewerbe-Hygiene, Baupolizei, Gesundheitspflege in Strafanstalten, Gefängnissen.

Die Staatsprüfungen der Aerzte, Zahnärzte und Apotheker leitet die Medizinal-Abtheilung nach den für das Deutsche Reich von dem Reichskanzler erlassenen Prüfungsvorschriften; ein vortragender Geheimer Medizinalrath ist Vorsitzender der Prüfungskommission für die Staatsprüfungen der Aerzte; ein anderer leitet die Staatsprüfungen der Apotheker. Die Vorbildung zum ärztlichen Beruf, sowie das gesammte medizinische Unterrichtswesen in Preussen unterstehen ebenfalls dem Ministerium der geistlichen, Unterrichts- und Medizinal-Angelegenheiten und zwar der ersten Unterrichts-Abtheilung desselben unter Mitwirkung der Medizinal-Abtheilung.

Die höchste, rein berathende wissenschaftliche Behörde im Staate ist die Wissenschaftliche Deputation für das Medizinalwesen, welche zufolge Königlicher Ordre vom 16. Dezember 1808 das Ober-Collegium medicum et sanitatis ersetzte, aus einem Vorsitzenden, dem jedesmaligen Direktor der Medizinal-Abtheilung, und 13 ordentlichen, bis auf einen Chemiker, ärztlichen Mitgliedern besteht und dem Minister der Medizinal-Angelegenheiten untergeordnet ist.

Ausserordentliche Mitglieder sind die Vertreter der durch Königliche Verordnung vom 25. Mai 1887 für Preussen ins Leben gerufenen Aerztekammern (S. 157).

Aus der unter dem 22. September 1888 durch Seine Majestät den König genehmigten Geschäftsanweisung für die Deputation (Ministerialblatt[1]) für die innere Verwaltung S. 193) sei hier nur Folgendes angeführt:

---

[1]) Sämmtliche angezogenen Gesetze sind nur einmal nach dem Datum ihrer Vollziehung und dem Orte ihrer Veröffentlichung bezeichnet, später nach der landesüblichen Bezeichnung aufgeführt.

Unter Ministerialblatt ist immer das Ministerialblatt für die innere Verwaltung zu verstehen, wenn nichts anderes dazu bemerkt ist.　　　D. H.

»§ 1. Die Wissenschaftliche Deputation für das Medizinalwesen ist eine berathende wissenschaftliche Behörde. Sie hat die Aufgabe, der Medizinalverwaltung für ihre Zwecke die Benutzung der zu jeder gegebenen Zeit durch die Entwickelung der medizinischen Wissenschaft gelieferten Ergebnisse zu erleichtern und als oberste sachverständige Fachbehörde in gerichtlich-medizinischen Angelegenheiten thätig zu sein.

Die Wissenschaftliche Deputation hat demgemäss

    1. über alle ihr vom Minister der Medizinal-Angelegenheiten zur Begutachtung vorgelegten Verhandlungen, Vorschläge oder Fragen sich vom Standpunkt der medizinischen Wissenschaft zu äussern, und insbesondere die vom Minister ihr auf Ersuchen der Gerichtsbehörden aufgetragenen gerichtlich-medizinischen Obergutachten zu erstatten;

    2. aus eigenem Antrieb dem Minister der Medizinal-Angelegenheiten Vorschläge zur Abstellung von Mängeln zu machen, welche nach ihrer Ansicht bei vorhandenen Einrichtungen für die Zwecke der öffentlichen Gesundheitspflege bestehen, auch neue Massnahmen in Anregung zu bringen, welche ihr geeignet erscheinen, die Zwecke der Medizinal-Verwaltung zu fördern.

§ 2. Ausserdem hat die Wissenschaftliche Deputation die Prüfungen der Aerzte behufs Erlangung der Befähigung zur Anstellung als Medizinalbeamte gemäss den bestehenden Vorschriften auszuführen.

Bis auf Weiteres bewendet es in dieser Beziehung bei dem Regulativ für die Prüfung behufs Erlangung der Befähigung zur Anstellung als Kreisphysikus vom 10. Mai 1875 und dessen Ergänzungen.

§ 3. Die Deputation besteht:

    1. aus einem Direktor,

    2. aus ordentlichen Mitgliedern,

    3. aus ausserordentlichen Mitgliedern.

Im Falle des Bedürfnisses können von dem Minister der Medizinal-Angelegenheiten zur Entlastung der ordentlichen Mitglieder Hülfsarbeiter einberufen werden, welchen der Direktor die Erledigung solcher Arbeiten, zu denen sie besonders geeignet sind, aufträgt.

Zu einzelnen Berathungen dürfen nach erfolgter Genehmigung des Ministers von dem Direktor besondere Sachverständige (Gelehrte, Techniker) hinzugezogen werden, von deren Betheiligung eine förderliche Information der Deputation über den zur Berathung stehenden Gegenstand zu erwarten ist.«

Die ausserordentlichen Mitglieder werden durch den Minister zu Sitzungen der erweiterten Wissenschaftlichen Deputation im Allgemeinen jährlich einmal einberufen.

Für weitere Kreise wichtige Gutachten und sonstige Arbeiten der Deputation in gesundheitspolizeilichen wie gerichtlichen Angelegenheiten werden in der Vierteljahrsschrift für gerichtliche Medizin und öffentliches Sanitätswesen, herausgegeben von Herrmann Eulenberg, veröffentlicht.

Zur Medizinal-Abtheilung gehört auch die technische Kommission für pharmazeutische Angelegenheiten, welche eine berathende Stimme in rein pharmazeutischen Fragen hat; dieselbe besteht aus einem der vortragenden Geheimen Medizinalräthe des Ministeriums als Vorsitzendem und vier hier ansässigen Apothekern als Mitgliedern.

Die Medizinal-Verwaltung in den einzelnen Provinzen leitet und überwacht der Ober-Präsident der Provinz und trifft selbst durch Polizei-Verordnung mit Zustimmung des Provinzialrathes[1]) bezügliche Anordnungen, sobald sanitäts- oder medizinal-polizeiliche Massregeln für die ganze Provinz oder mehrere Regierungsbezirke derselben, oder für Kreise verschiedener Regierungsbezirke nothwendig werden (§ 137 des Gesetzes über die allgemeine Landesverwaltung vom 30. Juli 1883. Gesetzsammlung 1883 S. 195. Gesetz über die Polizei-Verwaltung vom 11. März 1850, §§ 5 und 6. Gesetzsammlung 1850 S. 265).

Nach besagtem § 6 lit. f in Verbindung mit den §§ 137—145 des ersterwähnten Gesetzes gehören zu den Gegenständen der in Frage kommenden polizeilichen Vorschriften Seitens der Ober-

---

[1]) Provinzialrath, Bezirks-, Kreis- und Amts-Ausschuss sind Behörden, welche aus dem den Vorsitz führenden ersten Beamten des betreffenden Gemeinwesens (Ober-Präsident, Regierungs-Präsident, Landrath, Amtsvorsteher) und aus einer Anzahl von unter Betheiligung der zuständigen Selbstverwaltungskörper gewählten Mitgliedern bestehen. Ausser dem Vorsitzenden ist dem Provinzialrath noch ein höherer Verwaltungsbeamter, dem Bezirks-Ausschuss noch ein zum Richteramt und ein zum höheren Verwaltungsdienst befähigtes Mitglied beigegeben. Jenen Behörden sind auf dem Gebiete der allgemeinen Landesverwaltung wichtige Befugnisse der Aufsicht übertragen. (Landesverwaltungsgesetz §§ 10, 28 und für Berlin § 41. Kreisordnung vom 13. Dezember 1872 §§ 51 und 141.)

Präsidenten, Regierungs-Präsidenten, Landräthe und Orts-Polizei-behörden »Sorge für Leben und Gesundheit«.

Dem Ober-Präsidenten allein steht es zu, die Anlage neuer und die Verlegung alter Apotheken zu genehmigen, sowie überflüssig gewordene Anlagen einzuziehen (Instruktion für die Ober-Präsidenten vom 31. Dezember 1825 § 11 lit. b nebst den dazu ergangenen Ministerial-Verfügungen).

Der Ober-Präsident leitet die Verhandlungen des demselben als technische Behörde zur Seite stehenden Provinzial-Medizinal-Kollegiums, welches aus mindestens drei Aerzten als Mitgliedern, einem Thierarzt und einem Apotheker als Beisitzern bestehen soll und lediglich eine rathgebende Körperschaft mit kollegialer Verfassung ist, deren Hauptthätigkeit, entgegen der ursprünglichen Dienstanweisung vom 23. Oktober 1817 (Gesetzsammlung S. 245), seit Jahren in der Revision der aus der betreffenden Provinz vierteljährlich eingehenden Obduktionsverhandlungen und zugehörigen Gutachten der Kreismedizinalbeamten, sowie der gerichtsärztlichen Gutachten über zweifelhafte Geisteszustände und in der Erstattung von Obergutachten in beiden Richtungen auf Ersuchen der Gerichts-behörden besteht; ihre Mitwirkung bei der staatlichen Gesundheits-pflege ist zur Zeit eine verschwindende.

Die ausübende öffentliche Gesundheitspflege (Sanitäts- und Medizinalpolizei), insbesondere die Beaufsichtigung der Ausführung der bestehenden gesetzlichen und reglementarischen Bestimmungen, der Erlass von neuen, durch das Bedürfniss bedingten Anordnungen und Vorschriften gehört zufolge § 2 Ziffer 3 der Regierungs-Dienst-anweisung vom 23. Oktober 1817 und der Königlichen Ordre vom 31. Dezember 1825 (Gesetzsammlung 1817 S. 248 und 1826 S. 5) zum Geschäftskreis der Bezirks-Regierungen, liegt daher nach der Neuorganisation dieser Behörden jetzt in der Hand der Regierungs-Präsidenten, welchen stets ein für Staatsarzneikunde befähigter und geprüfter Rath (Regierungs- und Medizinalrath) für die Bearbeitung der sanitäts- und medizinalpolizeilichen Angelegenheiten beigegeben ist.

Dem Regierungs-Präsidenten stehen unter Zustimmung des Bezirks-Ausschusses für seinen Regierungsbezirk und mehrere Kreise desselben dieselben Verordnungsrechte zu, welche für die Ober-Präsidenten vorher im grösseren Massstabe angegeben sind (vergl. Landesverwaltungsgesetz a. a. O.).

In den Kreisen übt der Landrath die Sanitäts- und Medizinalpolizei unter Beirath des ihm zugeordneten Kreis-Physikus aus; der in vielen Kreisen noch angestellte zweite Amtsarzt (sogenannte Kreiswundarzt), ein Ueberbleibsel aus der früheren Zeit, hat lediglich die Bedeutung eines zweiten, in der Staatsarzneikunde geprüften Sachverständigen für gerichtsärztliche Zwecke und kommt für gesundheitspolizeiliche Angelegenheiten fast nur als Vertreter des Physikus in Frage. Die Stellen der Kreiswundärzte werden seit Jahren allmählich vermindert und voraussichtlich in nicht zu ferner Zeit ganz wegfallen.

Nach § 142 des angeführten Landesverwaltungsgesetzes steht dem Landrath für mehrere Ortspolizeibezirke, wie für seinen ganzen Kreis ebenfalls das Recht zu, polizeiliche, also auch sanitätspolizeiliche Verordnungen mit Zustimmung des Kreis-Ausschusses zu erlassen. Für Berlin erlässt der Polizei-Präsident mit Zustimmung des Gemeinde-Vorstandes derartige Verordnungen (Landesverwaltungsgesetz § 143, Gesetz vom 11. März 1850 §§ 5 ff.).

Der Amtsvorsteher ist nach § 62 der Kreisordnung vom 13. Dezember 1872 zum Erlass von Polizei-Verordnungen im Rahmen der §§ 5 ff. des Gesetzes vom 11. März 1850, betreffend die Polizeiverwaltung, für den ganzen Amtsbezirk oder einzelne Gemeinden desselben unter Zustimmung des Amtsausschusses berechtigt, kann daher auch gesundheitspolizeiliche Anordnungen mit bindender Kraft treffen.

Ausserdem liegt es in der Hand aller Polizeibehörden, auf Grund der Bestimmung des Allgemeinen Landrechtes Theil II Tit. 17 § 10, welcher bestimmt:

> »Die nöthigen Anstalten zur Erhaltung .... und zur Abwendung der dem Publiko oder einzelnen Mitgliedern desselben bevorstehenden Gefahren zu treffen, ist das Amt der Polizei,«

die erforderlichen Massregeln event. auch im Wege der polizeilichen Verfügung anzuordnen.

Abgesehen von der Mitwirkung bei dem Erlass von Orts-Polizeiverodnungen (§ 143 des Landesverwaltungsgesetzes) haben die Gemeindebehörden im Preussischen Staate mit der Gesundheits-Polizei nichts zu thun; dieselbe ist wie die gesammte Wohlfahrtspolizei eine rein staatliche Einrichtung.

Die von den vorgenannten Behörden erlassenen Verordnungen dürfen selbstredend die von den Reichs- oder Landesgesetzen gesteckten Grenzen nicht überschreiten und sind in der Höhe der Strafandrohung beschränkt.

Durch jenes Polizei-Verordnungsrecht sind alle Polizei-Behörden unter Zustimmung bestimmter Verwaltungskörper in der Lage, für ihren Bezirk verbindliche Anordnungen im Interesse der öffentlichen Gesundheitspflege (Sanitäts- und Medizinalpolizei) zu treffen, sobald sich für einen bestimmten Landestheil oder Ort ein Bedürfniss dazu herausstellt, welches durch die bestehenden Gesetze nicht gedeckt ist. Die Behörden haben aber auch das Recht, die Befolgung obrigkeitlicher Anordnungen im Rahmen der bestehenden Gesetze durch Geldstrafen und erforderlichen Falles Haftstrafen zu erzwingen (Landesverwaltungsgesetz § 132) oder durch einen Dritten ausführen zu lassen.

II. Heilwesen.

1. Die Aerzte.

Die Ausbildung der Aerzte, ihre Stellung im Staate, Rechte und Pflichten sind S. 11 ff. erörtert worden.

Ihre Ausbildung erfolgt auf den S. 22 ff. näher bezeichneten Universitäten, deren hervorragende medizinische Unterrichtsanstalten in einer besonderen Festschrift eingehend gewürdigt sind; dieselbe giebt Auskunft über diejenigen Einrichtungen und Anstalten, welche der Preussische Staat für den Unterricht der angehenden Aerzte errichtet hat, und legt Zeugniss dafür ab, wie in fortgesetzter Fürsorge für das Allgemeinwohl jene Anstalten dem Stande der einzelnen Zweige der medizinischen Wissenschaft, wo veraltet oder auch nur nicht ausreichend, erneuert oder vervollkommnet werden.

Um den Studirenden eine zweckmässige Auswahl der Vorlesungen zu erleichtern, übergeben die medizinischen Fakultäten vieler Preussischer Universitäten den jungen Leuten bei der Immatrikulation einen sogenannten Studienplan, aus welchem zu ersehen ist, in welcher Weise die verschiedenen Disziplinen auf die einzelnen Studiensemester in vortheilhaftester Weise zur Erreichung des Zweckes vertheilt werden, je nachdem der Beginn des Studiums in das Sommer- oder Wintersemester fällt. Die Berliner medizinische Fakultät hat folgenden Arbeitsplan für die Studirenden aufgestellt:

Studienplan für Mediziner,
die ihr Studium mit dem Sommer-Semester beginnen.

I. Semester. Sommer.	II. Semester. Winter.	III. Semester. Sommer.	IV. Semester. Winter.
Physik I. Theil. Zoologie und vergleichende Anatomie. Osteologie und Syndesmologie. Allgemeine Anatomie.	Anorganische Chemie. Physik II. Theil. Menschliche Anatomie. Präparirübungen. Allgemeine Botanik.	Mikroskopische Uebungen. Physiologie (Allgemeiner Theil). Entwickelungsgeschichte. Organische Chemie.	Präparirübungen. Physiologie (Spezieller Theil). Allgemeine Pathologie und Therapie. Chemische Uebungen.
Mathematische Vorlesungen. Meteorologie. Anthropologie. Mineralogie und Geologie.	Physikalische Geographie. Logik. Psychologie.	Physiologische, zootomische, botanische Uebungen. Spezial-Vorlesungen aus dem Gebiete der Anatomie und Physiologie.	

V. Semester. Sommer.	VI. Semester. Winter.	VII. Semester. Sommer.	VIII. Semester. Winter.	IX. Semester. Sommer.
Pathologische Anatomie. Spezielle Pathologie und Therapie. Chirurgie. Knochenbrüche und Verrenkungen. Arzneimittellehre und Balneologie. Auscultation u. Percussion.	Spezielle Pathologie und Therapie. Geburtshülfe. Akiurgie. Medizinische und Chirurgische Klinik als Auscultant.	Pathologisch-anatomischer Kursus. Gynäkologie. Geburtshülflicher Operationskursus. Besuch der medizinischen, chirurgischen und geburtshülflich-gynäkologischen Klinik als Praktikant.	Geschichte der Medizin. Gesundheitspflege.	Geschichte der Volkskrankheiten. Gesundheitspflege (Fortsetzung).
			Besuch der medizinischen, chirurgischen, geburtshülflich-gynäkologischen Klinik, der Augenklinik sowie der medizinischen Poliklinik als Praktikant. Psychiatrische und Nerven-Klinik.	
Physiologische und patholog. Chemie; Toxikologie. Pharmakologische und toxikologische Uebungen.	Formulare. Theoretische Vorträge über Syphilis, Haut- und Nervenkrankheiten.		Pathologisch-histologische Uebungen. Uebungen im hygienischen Institut. Chirurgischer, ophthalmologischer Operationskursus.	
Es wird den Angehörigen des deutschen Reiches dringend gerathen, spätestens im V. Semester die ärztliche Vorprüfung in Anatomie, Physiologie, Physik, Chemie, Botanik und Zoologie zu bestehen.		Verbandlehre. Laryngoskopie. Klinische diagnostische Kurse. Ophthalmologie.	Spezialkliniken für Kinderkrankheiten, Syphilis, Hautkrankheiten und Otiatrik. Zahnheilkunde. Elektrotherapie. Gerichtliche Medizin.	

Erläuterung. Vorstehender Studienplan enthält nur Rathschläge der Fakultät über die Einrichtung des Studiums, ist jedoch nicht obligatorisch. Bei den unter der Klammer aufgeführten Vorlesungen, wie „Logik, Psychologie", ist es gleichgültig, in welchem der beiden Semester dieselben gehört werden. Die Meldung zum Examen rigorosum ist erst nach vierjährigem Studium und nach vollständig (d. h. einschliesslich der etwaigen Nachprüfungen) beendeter ärztlicher Vorprüfung zulässig. Bei der Meldung zum Staatsexamen muss nachgewiesen werden, dass der Kandidat 9 Semester und zwar nach vollständig beendeter Vorprüfung mindestens noch 4 Halbjahre studirt und mindestens je 2 Halbjahre hindurch an der medizinischen, chirurgischen und geburtshülflichen Klinik als Praktikant theilgenommen hat, mindestens 2 Kreissende selbständig entbunden und ein Halbjahr als Praktikant die Klinik für Augenkranke besucht hat. Bezüglich des Militärdienstes mit der Waffe räth die Fakultät, diesen im ersten Sommer-Semester zu absolviren. Würde man im ersten Sommer-Semester zum Dienste mit der Waffe noch nicht zugelassen, so verlegt man am Besten die Dienstzeit ganz ans Ende der Studien nach abgelegtem Staatsexamen, oder in das 5. Semester nach Absolvirung des Tentamen physicum. Ist man vom Dienste mit der Waffe befreit, so empfiehlt die Fakultät, in dem dadurch gewonnenen Semester noch den Besuch einer Klinik sowie praktische Arbeiten im anatomischen, physiologischen, pharmakologischen, pathologischen und hygienischen Institut.

Studienplan für Mediziner,
die ihr Studium mit dem Winter-Semester beginnen.

I. Semester. Winter.	II. Semester. Sommer.	III. Semester. Winter.	IV. Semester. Sommer.
Anorganische Chemie. Physik I. Theil. Menschliche Anatomie. Präparirübungen. Osteologie und Syndesmologie.	Organische Chemie. Physik II. Theil. Allgemeine Anatomie. Mikroskopische Uebungen (event. im IV. Semester). Zoologie und vergleichende Anatomie.	Präparirübungen. Physiologie (spezieller Theil). Allgemeine Botanik.	Physiologie (allgemeiner Theil). Mikroskopische Uebungen (siehe II. Semester). Entwickelungsgeschichte. Pathologische Anatomie. Chemische Uebungen.
Mathematische Vorlesungen. Meteorologie. Anthropologie. Mineralogie und Geologie.	Physikalische Geographie. Logik. Psychologie.	Physiologische, zootomische, botanische Uebungen. Spezial-Vorlesungen aus dem Gebiete der Anatomie und Physiologie.	

V. Semester. Winter.	VI. Semester. Sommer.	VII. Semester. Winter.	VIII. Semester. Sommer.	IX. Semester. Winter.
Allgemeine Pathologie und Therapie. Spezielle Pathologie und Therapie. Chirurgie. Knochenbrüche und Verrenkungen. Arzneimittellehre und Balneologie. Auscultation u. Percussion.	Spezielle Pathologie und Therapie. Gynäkologie. Medizinische und Chirurgische Klinik als Auscultant. Akiurgie.	Pathologisch-anatomischer Kursus. Geburtshülfe. Besuch der medizinischen, chirurgischen und geburtshülflich-gynäkologischen Klinik als Praktikant.	Geschichte der Volkskrankheiten. Gesundheitspflege.	Geschichte der Medizin. Gesundheitspflege (Fortsetzung).
Pathologische Chemie, Toxikologie. Pharmakologische und toxikologische Uebungen.	Formulare. Theoretische Vorträge über Syphilis, Haut- und Nervenkrankheiten.		Besuch der medizinischen, chirurgischen, geburtshülflich-gynäkologischen Klinik, der Augenklinik sowie der medizinischen Poliklinik als Praktikant. Psychiatrische und Nerven-Klinik. Pathologisch-histologische Uebungen. Uebungen im hygienischen Institut. Chirurgischer, ophthalmologischer und geburtshülflicher Operationskursus.	
Ablegung des tentamen physicum vergl. vorstehend.		Verbandlehre. Laryngoskopie. Klinische diagnostische Kurse. Ophthalmologie.	Spezialkliniken für Kinderkrankheiten, Syphilis, Hautkrankheiten und Otiatrik. Zahnheilkunde. Elektrotherapie. Gerichtliche Medizin.	

Erläuterung wie auf vorstehendem Studienplan.

Ausgegeben von der medizinischen Fakultät der Königlichen Friedrich-Wilhelms-Universität zu Berlin am 1. April 1886.

Im Wesentlichen laufen alle derartigen Studienpläne darauf hinaus, dass die vorbereitenden naturwissenschaftlichen Vorlesungen und Uebungen (chemisches Laboratorium, botanische Sammlungen etc.), die grundlegenden anatomischen und physiologischen, sowie pathologisch-anatomischen Lehren gehört, bezw. geübt und aufgenommen werden, bevor der Studirende sich praktischer Thätigkeit am Krankenbett widmet; der Praktikant soll, bevor er die Heilkunst zu lernen beginnt, mit den für ein richtiges Verständniss der Krankheitsvorgänge nothwendigen naturwissenschaftlichen und biologischen Lehren vertraut geworden sein; anderenfalls wird ihm das rechte Verständniss für die Vorgänge im kranken Körper und damit für ein folgerichtiges Eingreifen zum Heilen mangeln.

Um jungen Aerzten vor dem Eintritt in den Beruf noch weitere Gelegenheit zur Befestigung und Erweiterung des Wissens durch eine möglichst selbständige Thätigkeit unter zuverlässiger Leitung zu geben, haben auf Anregung des Herrn Medizinal-Ministers seit 1877 sehr viele Krankenhaus-Verwaltungen sich bereit erklärt, Volontairärzten für eine bestimmte Zeit zu jenem Zwecke in ihren Anstalten die praktische Thätigkeit unter Aufsicht des die Anstalt leitenden Arztes zu gestatten, und den jungen Aerzten unter Umständen auch Aufnahme und Beköstigung gegen Entgelt oder unentgeltlich gewährt.

Die in früheren Jahren in Preussen ausgebildeten Wundärzte erster und zweiter Klasse, von welchen jene innere Kuren nur unternehmen durften, sofern an ihrem Wohnorte überhaupt kein rite promovirter Arzt ansässig, oder vor Niederlassung des Wundarztes I. Klasse gewesen war, diese nur zur chirurgischen Praxis mit Ausschluss grösserer Operationen befugt waren, werden in Gemässheit einer Königlichen Verordnung vom 15. September 1848 nicht mehr ausgebildet, sterben daher allmählig aus.

Rechte und Pflichten der Aerzte (vergl. S. 11 ff.).

Der im Deutschen Reich geprüfte Arzt kann seine Thätigkeit in Preussen und unter Umständen auf Grund besonderer Verträge mit den Grenzstaaten über dessen Grenzen hinaus ausüben, ist zur Uebernahme jeder öffentlichen, ausser der staatsärztlichen Stellung ohne weitere Prüfung berechtigt und darf sich auf Grund des § 29 der Reichsgewerbeordnung vor allen nicht oder im Auslande geprüften Heilbeflissenen Arzt nennen, ist aber durch keine gesetzliche Bestimmung gegen die Konkurrenz der Kurpfuscher geschützt, vielmehr lediglich auf sich selbst in dieser Beziehung angewiesen. Seine Niederlassung hat er bei dem zuständigen Physikus unter Vorlegung seiner Approbation anzuzeigen, ebenso einen etwaigen Wechsel des Wohnortes.

Ueber die Verpflichtung der Aerzte, ihre Hülfe zu gewähren, findet sich S. 16 das Nähere.

Nach § 17, 3 des Gesetzes über die Beurkundung des Personenstandes vom 6. Februar 1875 ist der Arzt zur Anzeige von in seiner Gegenwart stattgehabten Geburten verbunden. Die Verpflichtung der Aerzte zur Anzeige von Erkrankungen an Infektionskrankheiten sowie ihre Betheiligung an der öffentlichen Gesundheitspflege im Allgemeinen wird in den bezüglichen Abschnitten erörtert werden.

In wie weit der Arzt durch Pflichtwidrigkeiten in seinem Berufe sich strafbar macht, ergiebt sich aus den einschlägigen, aber nicht den Arzt allein treffenden Bestimmungen des Reichsstrafgesetzbuches über Unzucht in Anstalten § 174, 3, Fruchtabtreibung §§ 219. 220, Tödtung § 222, fahrlässige Körperverletzung § 230, Ausstellung von falschen Zeugnissen §§ 277—280, Offenbarung von Privatgeheimnissen § 300 (vergl. S. 16 ff.).

Von Wichtigkeit gerade für den Arzt ist die Bestimmung des § 367 Ziffer 1 des Strafgesetzbuches, welches die Beiseiteschaffung von Leichen ohne Vorwissen der Behörde, sowie die unbefugte Wegnahme von Leichentheilen unter Strafe stellt.

Als Sachverständiger hat der Arzt dem Rufe des Richters Folge zu leisten, kann aber sein Zeugniss in den §§ 348 Ziffer 5 und 349 ff. der Reichs-Civilprozessordnung vorgesehenen Fällen verweigern; zu gerichtlichen Sektionen kommt der nichtbeamtete Arzt nur, wenn kein beamteter oder wenigstens pro physicatu geprüfter Arzt zu erlangen ist, dagegen häufiger zur Begutachtung von Gemüthszuständen im civilrechtlichen Verfahren.

Die durch die Staatsprüfung erlangte Approbation kann in den S. 17 bezeichneten Fällen nur im Wege eines geordneten Verwaltungsstreitverfahrens zurückgenommen werden. In Preussen regelt sich dasselbe nach den Bestimmungen der Gesetze über die Landesverwaltung und über die Zuständigkeit der Verwaltungs- und Verwaltungsgerichtsbehörden (Gesetzsammlung S. 237).

Demgemäss entscheidet auf Klage der zuständigen Aufsichtsbehörde (Regierungs-Präsident, Polizei-Präsident für Berlin) über Entziehung der Approbation der Bezirksausschuss (§ 120 des Zuständigkeitsgesetzes); gegen dessen Entscheidung ist binnen bestimmter Frist Berufung bei dem Ober-Verwaltungsgericht zulässig, welches endgültig entscheidet.

Eine vom Staate anerkannte Vertretung des ärztlichen Standes, wie solche seit vielen Jahren in den Königreichen Bayern (1871), Württemberg (1875), Sachsen (1865), den Grossherzogthümern Baden (1864) und Hessen (1876), sowie dem Herzogthum Braunschweig (1865) ins Leben getreten war, ist den preussischen Aerzten erst durch die Königliche Verordnung vom 25. Mai 1887 (Gesetzsammlung S. 169) gewährt worden.

Für jede Provinz besteht demnach eine aus freier Wahl sämmtlicher Aerzte des Wahlbezirkes, soweit dieselben Angehörige des Deutschen Reichs und im Besitz der bürgerlichen Ehrenrechte sind, hervorgegangene Aerztekammer, welche für je 3 Jahre gewählt wird (§ 4 daselbst).

Der Geschäftskreis der Aerztekammern umfasst die Erörterungen aller Angelegenheiten, welche den ärztlichen Beruf oder das Interesse der öffentlichen Gesundheitspflege betreffen oder auf die Wahrnehmung oder Vertretung der ärztlichen Standesinteressen gerichtet sind.

Zu den Sitzungen der Provinzial-Medizinal-Kollegien und der Wissenschaftlichen Deputation (vergl. S. 147) entsenden die Kammern Abgeordnete (§ 3), welche nach dem Ermessen der Leiter der genannten Behörden meist jährlich einmal einberufen werden.

Der Sitz der Kammer ist am Amtssitze des Ober-Präsidiums, abgesehen von Berlin, welches Sitz der Brandenburgischen Aerztekammer ist. Den Kammern steht insofern ein gewisses Disziplinarrecht über die Aerzte zu, als zufolge § 5 durch den Vorstand der Kammer Aerzten unter Umständen das Wahlrecht und die Wählbarkeit dauernd oder auf Zeit entzogen werden kann. Uebrigens wird auf die Verordnung verwiesen.

Neuester Zeit ist durch Ministerial-Erlass den Vorständen der Kammern das Recht gewährt worden, mit Hülfe der Gerichts- und Verwaltungsbehörden Einblick in etwa vorhandene Prozessakten über ein gegen einen Arzt stattgefundenes strafrechtliches Verfahren zu nehmen und ebenso die Vermittelung der Ortspolizeibehörden zur Feststellung bestrittener Thatsachen, sei es aus den Akten der letzteren, sei es durch protokollarische Vernehmung bestimmter Personen, zu erbitten.

Die Medizinalpersonen haben in Preussen gewisse Vorrechte.

Die Aerzte, Wundärzte und Geburtshelfer, desgleichen die Zahnärzte und die Hebammen sind der Gewerbesteuer nicht unterworfen.

Im Konkursverfahren haben die Aerzte und Apotheker für ihre Forderungen ein Vorzugsrecht.

Die Aerzte geniessen die Befreiung von der Vorspannleistung in Betreff derjenigen Pferde, welche sie ihres Berufes wegen halten müssen.

Die Aerzte und Wundärzte sind von der Verpflichtung zur Uebernahme unbesoldeter Stellen in der Gemeindeverwaltung oder Vertretung befreit.

Den einer Auszeichnung für würdig befundenen praktischen Aerzten kann der Titel »Sanitätsrath« und »Geheimer Sanitätsrath« vom König verliehen werden.

Staatliche Einrichtungen zur Unterstützung für alterschwache, zur Ausübung ihres Berufes nicht mehr fähige, nothleidende Aerzte, oder für die Familien der in ihrem Berufe gestorbenen Aerzte bestehen im Allgemeinen nicht; nur für die Hinterbliebenen solcher Aerzte, welche bei Cholera-Lazarethen angestellt und verstorben waren (Königliche Ordre vom 10. November 1831), sowie der an Flecktyphus verstorbenen Aerzte werden Pensionen gewährt. Unter den Privathülfsvereinen, welche zu diesem Zwecke gegründet worden sind, sind die Hufelandschen Stiftungen für nothleidende Aerzte und Arztwittwen, sowie aus neuester Zeit die Zentral-Hilfskasse ür die Aerzte Deutschlands zu nennen.

Im Königreich Preussen werden die Aerzte für ihre Leistungen, sofern nicht Vereinbarung zwischen den Betheiligten stattgefunden hat, im streitigen Falle nach den Bestimmungen der Medizinaltaxe vom 21. Juni 1815 befriedigt (Reichsgewerbeordnung § 80 Absatz 2) und Ministerial-Erlass vom 11. Januar 1873 (Ministerialblatt S. 3).

2. Die Preussischen Staatsärzte (Medizinalbeamte).

a. Staatsärztliche Prüfung.

Zur staatsärztlichen (Physikats-) Prüfung werden nur solche Aerzte zugelassen, welche an einer Deutschen Universität als doctores medicinae vorschriftsmässig promovirt worden sind. Die Promotion muss nach einer, von der ärztlichen getrennten vor-

ausgegangenen mündlichen Prüfung auf Grund einer gedruckten
Doctor-Dissertation erfolgt sein. Die Zulassung zur staatsärztlichen
Prüfung erfolgt auf Antrag durch den Minister der Medizinal-Angelegenheiten nach Ablegung der ärztlichen Prüfung auf einer deutschen Universität und zwar zwei Jahre später, wenn letztere mit
der Zensur sehr gut oder gut bestanden ist, anderenfalls 3 Jahre
später.

Die Physikats-Prüfung findet nur in Berlin statt und zerfällt
nach dem massgebenden Reglement für die Prüfung behufs Erlangung der Befähigung zur Anstellung als Kreis-Physikus vom 4. März
1880 (Ministerialblatt S. 107) und der Ergänzungs-Verfügung vom
16. Dezember 1885, betreffend Promotion, in einen

1. schriftlichen,
2. praktischen und
3. mündlichen Theil.

Zu 1 hat der Kandidat je eine schriftliche Arbeit über ein ge-
richtliches und hygienisches oder psychiatrisches Thema im Laufe
von 6 Monaten, mit zulässiger Nachfrist von 3 Monaten, anzufertigen
und wird je nach deren günstigem oder ungünstigem Ausfall zu den
beiden anderen Abschnitten zugelassen oder auf 3 Monate bis zu
2 Jahren zurückgewiesen; eine zweite Wiederholung des schriftlichen,
wie eines der anderen Prüfungsabschnitte ist nicht gestattet. Die
Aufgaben zu den schriftlichen Arbeiten werden von der Wissenschaftlichen Deputation für das Medizinalwesen entworfen; die praktische und mündliche Prüfung findet vor 3 Mitgliedern der Deputation statt und erstreckt sich zu 2 auf die extemporirte schriftliche
Begutachtung einer Verletzung und eines Geisteskranken, sowie auf
die Ausführung einer gerichtlichen Sektion, über welche eine Verhandlung sogleich aufzunehmen und auf Grund derselben ein vorläufiges Gutachten am Schluss derselben zu erstatten ist. Die mündliche Prüfung bewegt sich auf dem Gesammtgebiet der Staatsarznei-
wissenschaft, umfasst also Hygiene, Medizinal- und Gesundheits-
Polizei, sowie gerichtliche Medizin.

b. Beamtete Aerzte.

Die Wahrnehmung der gesundheitspolizeilichen Interessen ist
in Preussen ärztlichen Staatsbeamten, welche die erwähnte Physi-
katsprüfung bestanden haben, übertragen; diese allein werden im
engeren Sinne als beamtete Aerzte oder Medizinal-Beamte bezeichnet.

Für einen in Preussen im Durchschnitt, indessen mit erheblichen Abweichungen, etwa 60 000 Einwohner umfassenden Verwaltungsbezirk sind ein oder zwei Kreismedizinalbeamte angestellt, der Kreis-Physikus und zur Zeit in der Mehrzahl der Kreise noch ein Kreis-Wundarzt. Diese Bestellung zweier Beamten hat ihren Grund nicht in dem grossen Umfang der Geschäfte, sondern lediglich darin, dass, wie erwähnt, die erste Medizinal-Verfassung vor allen Dingen die Mitwirkung von staatlich in gerichtsärztlicher Beziehung besonders geprüften Aerzten im sicherheitspolizeilichen Interesse im Auge hatte und für die in dieser Beziehung vorwiegend ins Gewicht fallenden Obduktionen zwei derartige Sachverständige in jedem Kreise für erforderlich hielt; ausserdem wollte der Staat durch eine zweckmässige Vertheilung seiner ärztlichen Beamten den Bewohnern ausgedehnter und schwach bevölkerter Kreise die Erlangung ärztlicher Hülfe erleichtern. Nachdem durch die Verbesserung und Vermehrung der Verkehrsmittel in der Gesammtmonarchie diese Rücksicht hinfällig und eine schleunige Herbeiziehung eines zweiten Staatsarztes aus einem anderen Kreise möglich geworden ist, hat die Medizinal-Verwaltung die Anstellung zweier Amtsärzte in einer grossen Anzahl von Kreisen bereits aufgegeben.

Der Kreis-Physikus ist dem Landrath, als dem an der Spitze der allgemeinen Landesverwaltung im Kreise stehenden Beamten, als ärztlicher Sachverständiger beigeordnet und dem zuständigen Regierungs-Präsidenten untergeordnet. Der Physikus hat den Requisitionen des Landrathes im sanitäts- und medizinalpolizeilichen Interesse, denjenigen der Gerichtsbehörden in gerichtsärztlichen Sachen Folge zu geben. Dem Physikus als Kreis-Gesundheitsbeamten liegt

> die Führung der Listen des Medizinal-Personals, sowie die Berichterstattung über Veränderungen in demselben zu bestimmten Zeiten, die Vorprüfung der Hebammenschülerinnen, sowie die Nachprüfung der Hebammen, die Beaufsichtigung der Apotheken und Droguenhandlungen in bestimmten Grenzen,
>
> die Revision der öffentlichen und Privat-Kranken-Entbindungs- und Irren-Anstalten, die Erstattung von jährlichen Gesammtberichten über das Gesundheitswesen seines Kreises, des jährlichen Gesammtberichtes über die öffentlichen Impfungen und Wiederimpfungen,

eines Jahresberichtes über die in seinem Kreise belegenen
Mineralquellen
ob. Für die zu erstattenden Berichte sind Seitens des Herrn Ministers
der Medizinal-Angelegenheiten bestimmte Fragen festgestellt oder
die wichtigen Punkte hervorgehoben.

Es wird ferner von dem Physikus erwartet, dass er sich gelegentlich anderweiter Dienstgeschäfte oder auch bei Ausübung seiner
Praxis sowie durch Benehmen mit den Aerzten seines Kreises und
den Polizeibehörden über sanitäre Missstände und das Auftreten
von ansteckenden Krankheiten unterrichtet und erforderlichen Falles
dem Landrath Vorschläge zur Abhülfe macht. Selbstständig einzu-
greifen, Anordnungen zu treffen ist ihm nur in Fällen gestattet, welche
keinen Aufschub dulden; übrigens ist die Ausführung der erforderlichen
Massregeln Sache der Polizeibehörden unter Aufsicht des Landrathes
und des Regierungs-Präsidenten. Mit der Ueberwachung der Ausführung der getroffenen Anordnungen wird der Physikus besonders
beauftragt.

In gerichtsärztlicher Beziehung fallen ihm sämmtliche gerichtlichen Leichenöffnungen, soweit seine Zuständigkeit nicht etwa dadurch beeinträchtigt wird, dass der Beamte behandelnder Arzt des
Getödteten war, zu, nachdem der § 73 der Reichs-Strafprozessord-
nung vom 1. Februar 1877, welcher der Entscheidung des Richters
die Wahl der Gerichtsärzte überliess, durch wiederholte Ministerial-
Erlasse, insbesondere vom 27. April 1881, unter Hinweis auf § 73
Absatz 2 jenes Gesetzes sachgemäss erläutert worden ist.

Bei den gerichtlichen Obduktionen steht dem Physikus der zuständige Kreis-Wundarzt, soweit ein solcher noch vorhanden, zur
Seite; derselbe führt die Sektion nach Massgabe der Bestimmungen
des Regulativs für das Verfahren der Gerichtsärzte bei
gerichtlichen Untersuchungen menschlicher Leichen vom
25. Februar 1875 aus, während der Physikus die Verhandlung
darüber einem gerichtlichen Protokollführer im Beisein des die
Obduktion leitenden Gerichtsbeamten diktirt (vergl. übrigens III. Abschnitt No. 10 Gerichtliche Medizin S. 234).

Im Uebrigen hängt die gerichtsärztliche Thätigkeit der Kreis-
Medizinalbeamten (Civilprozess-Ordnung vom 30. Januar 1877
§ 369, Strafprozess-Ordnung § 73) von dem Ermessen des zu-
ständigen Gerichtes ab, welchem die Auswahl der zuzuziehenden
Sachverständigen überlassen ist, falls nicht für gewisse Arten von
Gutachten Sachverständige öffentlich bestellt sind. Für die Erstat-

tung von Gutachten über zweifelhafte Gemüthszustände ist die Zuziehung der Kreis-Physiker, falls nicht psychiatrische Spezialisten zur Hand sind, von den Preussischen Ministern der Justiz- und der Medizinal-Angelegenheiten unter dem 10. Mai 1887 wieder besonders empfohlen worden.

Der Minister der Medizinal-Angelegenheiten hatte unter dem 28. April 1887 (Ministerialblatt S. 120) bereits den Medizinalbeamten die Grundsätze in Erinnerung gebracht, welche im Allgemeinen bei der Begutachtung von Geisteskranken behufs Einleitung des Entmündigungsverfahrens zu beachten seien.

Eine gerichtliche Vernehmung von öffentlichen Beamten findet nicht statt, wenn die vorgesetzte Behörde erklärt, dass die Vernehmung den dienstlichen Interessen Nachtheile bereiten würde (Strafprozess-Ordnung § 76).

Ein Ministerial-Erlass vom 6. April 1883 (Ministerialblatt S. 80) ordnet an, dass alle unmittelbaren Staatsbeamten, zu welchen auch die Medizinalbeamten gehören, in allen Fällen einer an sie ergehenden gerichtlichen Vorladung

    a. als Sachverständige,
    b. als ausserhalb ihres Wohnortes zu vernehmende Zeugen,
    c. als Zeugen über Umstände, auf welche sich ihre Pflicht zur
       Amtsverschwiegenheit bezieht,

ihrer nächsten vorgesetzten Dienstbehörde unter Angabe des Sachverhaltes, über welchen die Vernehmung stattfinden soll, und unter näherer Darlegung der Gründe, welche etwa im Dienstinteresse die Vernehmung als unzulässig oder nachtheilig erscheinen lassen, sofort Anzeige zu machen haben, behufs rechtzeitiger Entscheidung (vor dem anberaumten Termin) darüber, ob von dem Einspruchsrecht der Behörde (§ 373 Absatz 2 der Civil-, § 76 Absatz 2 der Strafprozess-Ordnung) Gebrauch zu machen sei.

Dieselbe Anzeige ist zu erstatten, wenn ein Beamter durch den Angeklagten direkt vorgeladen werden sollte.

Kreis-Physiker wie Kreis-Wundärzte werden durch den Minister der Medizinal-Angelegenheiten ernannt und angestellt, erhalten ein jährliches Gehalt von 900 bezw. 600 Mark und ausserdem für gesundheitspolizeiliche wie gerichtsärztliche Leistungen nach Massgabe des Gesetzes vom 9. März 1872, betreffend die den Medizinalbeamten für die Besorgung gerichtsärztlicher, medizinal- und sanitätspolizeilicher Geschäfte zu gewährenden Vergütungen, die dort festgesetzten Gebühren, Tagegelder und Reisekosten (Gesetz-sammlung S. 265).

Aus den im Dienste besonders bewährten Kreisphysikern er-nennt Se. Majestät der König auf Vorschlag des genannten Ministers die den Regierungspräsidenten beigegebenen Regierungs- und Me-dizinalräthe, welche in Titel, Rang und Gehalt allen übrigen Regie-rungsräthen gleichstehen und nach § 47 der noch geltenden An-weisung für die Geschäftsführung der Regierungen vom 23. Oktober 1817 bei den Regierungen »alle in die Gesundheits- und Medizinal-polizei einschlagenden Sachen bearbeiten und in Beziehung darauf alle Rechte, Pflichten und Verantwortlichkeiten der übrigen Depar-tementsräthe haben.

Sie müssen die wichtigeren Medizinal-Anstalten von Zeit zu Zeit revidiren, auch das beachten, was aus der Instruktion für die Medizinal-Kollegien auf sie Anwendung findet. Sie dürfen zwar medizinische Praxis treiben, aber nur insoweit, dass ihre Amts-geschäfte nicht dabei leiden«.

Dem Regierungs- und Medizinalrathe fallen in Folge dessen alle medizinalpolizeilichen Arbeiten, Beaufsichtigung der Apotheken, des Medizinalpersonales, Revision von Arzt- wie Arzneirechnungen, welche der Staatskasse zur Last fallen, medizinpolizeiliche Ueber-wachung des Verkehrs mit Arzneimitteln und Giften u. s. w. zu, während die sanitätspolizeilichen Geschäfte sich theilen, je nachdem lediglich oder vorwiegend ein gesundheitspolizeiliches oder ein ander-weites Verwaltungsinteresse überwiegt. Die Ueberwachung des Auftretens und der Verbreitung ansteckender Krankheiten, das öffentliche Impfwesen, Verkehr mit Nahrungs- und Genussmitteln, Gebrauchsgegenständen, medizinische Statistik, Revision amts-ärztlicher Gutachten, z. B. betreffend die Pensionirung von Wachtmeistern der Landgendarmerie, Gendarmen (Erlass vom 6. April 1889) Schutzleuten, Revision der Sektionsverhandlungen, Leichenwesen, Krankentransport werden ganz oder wesentlich in den Arbeitskreis (Dezernat) des Regierungs- und Medizinalrathes fallen, während derselbe in Fragen der allgemeinen Assanirung, wie Entfernung der Abfälle, Kanalisation, Trinkwasser-Versorgung, Woh-nungspolizei, Begräbnisswesen, Kinderpflege und -Ernährung, Ge-werbe- und Schulhygiene, Kranken- und Invalidenkassen, meist nur als technischer Beirath im Kodezernat betheiligt ist.

Die Regierungs-Medizinalräthe haben seit 1883 alle drei Jahre einen Bericht über das Gesundheitswesen in dem ihnen zugetheilten

Regierungsbezirk in Gemässheit der Ministerial-Erlasse vom 4. Juli 1880 und 23. April 1884 (Ministerialblatt S. 109) zu erstatten, für welche denselben neben dem Aktenmaterial der Regierung die erwähnten Jahresberichte der Physiker, sowie Berichte der Armenärzte etc. als Unterlage dienen sollen.

Zahnärzte. Besondere preussische Bestimmungen für den Gewerbebetrieb etc. der Zahnärzte bestehen nicht. Eine staatliche zahnärztliche Bildungsanstalt ist bis jetzt nur in Berlin vorhanden; weitere Anstalten sind für Breslau und Königsberg in Aussicht genommen.

---

3. Hebammenwesen.

(Vergl. S. 18).

Durch die allgemeine Verfügung des Ministers der Medizinal-Angelegenheiten vom 6. August 1883 (Ministerialblatt S. 211) ist die unmittelbar nach Inkrafttreten der Reichsgewerbeordnung veröffentlichte Bekanntmachung, betreffend die Vorbildung, Prüfung und Niederlassung der Hebammen in Preussen, ersetzt und das Hebammenwesen in vieler Beziehung neu geordnet worden. Nur in einer preussischen Hebammen-Lehranstalt vorgebildete und von einer preussischen Behörde mit Erfolg geprüfte Frauen dürfen, abgesehen von besonderen Ausnahmen, in Preussen das Hebammen-Gewerbe ausüben. Behufs Ausbildung einer für das Landesbedürfniss ausreichenden Anzahl von Hebammen sind Lehranstalten und zwar in jeder Provinz mindestens eine errichtet, welche früher zum Theil vom Staate verwaltet wurden. Seit 1876 ist die Verwaltung sämmtlicher derartigen Anstalten, bis auf diejenigen in der hiesigen Königlichen Charité, an den Universitäten Greifswald, Kiel, Königsberg, Marburg, mit allen Rechten und Pflichten auf die Provinzial-Verbände übergegangen; doch bedürfen die Vorschriften, welche die Provinzialbehörden über Aufnahme, Unterricht und Prüfung der Schülerinnen erlassen wollen, der staatlichen Genehmigung.

In die Lehranstalten dürfen nur solche Personen aufgenommen werden, welche

    1. für den Hebammenberuf körperlich und geistig wohlbefähigt, insbesondere des Lesens und Schreibens kundig sind (das

Zeugniss darüber wird nach vorheriger Prüfung von dem zuständigen Physikus ertheilt);

2. zuverlässig für den Beruf, unbescholtenen Rufes sind, insbesondere nicht ausserehelich geboren haben (Zeugniss der Ortspolizeibehörde);

3. nicht jünger als 20 und nicht älter als 30 Jahre sind und der Wiederimpfung laut Bescheinigung sich unterzogen haben.

Nach mindestens 5 monatlichem Unterricht werden die so vorgebildeten Frauen von einer Königlichen Kommission, welche aus einem Regierungs-Medizinalrathe der Provinz als Vorsitzendem, dem Direktor der Lehranstalt und einem zweiten Medizinalbeamten nach Massgabe der unter dem 1. Dezember 1825 erlassenen Bestimmungen besteht, nach den in dem Preussischen Hebammen - Lehrbuche enthaltenen Lehren theoretisch und praktisch (am Phantom im Erkennen von Kindeslagen und Ausführung der Wendung) geprüft.

Die mit Erfolg geprüfte Hebamme erhält ein Prüfungszeugniss und ist, falls sie auf eigene Kosten ausgebildet wurde, in der Wahl des Niederlassungsortes innerhalb des Preussischen Staates nicht beschränkt; hat die Ausbildung kostenfrei, sei es auf Rechnung einer Gemeinde oder eines Kreises, stattgefunden, so muss die Hebamme sich in demjenigen Bezirk niederlassen, für welchen sie in der Lehranstalt unterhalten worden ist, und dort mindestens 3 Jahre vor etwaigem Verzug thätig sein, widrigenfalls sie die auf ihre Ausbildung verwendeten Kosten zu erstatten hat.

Um die erforderliche sachverständige Hülfe bei Geburten thunlichst sicher zu stellen, haben die Bezirks-Verwaltungsbehörden bestimmte Hebammen-Bezirke abzugrenzen und anzuordnen, wie viele Bezirkshebammen mit Rücksicht auf die Verhältnisse des Bezirkes anzusetzen sind. Einzelheiten sind § 8 ff. der Eingangs gedachten Verfügung einzusehen.

Sofern arme Hebammenbezirke die Mittel zur Ausbildung, Besoldung und Unterstützung einer Bezirkshebamme nach dem Gutachten der Provinzial-Verwaltungsbehörde nicht aufzubringen vermögen, haben in den neun älteren Provinzen die Kreisverbände nach den Bestimmungen des Gesetzes vom 28. Mai 1875, betreffend die Verpflichtung zur Unterstützung hülfsbedürftiger Hebammenbezirke (Gesetzsammlung S. 223) einzutreten, nachdem die durch Königliche Ordre vom 16. Januar 1817 aus den Abgaben von Trauungen und Taufen in jedem Regierungsbezirk ins Leben gerufenen Hebammen-Unterstützungsfonds durch das vorbezeichnete Gesetz, welches jene Abgabe aufhob, zu einem Centralfonds vereinigt und den betreffenden Provinzialverbänden nach Verhältniss der Eingänge durch das Dotationsgesetz vom 8. Juli 1875 überwiesen worden sind.

Sämmtliche Hebammen unterstehen der Aufsicht des zuständigen Physikus, bei welchem die Hebammen bei ihrer Niederlassung sich zu melden verpflichtet sind, und vor welchem im Laufe von 3 Jahren mindestens eine Nachprüfung abzulegen ist; dabei werden auch die Instrumente bezüglich Brauchbarkeit und Vollständigkeit besichtigt und die über die Thätigkeit nach einem vorgeschriebenen Formular zu führenden Tagebücher eingesehen. Ergiebt die Nachprüfung, zu welcher der Leiter oder Lehrer der zuständigen Hebammen-Lehranstalt einzuladen ist, dass das Wissen der Hebamme nicht mehr ausreichend ist, so muss letztere vierteljährlich solange wiedergeprüft werden, bis sie den Anforderungen genügt.

Diese Nachprüfungen sind für sämmtliche Hebammen verbindlich und finden am Amtssitze des zuständigen Kreis-Physikus statt; ausnahmsweise sind für ausgedehnte Kreise Prüfungs-Stationen eingerichtet, um die Hebammen ihrem Wirkungskreis nicht zu lange zu entziehen und denselben nicht zu grosse Kosten für die Reise zum Physikus und Verluste in der Praxis aufzuerlegen.

Die Hebammen werden vereidigt und sind verpflichtet, sich bei der Ausübung ihres Berufes genau nach den Vorschriften des zur Zeit geltenden Preussischen Hebammen-Lehrbuches, der in demselben enthaltenen Instruktion und den dieselbe abändernden und ergänzenden Bestimmungen zu richten, ein Tagebuch zu führen, jeden Fall von Kindbettfieber sowie jeden Todesfall einer Gebärenden in ihrer Praxis dem zuständigen Medizinalbeamten anzuzeigen (§ 5 a. a. O.).

Die wichtigste Ergänzung hat das zur Zeit noch verbindliche Hebammen-Lehrbuch vom Jahre 1878 durch eine Verfügung des Ministers der Medizinal-Angelegenheiten vom 22. November 1888, betreffend Massregeln zur Verhütung der Verbreitung des Kindbettfiebers durch die Hebammen (Ministerialblatt S. 207), erhalten.

Nach einem belehrenden Eingang folgt die für die Hebammen bestimmte Anweisung, welche zunächst Reinlichkeit zu jeder Zeit und an jedem Orte, insbesondere aber am Kreiss- und Wochenbette fordert, Vorschriften über eine zweckentsprechende Kleidung, über Pflege der Hände giebt und ausser den im Hebammen-Lehrbuche für die Abwartung einer Geburt vorgeschriebenen Geräthschaften noch die Mitführung einer reinen, hellfarbigen Schürze, von Seife, einer reingehaltenen Nagelbürste, eines Handtuches und von 90 Gramm reiner Karbolsäure verlangt. Es folgen dann Vorschriften über das antiseptische Verfahren, Herstellung der verdünnten, nahezu 3prozentigen Karbolsäurelösung und deren Verwendung vor, in und nach der Entbindung.

Ausspülungen der oder Einspritzungen in die Genitalien darf die Hebamme ohne ärztliche Anordnung nur in den im Lehrbuche vorgesehenen Einzelfällen machen.

Die Geschlechtstheile einer Wöchnerin soll die Hebamme möglichst wenig berühren, sich vom Verkehr mit Personen fernhalten, welche an ansteckenden, dort namentlich aufgeführten Krankheiten (sämmtlichen Infektionskrankheiten) leiden, sich selbst, ihre Geräthschaften, sobald eine Berührung mit septischen Stoffen stattgefunden hat, in näher bezeichneter Weise reinigen und desinficiren, falls sie mit einer an einer Infektionskrankheit der dort bezeichneten Art leidenden Person in Berührung gekommen ist, auch die Kleider wechseln, bevor sie ihre Berufsthätigkeit wieder aufnimmt, die bei solchen Kranken benutzten Kleider zuverlässig desinficiren lassen und sich für gewisse, näher bezeichnete Fälle Verhaltungsmassregeln vom Physikus geben lassen.

Während eine Hebamme eine am Kindbettfieber erkrankte Wöchnerin pflegt, darf sie keiner anderen Frau im Kreiss- oder Wochenbett Beistand leisten.

Leichen und Leichenkleider soll sie nicht berühren, und, falls dies verbotswidrig geschehen ist, sich sofort in vorgeschriebener Weise reinigen.

Wie weit die Befugnisse der Hebamme bei Abwartung einer Geburt gehen, wann dieselben einen Geburtshelfer herbeizurufen haben, darüber giebt das Hebammen-Lehrbuch Auskunft.

Die Hebammen sind auch zur Ausübung der kleinen Chirurgie, Klystirsetzen, Schröpfen, Katheterisiren bei Frauen berechtigt.

Die Bezahlung der Hebammen für ihre Dienste ist der Vereinbarung überlassen, den Provinzialbehörden aber die Festsetzung von Taxen empfohlen.

Pflichtverletzungen des Berufes seitens der Hebammen werden im Verwaltungswege gerügt oder bestraft, soweit nicht die einschlägigen Paragraphen des Strafgesetzbuches über Verletzung des Berufs-Geheimnisses, Körperverletzung, fahrlässige Tödtung, Abtreibung, Amtsverschwiegenheit, Beiseiteschaffung von Leichen u. s. w. oder

der § 17 des Reichsgesetzes vom 6. Februar 1875, betreffend die Beurkundung des Personenstandes (Reichsgesetzblatt S. 23) Platz greifen.

Die Prüfungszeugnisse der Hebammen können nach Massgabe des § 53 Abs. 2 der Reichsgewerbeordnung, zurückgenommen werden; vergl. S. 19.

In Preussen entscheidet hierüber nach § 120, Ziff. 5 des Zuständigkeitsgesetzes auf Antrag der vorgesetzten Verwaltungsbehörde (siehe Aerzte) der Bezirks-Ausschuss und das Oberverwaltungsgericht. Letzteres hat unter dem 2. April 1884 (Entscheidungen des Oberverwaltungsgerichtes Band XI S. 302 ff.) dahin entschieden, dass die Entziehung des Prüfungszeugnisses auch wegen Mangels der bei Ertheilung vorausgesetzten sittlichen Eigenschaften auszusprechen sei, und eine andere sehr wichtige Entscheidung unter dem 7. Februar 1889 (Entscheidungen Band XVII S. 365) dahin getroffen, dass der Mangel der vorerwähnten Eigenschaften auch dann anzunehmen sei, wenn eine Hebamme im Laufe der Jahre durch Krankheiten etc. diejenigen körperlichen oder geistigen Eigenschaften, also auch Kenntnisse und Fertigkeiten verloren habe, welche bei Ertheilung des Prüfungszeugnisses bei derselben gesetzlich vorausgesetzt werden mussten. Danach kann das Prüfungszeugniss auch solchen Hebammen entzogen werden, welche durch Verkrüppelung der Finger beider Hände, z. B. durch Gicht, durch geistige Störungen, durch dauernde Unwissenheit den Mangel jener Eigenschaften, welche bei der Ertheilung des Prüfungszeugnisses nach § 3 der Bekanntmachung vom 6. August 1883 vorausgesetzt werden mussten, an den Tag legen.

Bezirkshebammen werden bei schlechter Führung, Vernachlässigung ihrer Berufspflichten u. s. w. (§ 11 der Bekanntmachung vom 6. August 1883) durch die Bezirks-Verwaltungsbehörde aus der Bezirksstellung entlassen, können aber ihrem Berufe in freier Praxis weiter nachgehen, sofern nicht Entziehung des Prüfungszeugnisses gleichzeitig eintritt. Wenn auch die Ausübung der Hebammenthätigkeit ohne den Besitz eines Befähigungsnachweises durch die Reichsgewerbeordnung freigegeben ist, so ist doch die gewerbsmässige Ausübung derselben, also gegen Entgelt in baarer Münze oder Geschenken, nach einer Entscheidung des ehemaligen preussischen Ober-Tribunales vom 6. Januar 1871 auf Grund des § 147, 1 der Reichsgewerbeordnung strafbar.

4. Aerztliches Hülfspersonal.

Heildiener. Das durch Erlass des Ministers der Medizinal-Angelegenheiten vom 13. Oktober 1851 (Ministerialblatt S. 219) ins Leben gerufene ärztliche Hülfsinstitut der geprüften Heildiener, welche die seit 1848 in Wegfall gekommenen Wundärzte zweiter Klasse (vergl. Aerzte) bis zu einer gewissen Grenze ersetzen sollten, ist durch Inkrafttreten der Reichsgewerbeordnung als eine staatliche Einrichtung illusorisch geworden, da die Ausübung der gesammten Heilkunde, also auch der kleinen Chirurgie, seither Jedermann freisteht.

Der Medizinal-Minister hat zwar in einem Erlass vom 27. Dezember 1869 (Ministerialblatt 1870 S. 74) behufs Aufrechterhaltung der gedachten Einrichtung angeordnet, dass Personen, welche kleine Chirurgie auf Grund eines ihnen ertheilten Befähigungsnachweises ausüben wollen, der Prüfung nach den Grundsätzen des Eingangs erwähnten Erlasses unterworfen werden und im Falle des Bestehens derselben ein Prüfungszeugniss von der zuständigen Verwaltungsbehörde (Regierungs-Präsident) erhalten sollen, auf Grund dessen dieselben sich als geprüfte Heildiner im Gegensatz zu dem übrigen niedrigen Heilpersonal bezeichnen dürfen. In dem Prüfungszeugniss wird der Umfang der Befähigung und der zulässigen Ausübung der kleinen Chirurgie genau angegeben mit dem Zusatz, dass dem Inhaber, falls er die ihm gesteckten Grenzen nicht innehalten sollte, das Prüfungszeugniss und damit die Berechtigung, sich als »geprüfter« Heildiener bezeichnen zu dürfen, im Verwaltungswege nach Massgabe des § 53 Absatz 2 wieder entzogen werden würde. Konzessionirung für einen bestimmten Wirkungskreis nach Prüfung des örtlichen Bedürfnisses, sowie Zurücknahme der Konzession im Falle der Uebersiedelung des Betreffenden an einen anderen Wohnort findet nicht mehr statt.

Hühneraugen-Operateure durften vor dem Inkrafttreten der Gewerbeordnung in Preussen ihr Gewerbe nicht ausüben, bevor sie die durch Ministerial-Erlass vom 25. August 1845 (Ministerialblatt S. 300) vorgeschriebene Prüfung bestanden hatten; seit 1869 erlangen auch sie dadurch nur das Recht, sich als geprüfte Hühneraugen-Operäteure unter gleichen Bedingungen caeteris paribus wie die Heildiener bezeichnen zu dürfen.

Geprüfte Krankenpfleger und **-Pflegerinnen** werden unter staatlicher Aufsicht bisher nur in der Krankenwärterschule des hiesigen Königlichen Charité-Krankenhauses ausgebildet.

Ein sehr gut unterrichtetes Krankenwarte-Personal geht aus der durch die thatkräftige Anregung des Pfarrers Theodor Fliedener 1836 ins Leben gerufenen evangelischen Diakonissen-Anstalt zu Kaiserswerth am Rhein hervor. Nach diesem Vorgang sind im Laufe der Jahre eine grosse Anzahl von Diakonissen-Anstalten entstanden. Zunächst folgte 1837 das Elisabeth-Krankenhaus, dann 1847 Bethanien in Berlin; ebendaselbst ist 1876 das jüngste Mutterhaus, das Paul-Gerhardstift eröffnet; im Ganzen bestehen 20 Anstalten in den verschiedenen Provinzen. Diakonen werden in sieben über den ganzen Staat vertheilten Brüder-Anstalten, unter welchen diejenigen zu Bielefeld und Duisburg die bedeutendsten sind, ausgebildet; die Diakonen beschäftigen sich nicht ausschliesslich mit der Krankenpflege.

Ein weiteres weibliches Pflegepersonal geht aus den Vereinen vom Rothen Kreuz, dem Vaterländischen Frauenverein, dem Verein für häusliche Krankenpflege (Viktoria-Schwestern), dem Frauen-Lazareth-Vereine (Augusta-Hospital) und mehreren andern bestehenden Vorbildungsanstalten hervor.

Sehr gross ist die Zahl der Pfleger und Pflegerinnen, welche aus den umfangreichen derartigen, seit Jahrhunderten bestehenden Einrichtungen der katholischen Kirche entsandt werden.

Folgende krankenpflegende Genossenschaften haben die nachbenannten Mutterhäuser im Preussischen Staate:

1. Borromäerinnen in Trebnitz und Trier,
2. Arme Dienstmägde Christi zu Dernbach,
3. Clemensschwestern in Münster (Westphalen),
4. Franziskanerinnen in St. Moritz,
5. Franziskanerinnen in Aachen,
6. Elisabethinerinnen in Neisse,
7. Vinzentinerinnen in Paderborn,
8. Franziskanerinnen in Waldbreitbach,
9. Cellitinnen in Köln und Düren,
10. Franziskanerinnen in Heythhuisen,
11. Vinzentinerinnen in Fulda,
12. Dominikanerinnen in Arenberg.

Barmherzige Brüder werden in Breslau, Montabaur, Koblenz, Haussen, Neuss und Aachen ausgebildet.

Ende 1885 hatten in Preussen 2853 evangelische Diakonissen,

205 evangelische Diakonen, 5470 katholische barmherzige Schwestern und 383 katholische barmherzige Brüder der Krankenpflege sich gewidmet.

Ausserdem waren 124 Schwestern vom Rothen Kreuz bis 1885 ausgebildet.

Alle vorbezeichneten Pfleger und Pflegerinnen bieten dadurch eine Gewähr für ihre Zuverlässigkeit, Geschicklichkeit und Tüchtigkeit, dass die Ordensvorstände und Krankenhaus-Verwaltungen etc. für ihre sachgemässe Vorbildung und Prüfung Sorge tragen.

Auch der evangelische Johanniter und katholische Maltheser Ritterorden haben sich der Krankenpflege im Frieden zugewendet.

Das übrige Pflegerpersonal bildet sich nach eigenem Ermessen ohne Ueberwachung und übt seine Thätigkeit als freies Gewerbe aus, welche eintretenden Falles unter die strafrechtlichen Bestimmungen fällt.

Erwähnt sei hier nur noch, dass die nach englischem Vorbild durch den Geheimen Medizinalrath Professor Dr. von Esmarch auch für Deutschland ins Leben gerufenen Bestrebungen der Samaritervereine von Erfolg begleitet gewesen sind und sich bei Unglücksfällen aller Art häufig bewährt haben; wenn diese Schulung von Laien aller Berufs- und Bildungsklassen auch mit der Verwaltung des Gesundheitswesens keine unmittelbare Beziehung hat, so kann die Verwaltung die durch dieselbe gewährte Vorbildung für die erste Hülfe in Unglücksfällen nur mit Dank anerkennen.

---

5. Apothekenwesen.

a. Vorbildung der Apotheker.

Eine Apotheke darf in Preussen nur von einem Apotheker betrieben werden, welcher nach den für das Deutsche Reich geltenden Bestimmungen vorgebildet ist und die Approbation auf den durch das Bestehen der vorgeschriebenen Staatsprüfung geführten Nachweis der Befähigung erhalten hat (§ 29 der Reichsgewerbeordnung S. 12).

Der Eintritt als Lehrling in eine Preussische Apotheke ist bei dem zuständigen Physikus unter Vorlegung der erforderlichen Zeugnisse (Bekanntmachung des Reichskanzlers vom 13. November 1875 § 3 Ziffer 1 S. 38) anzumelden; der Amtsarzt prüft die Zeugnisse, welchen der Lebenslauf und eine Bescheinigung über die erfolgte Impfung oder Wiederimpfung beizufügen ist, auf ihre Vollständigkeit und ertheilt event. das Befähigungszeugniss zum Eintritt in eine Apotheke behufs Erlernung der Apothekerkunst. (Reglement betreffend die Apothekergehülfen-Prüfung in Preussen vom 11. August 1864, Ministerialblatt S. 198 ff.)

Nach Ablauf der Lehrzeit, welche nicht unterbrochen oder abgekürzt werden darf, meldet sich der Lehrling zur Ablegung der Gehülfenprüfung bei dem zuständigen Regierungs-Präsidenten unter Beifügung der vorbezeichneten Zeugnisse und eines vom Physikus bezüglich der richtigen Dauer der Lehrzeit beglaubigten Lehrzeugnisses über Führung und Thätigkeit.

Die Gehülfenprüfung findet nach Massgabe der Bestimmungen der vorerwähnten Bekanntmachung des Reichskanzlers in Preussen vor einer Kommission statt, welche aus dem zuständigen Regierungs- und Medizinalrathe als Vorsitzenden und zwei praktischen Apothekern besteht; für die schriftlichen und praktischen Arbeiten ausser der Rezeptur sind von dem Minister der Medizinal-Angelegenheiten eine Anzahl bestimmter Aufgaben ein für alle Mal gestellt, aus welchen die Prüflinge durch das Loos die Arbeiten für die jedesmalige Prüfung erwählen.

b. Berechtigung zum Betrieb einer Apotheke.

Auf Grund der erlangten Approbation ist der Inhaber zwar berechtigt, nach vorausgegangener Vereidigung als Apotheker eine bereits bestehende Apotheke, sei es als Verwalter, sei es als Käufer einer vorhandenen Realgerechtigkeit, zu betreiben; derselbe bedarf aber zur Einrichtung einer neuen Apotheke in Preussen einer Konzession des zuständigen Ober-Präsidenten und zur käuflichen Uebernahme einer bestehenden Personal-Gerechtigkeit (Konzession) der Erlaubniss der zuständigen Landespolizeibehörde (Regierungs- oder für Berlin Polizeipräsident).

Bis zum Erlass des Gewerbesteuer-Ediktes vom 2. November 1810 wurden neue Apotheken auf Grund eines vererblichen, an qualifizirte Apotheker verkäuflichen und hypothekarisch verpfändbaren Real-Privilegiums errichtet; wer ein solches und die erforderliche Approbation als Apotheker besass, war zufolge § 1 Tit. I der Revidirten Apotheker-Ordnung vom 11. Oktober 1801 zum Betriebe einer Apotheke in Preussen allein berechtigt. Approbirte Apotheker, welche ein derartiges Real-Privilegium, auf deren verschiedene Bedeutung und Gerechtsame in den einzelnen Theilen des Preussischen Staates hier nicht eingegangen werden kann, nicht besitzen oder erworben haben, bedürfen wie bemerkt einer Konzession, welche dem Wortlaute nach nur der Person, auf welche sie lautet, widerruflich ertheilt wird und keinerlei dingliche Gerechtsame einschliesst.

Es bestehen also in Preussen zwei Apotheken-Betriebs-Berechtigungen, das Privilegium und die Konzession.

Die privilegirte Apotheke bildete ursprünglich ein selbständiges, dauerndes, vom Staat in seinem Gesammtbestande anerkanntes Rechtsobjekt, welches für sich ohne Personalbedingung besteht und übertragbar ist, wie vorher angegeben; die konzessionirte Apotheke ist vom rein rechtlichen Standpunkte an sich kein Rechtsobjekt, wird ein solches vielmehr erst dadurch, dass von einer staatlich auserwählten und mit besonderer Genehmigung betrauten Person die für den Betrieb einer Apotheke erforderlichen Einrichtungen getroffen werden. Die privilegirte Apotheke besteht auch nach dem Ausscheiden ihres Besitzers ohne staatliche Genehmigung weiter, die konzessionirte bedarf in solchem Falle einer erneuerten Genehmigung.

Im Laufe der Jahre hat sich der vorbezeichnete Unterschied zwischen privilegirten und konzessionirten Apotheken fast vollkommen verwischt, da die Landespolizeibehörde von ihrem Rechte, den für eine konzessionirte Apotheke vom Verkäufer oder den Erben präsentirten qualifizirten Nachfolger zurückzuweisen, kaum Gebrauch gemacht, vielmehr fast ausnahmslos die Konzession ertheilt hat. Nach Inkrafttreten der später eingehender zu erörternden Königlichen Verordnung vom 13. Juli 1840 über die Anlegung neuer Apotheken wurde zunächst zugegeben, dass eine konzessionirte Apotheke nach dem Abgange ihres ursprünglichen Inhabers für dessen oder seiner Erben Rechnung durch einen geprüften Apotheker (Provisor) bis zur Wiederverleihung der Konzession verwaltet werden durfte.

Fernerhin gestand man der Wittwe eines Konzessionars während des Wittwenstandes und den minderjährigen Kindern bis zur Grossjährigkeit die in den §§ 4 und 5 der Revidirten Apotheker-Ordnung vom 11. Oktober 1801 den Hinterbliebenen eines privilegirten Apothekers zugebilligten Rechte zu, die Apotheke durch einen geprüften Apotheker führen zu lassen, und sobald ein Sohn als Apotheker qualifizirt war, oder eine Tochter sich an einen geprüften Apotheker verheirathete, dem Sohne wie dem Schwiegersohne die Apotheke gegen eine billige Taxe zu überlassen.

Durch Kabinetsordre vom 8. März 1842 (Gesetzsammlung S. 111) wurde die Medizinalbehörde ermächtigt, bei Erledigung einer Konzession auf Antrag des bisherigen Inhabers oder dessen Erben dem neuen Konzessionar zur Bedingung zu machen, dass derselbe die zur Einrichtung und zum Betriebe der Offizin des Vorgängers gehörigen, noch brauchbaren Geräthe und Waaren in einer dem Umfange des Geschäftes angemessenen Menge für die Taxe übernehmen, dass jedoch der Geschäftsnachfolger niemals zur Uebernahme des für die Apotheke eingerichteten Grundstückes verpflichtet sein solle.

Unter dem 13. August 1842 (Ministerialblatt S. 320) versuchte der Minister der Medizinal-Angelegenheiten die Personal-Konzession durch die Bestimmung thatsächlich einzuführen, dass in Zukunft eine erledigte Konzession nach freiem Ermessen der zuständigen Regierung in Gemässheit der in der Allerhöchsten Ordre vom 13. Juli 1840, betreffend Ertheilung der Konzession zur Anlegung neuer Apotheken (vergl. S. 175) ausgesprochenen Grundsätze im öffentlichen Konkurrenz-Verfahren ohne Rücksicht auf etwa schon präsentirte Geschäftsnachfolger wieder verliehen werden sollte.

Dauernde Beschwerden der Besitzer von konzessionirten Apotheken führten nach mancherlei Modifikationen des vorgedachten Ministerial-Erlasses dahin, dass durch eine Allerhöchste Ordre vom 5. Oktober 1846 unter Aufhebung des Erlasses vom 13. August 1842 die Regierungen angewiesen wurden,

> beim Ausscheiden eines nicht privilegirten Apothekers aus seinem Geschäft die Konzession dem von dem abgehenden Apotheker oder dessen Erben präsentirten Geschäftsnachfolger, sofern derselbe vorschriftsmässig qualifizirt ist, jedoch immer nur für seine Person und unter ausdrücklichem Vorbehalt der Wiedereinziehung der Konzession bei seinem dereinstigen Abgange zu ertheilen.

Von Berechtigung der Wiedereinziehung ist niemals Gebrauch gemacht worden.

In solcher Lage ist die Sache, abgesehen von einigen nicht besonders erheblichen Aenderungen, trotz wiederholter Anregungen zu einer anderweiten gesetzlichen Regelung bis zum Jahre 1886 geblieben.

Der Umstand, dass in den ersten Jahren des 9. Jahrzehntes

neu verliehene Konzessionen von dem ersten Empfänger nicht selten unmittelbar oder kurze Zeit nach deren Eröffnung zu sehr hohen Preisen verkauft wurden, veranlasste den Minister der Medizinal-Angelegenheiten, gegen dieses Unwesen auf Grund Königlicher Ordre vom 7. Juli 1886 ein Verbot der Veräusserung neu konzessionirter Apotheken vor Ablauf der ersten zehn Jahre seit Errichtung derselben unter dem 21. Juli 1886 (Ministerialblatt S. 900) zu erlassen. Im Anschluss an diese Bestimmung wurde unter dem 21. September 1886 auch die bisher zulässige Verpachtung von Apotheken aufgehoben.

Auf das Grundbuch- (Hypotheken-) Wesen der Apotheken-Berechtigungen, auf die Zwangs-Veräusserung (Subhastation) derselben einzugehen, dürfte in dieser Festschrift nicht der Platz sein.

c. Anlage neuer Apotheken.

Durch die Königliche Verordnung vom 24. Oktober 1811 (Gesetz-sammlung S. 359) ist bestimmt worden, unter welchen Bedingungen die Genehmigung zur Anlage neuer Apotheken ertheilt werden darf.

Die auf Vermehrung der Apotheken in Städten wie auf dem Lande gerichteten Anträge sind von dem Kreisphysikus im Einverständniss mit der Polizeibehörde an die zuständige Provinzialbehörde (früher Medizinal-Deputation der Provinzial-Regierung) nach der heutigen Gesetzgebung an den Regierungs-Präsidenten zu richten, wenn erweislich eine bedeutende Vermehrung der Volksmenge und eine bedeutende Erhöhung ihres Wohlstandes stattgefunden hat.

Der Regierungs-Präsident prüft die vorgetragenen Gründe und fordert, wenn er dieselben ausreichend für den Antrag findet, falls schon eine oder mehrere Apotheken an dem in Aussicht genommenen Orte bestehen, deren Besitzer zur Aeusserung darüber auf, ob dieselben gegen die beabsichtigte Neuanlage Widerspruch erheben, und wenn dies der Fall ist, einen solchen zu begründen.

Nach Erwägung aller Umstände trägt der Regierungs-Präsident dem zuständigen Ober-Präsidenten die Angelegenheit zur endgültigen Entscheidung über Genehmigung oder Versagung der Neuanlage vor.

Nähere Bestimmungen über die Behandlung solcher Anträge auf Apotheken-Neuanlagen enthält ein Ministerial-Erlass vom 13. Juli 1840 (Ministerialblatt S. 310), welcher zugleich festsetzt, welche Grundsätze bei der Verleihung der Genehmigung zur Errichtung einer Neuanlage an den einzelnen Apotheker massgebend sein sollen; daraus seien hier die wichtigsten Punkte erwähnt:

.1. Führung und Leistungen des Bewerbers während der Lehr-
und Gehülfenzeit; geringere oder höhere Qualifikation bei
Ablegung der Staatsprüfung.

2. Das frühere oder spätere Datum der daraufhin ertheilten
Approbation als Apotheker.

3. Führung und Leistungen nach erlangter Approbation; un-
unterbrochene Thätigkeit in dem Apothekergewerbe.

4. Besondere Leistungen und Verdienste, welche dem Bewerber
zur Seite stehen.

Ein Erlass des Ministers der Medizinal-Angelegenheiten vom
25. September 1866 (Ministerialblatt S. 194) wies die Provinzial-
Regierungen noch besonders darauf hin, bei der Erwägung der
Frage der Anlage neuer Apotheken weniger auf die Interessen
der bestehenden Apotheken, als auf das Bedürfniss der Bevölkerung Rücksicht zu nehmen. Dagegen sollen in den Grenz-
distrikten zweier Regierungsbezirke die beiderseitigen Regierungen
sich darüber verständigen, ob durch eine in dem einem Bezirke
beabsichtigte Neuanlage etwa nahegelegene Apotheken des anderen
Bezirkes wesentlich geschädigt werden.

Die Einziehung nicht mehr bestandsfähiger Apotheken und
deren Verlegung an andere Orte oder in andere Stadttheile unterliegt ebenfalls der Genehmigung des Ober-Präsidenten (S. 150);
die Verlegung einer Apotheke von einem bestimmten Grundstück
in ein anderes an demselben Orte steht als Neukonzessionirung dem
Ober-Präsidenten zu.

Dagegen bedarf es für die zeitweise Benutzung anderer Räume
behufs Unterbringung der Apotheken-Einrichtung während eines
Neubaues in dem ursprünglichen Apotheken-Grundstück nur der
Erlaubniss des zuständigen Regierungs-Präsidenten.

Ausser den vollständigen Apotheken, deren Einrichtung sogleich
näher getreten werden soll, werden ausnahmsweise, besonders an
Badeorten, wo also während einer bestimmten Zeit des Jahres ein
grösseres Arzneibedürfniss zu befriedigen ist, mit Genehmigung des
zuständigen Ober-Präsidenten Zweiganstalten, Filial-Apotheken
eingerichtet und während der Badezeit von dem damit betrauten
Besitzer einer der nächstgelegenen Apotheken verwaltet.

Ferner bestehen mit Vorwissen der zuständigen Behörde für
grössere Krankenhäuser Dispensiranstalten, welche aber nur an
die Anstaltskranken Arzneien unentgeltlich verabfolgen dürfen.

Durch § 14 Tit. I der Revidirten Apotheker-Ordnung vom 11. Oktober 1801 ist dem damaligen Verkehrswesen und der spärlichen Vertheilung des Heilpersonals wie der Apotheken entsprechend bestimmt worden, dass im Interesse des Gemeinwohls Aerzte und zur innerlichen Praxis berechtigte Wundärzte an solchen Orten, wo keine öffentliche Apotheke vorhanden oder in der Nähe befindlich ist, eine kleine Hausapotheke, jedoch lediglich zu ihrem Gebrauch und nicht zum Wiederverkauf an andere Personen sich halten dürfen. (Vergl. auch Allgemeines Landrecht Theil II Tit. 8 § 460.)

Endlich ist approbirten Aerzten, welche der Homöopathie huldigen, das Halten einer Hausapotheke gestattet, nachdem dieselben eine Prüfung über ihre Befähigung dazu vor einer vom Minister der Medizinal-Angelegenheiten in Berlin eingesetzten Prüfungs-Kommission bestanden haben. (Reglement über die Befugniss der approbirten Medizinal-Personen zum Selbstdispensiren der nach homöopathischen Grundsätzen bereiteten Arzneimittel vom 20. Juni 1843 Gesetzsammlung S. 305.)

d. Einrichtung der Apotheken. Beaufsichtigung des Apotheken-betriebs.

Jede Apotheke soll ausser dem Betriebsraum für das Publikum (Offizin) Nebenräume zur Herstellung von bestimmten Arzneiformen und zur Aufbewahrung der Vorräthe haben. Die Bekanntmachung vom 21. Oktober 1819, betreffend die Revision der Apotheken, enthält über Art und Einrichtung der für eine Apotheke erforderlichen Räume nähere Bestimmungen. Zu jeder Apotheke gehört ein Laboratorium und eine Stosskammer behufs Ausführung der für den Betrieb nothwendigen Arbeiten, Herstellung von chemischen und galenischen Präparaten, Zerkleinern von Vegetabilien u. s. w., ferner ein kühler Raum (Keller, Gewölbe) zur Aufbewahrung von Arzneimitteln, welche keine Wärme vertragen, eine Materialkammer zur Aufbewahrung aller Mittel, welche trocken gehalten sein wollen. Ein besonderer Kräuterboden wird mit Rücksicht darauf, dass der Gebrauch von Kräutern in der wissenschaftlichen Heilkunde immer mehr abnimmt und die Beschaffung solcher Dinge aus grossen Drogenhandlungen jeder Zeit leicht zu bewirken ist, nicht mehr gefordert, vielmehr zugelassen, die Kräutervorräthe in der Materialkammer aufzubewahren.

Betreffs der Sonderung der indifferenten Arzneimittel von den stark wirkenden Mitteln und den direkten Giften, sowie über die Aufbewahrung der einzelnen Mittel sind die Vorschriften des Deutschen Arzneibuches (Pharmacopoea Germanica edit. II Berlin 1882) massgebend; die direkten Gifte (Tab. B des Arzneibuches) müssen in Preussischen Apotheken in einem eigenen verschlossenen Raum, gesondert nach Arsenikalien, Quecksilber-Präparaten und Alkaloiden, in einem dreigetheilten, stets doppelt verschlossenen Giftschrank aufbewahrt werden, während der Phosphor seiner Feuergefährlichkeit wegen in eine mit eiserner Thür versehene Kellerwandnische verwiesen ist. Für die Rezeptur erforderliche direkte Gifte dürfen mit den dafür bestimmten Dispensirgeräthen in einem kleinen abgetheilten Giftschrank der Offizin unter Verschluss aufbewahrt werden. Die stark wirkenden Mittel (Tab. C des Deutschen Arzneibuches) sind von den übrigen Mitteln gesondert in sämmtlichen Räumen aufzustellen.

Der Apotheker ist verpflichtet, alle sowohl rohen als zubereiteten Arzneimittel in bestmöglichster Beschaffenheit und Güte nach Vorschrift der Pharmacopoea Germanica und in der Zahl nach Massgabe des von dem Minister der Medizinal-Angelegenheiten zur Zeit bindend gemachten Arzneiverzeichnisses (Series medicaminum) für Apotheken-Visitationen vorräthig zu halten (Revidirte Apotheker-Ordnung vom 11. Oktober 1801 Tit. III § 1 a); alle Zubereitungen, mögen dieselben in der Apotheke selbst hergestellt oder aus Fabriken bezogen sein, sollen den Vorschriften des Deutschen Arzneibuches entsprechen; dafür ist der Besitzer oder Verwalter der Apotheke verantwortlich und haftbar.

Auf ärztliche Verordnung (Rezept) darf der Apotheker jedes Mittel, die in Tab. A des Deutschen Arzneibuches aufgeführten aber nur in begrenzter Maximaldosis abgeben; der Vertrieb im Handverkauf ist durch Ministerial-Erlass vom 3. Juni 1878 für stark wirkende Mittel beschränkt (Ministerialblatt S. 117).

Die für die Rezeptur verbindlichen Preise der Arzneimittel, deren Verarbeitung, Abgabe und die dazu erforderlichen Gefässe werden in Preussen alljährlich durch eine Taxkommission festgesetzt, welche aus mehreren von dem Minister der Medizinal-Angelegenheiten ernannten Berliner Apothekern unter Vorsitz eines vortragenden staatsärztlichen Rathes besteht.

Der Giftverkehr in den Apotheken unterliegt den Bestimmungen der Königlichen Ordre vom 10. Dezember 1800 und den später dazu ergangenen Bestimmungen.

Geheimmittel dürfen in den Apotheken nur abgegeben werden, wenn dem Apotheker deren Zusammensetzung bekannt ist, dieselben stark wirkende Stoffe nur in den Grenzen des Erlasses vom 3. Juni 1878 (s. vorher) enthalten und der geforderte Preis die Arzneitaxe nicht überschreitet.

Filial-Apotheken haben nur ein Verkaufslokal, entnehmen die vorhandenen Arzneimittel der Mutter-Apotheke und bewahren die erforderlichen Vorräthe in einem oder zwei geeigneten Nebenräumen auf, sind aber, wie die Krankenhaus-Dispensiranstalten, die ärztlichen und auch die homöopathischen Haus-Apotheken betreffs der Sonderung und Aufbewahrung der Arzneimittel an die bestehenden Vorschriften gebunden. Die zwei letztgenannten Einrichtungen müssen ihre Arzneimittel aus inländischen d. h. Apotheken des Deutschen Reiches beziehen.

Sämmtliche vorgenannten Heilmittel-Vertriebsstellen unterstehen der dauernden Aufsicht des zuständigen Kreis-Physikus und sollen im Laufe von je drei Jahren einmal von dem zuständigen Regierungs-Medizinalrath unter Beistand eines Apothekers nach Massgabe der Instruktion für das Verfahren bei Apotheken-Revisionen vom 21. Oktober 1819 und des Runderlasses vom 13. März 1820, sowie der dazu ergangenen Nachtrags-Bestimmungen und zwar unvermuthet und nicht in regelmässiger dreijähriger Wiederkehr revidirt werden. Liefert die Visitation ein schlechtes oder ungenügendes Ergebniss, insbesondere bezüglich der Beschaffenheit der Arzneimittel, so finden Nachrevisionen auf Kosten des Besitzers bis zur Herstellung eines ordnungsmässigen Zustandes statt.

Letzterer kann nöthigenfalls im Wege des Zwanges auf Grund des § 132 des Landesverwaltungsgesetzes herbeigeführt werden, indem der Regierungs-Präsident den pflichtvergessenen Apotheker durch Androhung und Festsetzung einer Geldstrafe bis zu 300 Mark event. verhältnissmässiger Haft im Wege landespolizeilicher Verfügung dazu anhält.

Ausserhalb der Apotheken ist der Verkehr mit Arzneimitteln durch die Kaiserliche Verordnung vom 27. Januar 1890 (vergl. S. 93 ff.) geregelt und findet in sogenannten Drogenhandlungen statt, welche aber auch alle möglichen anderen Gegenstände, wie Toiletten-Artikel, Pinsel, Farben u. dergl. führen.

Die Inhaber solcher Geschäfte bedürfen keiner Konzession, sind aber zur Anmeldung des Geschäftsbetriebes bei der Ortspolizeibehörde verpflichtet und haben, falls sie Gifthandel treiben wollen, dazu die Genehmigung (Reichsgewerbeordnung Fassung vom 1. Juli 1883 § 34 Absatz 3) der zuständigen Behörde, Kreis-Ausschuss, Stadt-Ausschuss (§ 114 des Zuständigkeitsgesetzes vom 1. August 1883), Ministerial-Erlass vom 29. Juli 1878 nachzusuchen. Wer ohne die erforderliche Erlaubniss Gift verkauft oder, ohne dazu berechtigt zu sein, Arzneien zubereitet oder feilhält, wird nach § 367 Ziffer 5 oder 3 des Reichs-Strafgesetzbuches bestraft.

Die Zurücknahme der vorerwähnten Genehmigung erfolgt nach Massgabe der §§ 34, 35 der Reichsgewerbeordnung und des § 119 Ziffer 2 des vorangeführten Gesetzes.

Die Drogenhandlungen, sowie die konzessionirten Giftverkaufsstellen unterliegen ebenfalls der periodischen Revision durch den Kreis - Physikus, welchem auch hierbei vielfach ein geprüfter Apotheker zur Seite steht.

---

6. Heilbäder, Badeanstalten, Mineralwasser-Anstalten.

Die Heilbäder sind in ihrem Bestande in Preussen nur entfernt durch das Berggesetz vom 21. Juni 1865 § 4 resp. Titel IX § 196—203 geschützt, indem der erstere Paragraph den Behörden im Allgemeinen die Befugniss ertheilt, im öffentlichen Interesse das Schürfen zu untersagen, und im Titel IX den Provinzialbehörden ähnliche Befugnisse im Interesse des Allgemeinwohls beilegt. Im Uebrigen wird die Sanitätspolizei an Badeorten nach den bestehenden allgemeinen Bestimmungen gehandhabt.

Die Badeanstalten unterliegen nach § 35 der Reichsgewerbeordnung einer behördlichen Genehmigung insofern, als dort bestimmt ist, dass die Ertheilung für den Betrieb von Badeanstalten zu untersagen ist, wenn Thatsachen vorliegen, welche die Unzuverlässigkeit des Gewerbtreibenden in Bezug auf den Gewerbebetrieb darthun. Im Uebrigen liegt der Ortspolizeibehörde ob, zu ermessen, ob nach

den bestehenden allgemeinen Bestimmungen die Anlage einer Bade-
anstalt zulässig erscheint.

Ueber Untersagung der Anlage (§ 35 der Reichsgewerbeordnung)
entscheidet auf Klage der Ortspolizeibehörden der Kreis-Ausschuss,
in Stadtkreisen bei Städten mit über 10 000 Einwohnern der Bezirks-
Ausschuss (Zuständigkeitsgesetz § 119 Ziffer 1).

Mineralwasser-Fabriken fallen nicht unter § 16 der Reichsgewerbeordnung, vielmehr, falls sie Dampfbetrieb haben, unter § 24
des Gesetzes, unterstehen aber im Uebrigen in Betreff ihres Betriebes der staatlichen Aufsicht, welche vielfach durch Polizei-
Verordnungen geordnet ist.

7. Krankenhäuser.

Oeffentliche Krankenhäuser, gleichviel, ob dieselben durch
Gemeinden, Kreisverbände, geistliche Genossenschaften errichtet
sind, unterstehen nach Theil II Titel XIX §§ 32, 33, 34 und 37,
38, 39 des Allgemeinen Landrechts der behördlichen Aufsicht und
zwar zufolge § 2 Ziffer 3 der Regierungs-Instruktion vom 23. Oktober
1817 derjenigen der derzeitigen ersten Abtheilung der Königlichen
Regierung d. h. zur Zeit des Regierungs-Präsidenten. Die Art der
Revision (§ 39) dieser Anstalten ist durch Ministerial-Erlass vom
11. April 1866 noch besonders geregelt worden. Darnach steht
dem Kreis-Physikus die stete Aufsicht über dieselben zu.

Die Revision selbst erstreckt sich auf die Lage und Anlage des
Krankenhauses, wobei die Einrichtung sämmtlicher Zimmer, Ventilation, Kochvorrichtung, Waschvorrichtung, Beschaffenheit des Trinkwassers, Anlage der Ableitungen, Senkgruben, Beleuchtung, Erwärmung der Zimmer, Korridore, der Thüren und Fenster, der
Lagerstellen u. s. w. zu prüfen ist. Auch ist die Art der Verpflegung der Kranken, die Hausordnung, die Befriedigung des religiösen Bedürfnisses, die Verpflegungskosten für den Tag und Kopf
in dem über das Ganze aufzunehmenden Protokoll zu vermerken,
ferner zu erwähnen, in welcher Beschaffenheit die verschiedenen
Vorräthe, sowie die Speisen der Kranken am Revisionstage vor-

gefunden worden sind, und wie viel Kranke im jährlichen Durchschnitt in dem Krankenhause verpflegt werden.

In jedem Gemeindekrankenhause soll ein geeignetes Zimmer zur Unterbringung von passanten Geisteskranken mit der erforderlichen Einrichtung vorhanden sein.

Oeffentliche Entbindungsanstalten bestehen bei den geburtshülflichen Kliniken der Universitäten und bei den Hebammen-Lehranstalten. Letztere, welche früher auch seitens des Staates errichtet worden waren, sind, wie erwähnt, seit Erlass des Dotationsgesetzes vom 8. Juli 1875 § 13 zum grössten Theil an die Provinzialverwaltungen übergegangen (vergl. S. 166).

Die öffentlichen Irrenanstalten sind mit Ausnahme der an den Preussischen Universitäten bestehenden Irrenkliniken, von welchen einzelne auch provinzielle Beziehungen haben, ebenfalls nach § 4 des eben genannten Gesetzes unter gleichzeitiger Ueberweisung bestimmter Gebiete zur Fürsorge für das Irren-, Taubstummen- und Blindenwesen an die Provinzialverwaltung übergegangen.

Provinzial-Entbindungs- und Irrenanstalten stehen unter der Oberaufsicht des Oberpräsidenten der Provinz.

Privat-Krankenanstalten, sowie Privat-Entbindungs- und Privat-Irrenanstalten fallen unter § 30 Ziffer 1 der Reichsgewerbeordnung (vergl. S. 19).

Anlage und Einrichtung solcher Anstalten sind demgemäss vor der Konzessionirung durch den zuständigen Amtsarzt zu prüfen. Die Konzession zur Errichtung wird in Preussen vom Bezirks-Ausschuss, für Berlin durch den Polizei-Präsidenten ertheilt. Gegen den versagenden Beschluss ist Antrag auf mündliche Verhandlung im Verwaltungsstreitverfahren binnen zweiwöchentlicher Frist, für Berlin Klage beim Bezirks-Ausschuss, event. Revision beim Oberverwaltungsgericht zulässig. (Zuständigkeitsgesetz §§ 115, 118 und 161 Absatz 2.) Die Zurücknahme ertheilter Genehmigungen erfolgt auf Klage der Aufsichtsbehörde durch den Bezirks-Ausschuss § 120 a. a. O.

Auch diese Anstalten unterstehen der staatlichen Aufsicht und werden von dem Kreis-Medizinalbeamten alljährlich revidirt, nach Ermessen des zuständigen Regierungs-Präsidenten auch durch den Regierungs-Medizinalrath.

Die Revision der Privat-Irrenanstalten und die Aufnahme von Geisteskranken in Privat-Irrenanstalten ist durch Erlass des

Ministers der Medizinal-Angelegenheiten vom 19. Januar 1888 (Ministerialblatt S. 39) besonders geregelt worden.

Demzufolge dürfen Geisteskranke in Privat-Irrenanstalten in der Regel nur Aufnahme finden, wenn ein auf Grund eigener Untersuchung des Kranken ausgestelltes Attest des Physikus oder Kreis-Wundarztes desjenigen Bezirkes, in welchem der Kranke seinen Wohnsitz hat, darüber vorliegt, dass der Aufzunehmende geisteskrank ist, an welcher Form der Geisteskrankheit er leidet, und dass er der Aufnahme in einer Irrenanstalt bedarf.

Hiervon ist nur in dringenden Fällen, insbesondere bei Gemeingefährlichkeit des Irren, insofern eine Ausnahme zulässig, als dann auf Grund eines ausführlichen und wohlbegründeten Gutachtens eines Arztes die Aufnahme erfolgen darf; jedoch muss der Kranke innerhalb 24 Stunden nach der Aufnahme durch den für die aufnehmende Anstalt zuständigen Physikus oder durch seinen Stellvertreter untersucht und die Nothwendigkeit der Aufnahme bestätigt werden.

Schon wegen Geisteskrankheit entmündigte Kranke können auf Antrag ihres rechtlichen Vertreters ohne weiteren Nachweis, als den der erfolgten Entmündigung, aufgenommen werden.

Ueber die Aufnahme eines Kranken ist, falls dieselbe nicht auf Antrag einer Gerichtsbehörde oder der Polizeibehörde des Wohnortes des Kranken oder mit der Genehmigung der letzteren erfolgt ist, der Ortspolizeibehörde des Wohnortes binnen 24 Stunden nach der Aufnahme unter Beifügung einer beglaubigten Abschrift der Aufnahmeatteste vertrauliche Mittheilung zu machen; auch ist die Aufnahme binnen 24 Stunden bei der Polizeibehörde desjenigen Ortes anzuzeigen, in welchem die Anstalt gelegen ist.

Die Unterbringung sogenannter freiwilliger Pensionäre, d. h. solcher Personen, welche sich aus eigenem Antriebe oder dem Wunsche der Angehörigen in verständiger Einsicht zustimmend in eine Privatanstalt begeben, ist gestattet, sobald der Leiter der Anstalt die schriftliche Einwilligung des Aufgenommenen oder der Angehörigen, sowie ein ärztliches Attest über die Zweckmässigkeit der Unterbringung erhalten hat.

Die Beaufsichtigung der Privat-Irrenanstalten liegt dem zuständigen Kreis-Physikus, oder einem von der Polizeibehörde zu bestimmenden psychiatrisch-ärztlichen Kommissar ob.

Jede Anstalt ist zwei Mal, ein Mal im Sommer, ein Mal im

Winter, einer ordentlichen, unvermutheten Revision zu unterziehen; ausserdem können ausserordentliche Revisionen jeder Zeit durch die Landespolizeibehörde veranlasst werden.

Die Revision selbst hat sich auf die Einrichtung, Ausstattung und Verwaltung der Anstalt in ähnlicher Weise zu erstrecken, wie dies bereits bei den öffentlichen Krankenhäusern erwähnt worden ist. Nur tritt bei diesen Anstalten noch eine Durchsicht der Registratur, insbesondere der Aufnahmebücher und der Personalien der in der Anstalt untergebrachten Kranken hinzu.

Auch über diese Revision ist ein Protokoll aufzunehmen und der vorgesetzten Behörde einzureichen.

Auf sonstige Einzelheiten über Aufnahme von Ausländern, Entlassung der Geheilten, Gebesserten und Ungeheilten, Benachrichtigung der Gerichtsbehörden u. s. w. soll hier nicht weiter eingegangen werden.

Der Bestand der öffentlichen und privaten Kranken-, Entbindungs- und Irrenanstalten ist durch die Regierungen zu kontroliren und sind Veränderungen durch Eingehen bestehender und Einrichtung neuer Anstalten dem preussischen statistischen Büreau jährlich mitzutheilen.

Sämmtliche Krankenanstalten haben der vorbezeichneten Behörde in Gemässheit eines Ministerial-Erlasses vom 25. Mai 1880 sorgfältige Aufzeichnungen über die Krankenbewegung im Einzelnen nach folgenden Gesichtspunkten zu übermitteln:

Vor- und Zuname des Kranken. Alter, Familienstand, Religion, Stand (Beschäftigung).

Wohnung (in grösseren Städten unter Angabe des Stockwerkes).

Auf wessen Kosten verpflegt (eigene, Dienstherrschaft, Krankenkasse, Armenverband etc.).

Bezeichnung der Krankheit (Verletzung).

Für die Irrenanstalten schreibt der Ministerial-Erlass vom 19. Juni 1883 ein neues Formular für die seit 1875 für das statistische Büreau aufzustellenden Zählkarten vor; darin soll auf eine Statistik der Gewohnheitstrinker insofern Bedacht genommen werden, als derartige Personen durch Einrückung eines P. = Potator neben der Bezeichnung der Krankheitsform kenntlich gemacht werden.

Die vorgeschriebenen Formulare folgen hier:

Anlage D.

(Auf weissem Papier.)
Irren . . . . Anstalt zu . . . .
Regierungsbezirk . . . . . .
Rezeptions-No. . . .

1. Aufgenommen den . . ^{ten} . . . . 18 .
2. Name? . . . . . Vorname? . . . . . Geschlecht? . . . . . .
3. Geburtsort? . . . . . Kreis? . . . . .
4. Letzter Wohnsitz resp. Aufenthaltsort? . . . . . .
    Gefängniss? . . . . . . Irrenanstalt? . . . . . Lazareth? . . . . . .
5. Geburts-Jahr und Tag? . . . .
6. Familienstand: Unverheirathet? Verheirathet? Verwittwet? Ge-
    schieden?
7. Glaubensbekenntniss? . . . .
8. Stand oder Beruf? . . . .
9. Krankheitsdauer vor der Aufnahme? . . . .
10. A. Sind Vater und Mutter mit einander verwandt? In welchem
    Grade? . . . .
    Sind Geistes- oder Nervenkrankheiten, oder Trunksucht, oder
    Selbstmord, oder Verbrechen, oder auffallende Charaktere
    und Talente vorgekommen bei:
     I. Vater? Mutter?
     II. Grossvater? Grossmutter? Onkel? Tante?
       a. von Vaters Seite? b. von Mutters Seite?
     III. Geschwistern?
     Ist Patient unehelich geboren?
    B. Andere Ursachen? welche? . . . .
    . . . .
11. Ist Patient mit dem Strafgesetze in Konflikt gerathen? Wo-
    durch? . . . .
    Wann? . . . . Ist er bestraft worden? . . . .
    In welcher Weise? . . . .
12. Krankheitsform: a. Einfache Seelenstörung? b. Paralytische
    Seelenstörung? c. Seelenstörung mit Epilepsie? mit Hystero-
    Epilepsie? Idiotie? Cretinismus? d. Imbecillität (angeboren)?
    e. Delirium potatorum? f. Nicht geisteskrank?
13. Sind körperliche Missbildungen vorhanden? Welche? . . . . . .
    . . . .
14. War Patient schon in einer Irrenanstalt? . . . .
    In welcher? . . . . . . zum 1. Male von . . . . . . bis . . . . .

Entlassen a. nach stattgehabter Genesung? b. ohne stattgehabte Genesung? In welcher? . . . . zum 2. Male von . . . . . . bis . . . . . Entlassen a. nach stattgehabter Genesung? b. ohne stattgehabte Genesung? In welcher? . . . . . . zum 3. Male von . . . . bis . . . . . . Entlassen a. nach stattgehabter Genesung? b. ohne stattgehabte Genesung?

Ausserdem noch . . . . Mal?

Wird Patient auf eigene Kosten oder auf öffentliche Kosten verpflegt?

Datum . . . .

. . . .
(Dirigirender Arzt.)

Anlage E.

(Auf rothem Papier.)

Irren . . . . . . Anstalt zu . . . . . .

Regierungsbezirk . . . . .

Rezeptions-No. . . .

1. Name? . . . . . Vorname? . . . . . Geschlecht? . . . . .
2. Aufgenommen den . . ten . . . . 18 . .
3. Krankheitsform? . . . .
4. Entlassen den . . ten . . . . 18 . .
   a. nicht geisteskrank?
   b. geheilt?
   c. gebessert?
   d. ungeheilt? } wohin { In welche andere Anstalt? . . . . . .
   entlassen? { In Familienpflege? . . . .
   e. gestorben den . . ten . . . . 18 . .
      Todesursache ohne Autopsie? . . . .
      Todesursache nach Autopsie? . . . .
5. Aufenthaltsdauer in Irrenanstalten überhaupt? . . . .
   Dauer des gegenwärtigen Aufenthaltes in unserer Anstalt? . . .
   . . . .

Datum . . . .

. . . .
(Dirigirender Arzt.)

Beim Ausbruch ansteckender Krankheiten in Krankenhäusern, namentlich Pocken, Cholera, Flecktyphus, Recurrens, bösartigen Fällen von Ruhr und Scharlach sind die Vorstände durch Ministerial-

Erlass vom 3. April 1883 angewiesen, nach Massgabe des § 9 des sogleich zu erwähnenden Regulatives vom 8. August 1835 die vorgeschriebene Anzeige an die Ortspolizeibehörde ungesäumt zu erstatten, und sofern ein Epidemienhaus nicht vorhanden ist, für thunlichste Isolirung derartiger Krankheitsfälle Sorge zu tragen.

Beim Auftreten von Pocken in Anstalten, welchen kein Pockenhaus zur Verfügung steht, ist bei den übrigen Insassen der Anstalt die Vaccination oder Revaccination nach Massgabe der gesetzlichen Bestimmungen, bei Wärtern und Wärterinnen, welche 5 Jahre nicht geimpft sind, unbedingt zu vollziehen.

Die Desinfektion hat nach Massgabe der bestehenden Vorschriften zu geschehen.

III. Verwaltung der öffentlichen Gesundheitspflege. Gesundheits-Polizei.

Die staatliche Fürsorge zum Schutze der Volksgesundheit — die öffentliche Gesundheitspflege, Gesundheits-Polizei — umfasst nach der Einleitung alle diejenigen Zweige des öffentlichen Gesundheitswesens, welche die Erhaltung der Bedingungen für das Gedeihen der Volksgesundheit erstreben und letztere vor Schädigungen zu schützen bestimmt sind. Die Staatsaufsicht hat es daher ebensosehr mit der Schaffung gesundheitsgemässer Lebensbedingungen im Allgemeinen, wie mit der Verhütung von gesundheitsschädlichen Zuständen und Verhältnissen, insbesondere auch mit der Verhütung der Entstehung und Verbreitung ansteckender Krankheiten zu thun.

1. Uebertragbare Krankheiten.

Die Massregeln zur Verhütung der Entstehung und Verbreitung ansteckender Krankheiten finden sich zusammengefasst in der Königlichen Verordnung vom 8. August 1835 (Gesetzsammlung S. 240 ff.), welche ungeachtet ihres langen Bestehens und vielfacher Ergänzungen und Aenderungen durch Sonderbestimmungen noch immer auch für die Jetztzeit sehr brauchbare Bestimmungen enthält und, obwohl zunächst durch die Cholera veranlasst, welche Preussen zuerst 1831 und 1832 heimsuchte, gewissermassen die Grundlage für die sanitätspolizeiliche Aufsicht nicht blos in dieser, sondern auch in anderen Richtungen noch heute bildet.

Zufolge jener Verordnung sollen in Städten von 5000 und mehr Einwohnern fortwährend bestehende Sanitäts-Kommissionen gebildet werden; in kleineren Städten und auf dem Lande bleibt deren Errichtung den Regierungen überlassen; neue Anregung dazu gab der später zu besprechende Ministerial-Erlass vom 14. Juli 1884, betreffend Massregeln gegen die Cholera. Diese Sanitäts-Kommissionen sollen aus dem den Vorsitz führenden Vorstand der Ortspolizeibehörde, einem oder mehreren von der Ortspolizeibehörde zu bestimmenden Aerzten und mindestens drei von den Vertretern der Gemeinde — Stadtverordneten oder Gemeinderath — zu erwählenden geeigneten Einwohnern der Stadt, in Garnisonorten ausserdem noch aus einem oder mehreren von den Militärbefehlshabern zu bestimmenden Offizieren und aus einem Ober-Militärarzt bestehen. In grösseren Städten können neben dieser Haupt-Kommission noch besondere Revier-Kommissionen gebildet werden, denen ebenfalls mindestens ein Arzt, ein Polizei- oder Gemeindebeamter und mehrere Vertreter der Gemeinde anzugehören haben. Diese Sanitäts-Kommissionen sind theils rathgebende, theils ausführende Behörden, welche der Ortspolizeibehörde auf Erfordern oder auch aus eigener Initiative zur Seite stehen sollen. Die Kommissionen sollen ihr Augenmerk insbesondere auf den Gesundheitszustand des Ortes oder Bezirkes, für welchen sie gebildet sind, richten, die die Gesundheit schädigenden Ursachen, namentlich soweit sie zur Verbreitung ansteckender Krankheiten Veranlassung geben können, untersuchen und zu entfernen streben, das Publikum über die Erscheinungen der wichtigsten ansteckenden Krankheiten und das dabei im Interesse der Gesundheit zu beobachtende Verfahren belehren, der Polizeibehörde überhaupt in den die Verhütung des Ausbruchs und der Verbreitung dieser Krankheiten betreffenden Angelegenheiten zur Seite stehen. Die für die Ausführung gesundheitspolizeilicher Massregeln erforderlichen Mittel fallen den Gemeinden zur Last.

Damit die mit der Gesundheitspolizei betrauten Behörden rechtzeitig Kenntniss von dem Auftreten ansteckender Krankheiten erhalten, bestimmt die Verordnung weiterhin, dass die Familienhäupter, Haus- und Gastwirthe, Geistliche und Medizinalpersonen alle zu ihrer Kenntniss gelangenden Fälle von ansteckenden, dem Gemeinwesen gefahrdrohenden Krankheiten, ebenso verdächtige Erkrankungs- und Todesfälle der Polizeibehörde schriftlich oder mündlich anzuzeigen verpflichtet sind. Durch einen Erlass vom 3. April 1883 sind die Vorstände aller Krankenanstalten angewiesen, dass beim Ausbruch ansteckender Krankheiten, namentlich von Pocken, Cholera, Flecktyphus, Recurrens, bösartigen Fällen von Ruhr und Scharlach sofort der Polizeibehörde Anzeige gemacht und für Isolirung derartiger Kranken gesorgt wird, wo besondere Epidemien-Häuser fehlen. Privat-Krankenanstalten dürfen ansteckende Kranke nicht aufnehmen. Beim Auftreten von Pocken ist Vaccination oder Revaccination der Insassen im Rahmen der bestehenden Bestimmungen herbeizuführen.

Die ersten Fälle ansteckender Krankheiten hat die Ortspolizeibehörde ärztlich untersuchen zu lassen und über den Ausfall der Untersuchung der vorgesetzten Behörde, erforderlichen Falles auch der Militärbehörde Anzeige zu machen; die Landes-Polizeibehörde lässt nach ihrem Ermessen alsdann den Ausbruch der betreffenden Krankheit noch durch den Amtsarzt (Physikus) feststellen. Beim Umsichgreifen ansteckender Krankheiten sind auch die Landräthe der benachbarten Kreise in Kenntniss zu setzen.

Verbreitet sich eine der in der Verordnung vom 8. August 1835 näher bezeichneten Krankheiten, so sind ungewöhnliche Anhäufungen von Menschen bei öffentlichen Vergnügungen, auf Jahrmärkten, Messen und bei dergleichen Gelegenheiten zu verbieten.

Auch über die Schliessung der Schulen sind Bestimmungen getroffen, welche neuerdings Ergänzungen erfahren haben und später im Abschnitt über Schulgesundheitspflege besprochen werden sollen.

Die Bestimmungen über das Reisen Erkrankter und den Transport von Kranken entsprechen den Verkehrsverhältnissen und -Mitteln der heutigen Zeit nicht mehr.

An ansteckenden Krankheiten Leidende sollen möglichst in eine Krankenanstalt übergeführt werden, jedoch in der Regel nicht ohne Zustimmung des Familienhauptes; in zweifelhaften Fällen hat die Polizeibehörde gemeinschaftlich mit der Sanitäts-Kommission darüber Beschluss zu fassen. Insbesondere ist auf die anderweite Unterbringung solcher Kranken dann Bedacht zu nehmen, wenn dieselben in zahlreich bewohnten Gebäuden, z. B. Kasernen etc., sich befinden. Eine Ueberführung ansteckender Kranken nach anderen Privatwohnungen darf nur mit Bewilligung und unter der Obhut der Polizeibehörde geschehen.

Die Anordnungen und Grundsätze über die Einrichtung von Heilanstalten für ansteckende Kranke sind zum Theil noch heute zutreffend, zum Theil nicht mehr zeitgemäss.

Bleibt der Kranke in seiner Wohnung, so ist die Behandlung desselben, sowie die Erfüllung der im einzelnen Falle gebotenen sanitätspolizeilichen Vorschriften von der Behörde und dem behandelnden Arzte besonders zu überwachen, namentlich ist auf Absonderung des Erkrankten von gesunden Mitbewohnern zu halten, und, damit das Publikum darüber unterrichtet sei, dass eine übertragbare Volks-Krankheit in einem Hause, beziehentlich in einer Wohnung aufgetreten ist, ist in einzelnen Fällen (Cholera, Typhus, Pocken) die Anheftung einer schwarzen Tafel mit deutlicher Aufschrift des Namens der Krankheit geboten. Die Entfernung jener Tafel darf erst dann erfolgen, wenn die Polizeibehörde auf Grund ärztlichen Gutachtens die Ueberzeugung erlangt hat, dass eine Ansteckung weder durch den Kranken, noch durch seine Umgebung zu erwarten steht.

Die Genesenen und deren Gebrauchsgegenstände, sowie deren Wohnungen sollen einer gründlichen Reinigung und Desinfektion, für welche die Vorschriften in einer zu dem Gesetz gehörigen Desinfektionsanweisung beigefügt sind, unterworfen werden. Diese Desinfektionsanweisung ist indessen veraltet und durch zeitgemässere Sonderbestimmungen einzelner Provinzial-Verwaltungsbehörden inzwischen ersetzt und ergänzt worden.

Dasselbe gilt auch bezüglich der Behandlung und Entfernung der Leichen von an ansteckenden Krankheiten Verstorbenen. Beide Punkte werden später erörtert werden.

a. Cholera.

Die Sondervorschriften der Verordnung beim Ausbruche einzelner Krankheiten beziehen sich in erster Linie auf die zur Verhütung der Verbreitung der Cholera derzeit getroffenen Massnahmen, welche indessen durch neuere Vorschriften, und zwar namentlich durch Erlasse des Ministers der Medizinal - Angelegenheiten vom 19. Juli 1883 und vom 14. Juli 1884 ersetzt oder ergänzt werden.

Der erste Erlass bezieht sich im Wesentlichen auf die Reinhaltung des Bodens durch zweckmässige Beseitigung der Abfälle etc., Beschaffung ausreichenden, gesundheitsgemässen Trinkwassers, besonders strenge Ueberwachung des Verkehrs mit Nahrungs- und Genussmitteln behufs Ausschliessung von gesundheitswidriger Waare,

Beaufsichtigung der Wohnungsverhältnisse, Herbergen, Pennen, Kosthäuser u. dgl., gewerblicher Anlagen, in welchen die Verbreitung
ansteckender Krankheiten fördernde Stoffe sich befinden, und Kontrole der herumziehenden Bevölkerung, namentlich in den Grenz-
gegenden, sowie des Flussverkehrs.

Der zweite Erlass regelt insbesondere den Uebertritt von Reisenden aus infizirten Ländern mittelst der Eisenbahn in das preussische
Gebiet. Die Reisenden sollen bereits in den Eisenbahnwagen
einer Besichtigung unterzogen werden und der Cholera verdächtige
oder an derselben erkrankte Personen von der Weiterreise ausgeschlossen und in ein Krankenhaus übergeführt werden.

Auch des Verkehrs auf Schiffen und Flössen wird nochmals
gedacht, dann darauf hingewiesen, dass die gesundheitlichen Verhältnisse allerorts einer eingehenden Prüfung zu unterziehen und
sanitäre Missstände zu beseitigen sind, welche erfahrungsgemäss der
Entwickelung der Krankheit den Boden bereiten.

Auch dem Gesundheitszustande der Bevölkerung soll eine be-
sondere Aufmerksamkeit geschenkt und im Falle des Ausbruchs der
Krankheit dafür Sorge getragen werden, dass die nöthige ärztliche
Behandlung und Pflege beschafft werden kann. Die Errichtung von
Sanitäts-Kommissionen wird wiederum in Erinnerung gebracht, und
mangelnden Falles die Bildung derselben namentlich für das platte
Land empfohlen; an Zusammenkünften derselben sollen bei Berathung
wichtigerer Gegenstände thunlichst der Landrath und der Kreis-
Physikus Theil nehmen. Die Aufgabe der Kommissionen wird dann
erörtert; Reinlichkeit auf Strassen und Plätzen zu überwachen, die
Dungstätten auf den Höfen zu kontroliren, für gehörige Reinigung
der Abtrittsgruben und verunreinigten Wasserläufe zu sorgen, den
Brunnen und der Versorgung mit Trinkwasser die grösste Aufmerksamkeit zu schenken, verunreinigte oder verdächtige Wasserbezugs-
quellen zu schliessen; dem Verkehr mit Nahrungs- und Genussmitteln sei besondere Aufmerksamkeit zuzuwenden — auf Reinlichkeit in den Wohnungen im Allgemeinen und besonders auf ordnungsmässige Beseitigung der Abfälle hinzuwirken. Die Kontrole
der Herbergen, Logir- und Kosthäuser, Massenquartiere, wie
solcher Räume, welche von bei öffentlichen Arbeiten beschäftigten Leuten zum Wohnen benutzt werden, wird nochmals betont. —
Vorzugsweise Beachtung sei Grundstücken und Wohnungen zuzuwenden, welche schon in früheren Jahren hervorragend Sitz der
Cholera gewesen sind.

Die allgemeinen Bestimmungen der Verordnung vom 8. August 1835, namentlich die Anzeigepflicht, werden in Erinnerung gebracht.

In den von der Cholera befallenen Orten sollen die ersten Cholerakranken vor allen Dingen isolirt oder in Krankenanstalten übergeführt werden, insbesondere solche Kranke, welche sich in ungünstigen äusseren Verhältnissen befinden. Auch können unter Umständen die Gesunden entfernt werden und die Kranken in ihrer Behausung bleiben.

Der Krankentransport mittelst öffentlicher Fuhrwerke wird untersagt; ein trotzdem benutztes Gefährt ist der vorschriftsmässigen Desinfektion zu unterwerfen. Die Errichtung von Leichenhäusern behufs baldthunlichster Entfernung der Leichen aus den Wohnungen wird empfohlen; die Aufstellung von Leichen vor dem Begräbniss ist zu untersagen und das Leichengefolge möglichst zu beschränken, dessen Eintritt in die Sterbewohnung zu verbieten.

Ortschaften, welche keinen eigenen Begräbnissplatz haben, sollen erforderlichenfalls einen solchen einrichten. In den von Cholerakranken benutzten Räumen darf, ausser von den Kranken, weder gegessen noch getrunken werden. Die Ausleerungen der Cholerakranken und mit solchen beschmutzte Gegenstände sollen aus dem Krankenzimmer vor erfolgter Desinfektion — abgesehen vom Transport in eine Desinfektionsanstalt — nicht entfernt werden.

Ueber die Art der Desinfektion wird später gehandelt werden.

b. Typhus.

Jeder Erkrankungsfall an Typhus soll nach § 36 der Verordnung vom 8. August 1835 in der Eingangs dieses Abschnitts erwähnten Weise der Ortspolizeibehörde angezeigt werden. Auch hier wird möglichste Trennung der Erkrankten von den Gesunden verlangt, sei es durch Isolirung, sei es durch Bezeichnung der Wohnung mittelst einer Tafel. Die sanitätspolizeilichen Vorschriften haben beim Auftreten des Flecktyphus, welcher hier allein berücksichtigt ist, verschiedene Ergänzungen über Erforschung der Einschleppung, Unterbringung von Obdachlosen etc. erfahren. Besondere allgemeine Vorschriften über Massregeln bei Darmtyphus sind nicht erlassen; die vorgenannten Bestimmungen des Regulativs werden erforderlichenfalls in sinngemässer Weise verwerthet.

Die Bestimmungen betreffs Ruhr schliessen sich den vorhergehenden im Wesentlichen an.

c. Pocken.

Die Pocken erheischen dieselbe strenge Anzeigepflicht und Isolirung, wie die vorgenannten Krankheiten. Es sollen unter Umständen Pockenhäuser errichtet werden, insbesondere wird aber die Einimpfung der Schutzpocken empfohlen. (Vergleiche über die jetzt bestehenden Bestimmungen das Reichs-Impfgesetz vom 8. April 1874 S. 50 ff.)

Die Ausführung dieses Gesetzes liegt in Preussen nach dem Landesgesetz vom 12. April 1875 den Kreisen ob, welche die Impfärzte anzustellen und die Kosten für die öffentliche Impfung, mit Ausnahme derjenigen für die Herstellung und Unterhaltung der Impfinstitute, zu tragen haben. Zur Beschaffung der durch Bundesrathsbeschluss vom 18. Juni 1885 eingeführten Schutzpockenimpfung mittelst thierischen Impfstoffes sind in Preussen Impfstoffgewinnungs-Anstalten in Berlin, Königsberg, Halle, Kassel, Köln und Stettin errichtet und in Betrieb gesetzt worden; in naher Aussicht steht eine solche in Oppeln.

Ausserdem bestehen Landes-Impfinstitute, in welchen vorläufig noch mit humanisirtem Impfstoff geimpft wird, an folgenden Orten: Breslau, Posen, Glogau, Kiel, Hannover und Münster.

Ueber das Impfgeschäft selbst werden von den zuständigen Kreis- und Stadtkreisbehörden unter Mitwirkung des Kreis-Physikus Jahresberichte, deren Grundlage die Impfberichte der einzelnen Impfärzte bilden, an die zuständigen Regierungs-Präsidenten erstattet, welche dem Minister der Medizinal-Angelegenheiten alljährlich zu einer bestimmten Zeit einen General-Impfbericht einzureichen haben. Hier werden die gewonnenen Ergebnisse zusammengestellt. Da über die Ausführung der Impfung in Preussen eine besondere Arbeit in Aussicht steht, wird auf Einzelheiten hier nicht näher eingegangen.

Zur Verhütung der Verbreitung der Pocken bestehen nach §§ 55, 56 der Verordnung vom 8. August 1835 noch Zwangsmassregeln, welche durch § 18 des Reichs-Impfgesetzes in Kraft geblieben sind. Demzufolge ist es zulässig, falls in einem Hause die Pocken ausbrechen, bei einer weiteren Verbreitung der Krankheit sämmtliche Einwohner, nachdem dieselben auf die drohende Gefahr der Ansteckung aufmerksam gemacht worden sind, aufzufordern, ihre noch ansteckungsfähigen Angehörigen impfen zu lassen und erforderlichenfalls gegen alle diejenigen, welche noch ansteckungsfähig erscheinen, d. h. sich nach einem Erläuterungs-Erlass des Herrn Ministers der Medizinal-Angelegenheiten vom 19. Juni 1883 zum Reichs-Impfgesetz, betreffend einen Einzelfall, nicht auf glaubhafte Weise, insbesondere durch Vorlegung eines Impfscheines ausweisen können, dass sie bereits geimpft sind, mit Zwangsmassregeln vorzugehen und eine nochmalige Impfung herbeizuführen.

Endlich kann die Ortspolizeibehörde nach einer Entscheidung des Reichsgerichtes vom 13. November 1883 (siehe Entscheidungen des Reichsgerichtes in Strafsachen Band 9 S. 360) beim Ausbruch der Pocken unter Umständen das ganze befallene Haus sperren.

Was die sonst in der Verordnung vom 8. August 1835 aufgeführten Krankheiten anbelangt, so ist eine besondere Erwähnung der dagegen angegebenen Massregeln hier nicht erforderlich, zumal für Masern, Scharlach, Rötheln, Syphilis nur mildere Bestimmungen vorhanden sind, als die schon angegebenen; letztere Krankheit kommt heute kaum noch in dem Sinne des Regulativs in Betracht.

Andere Krankheiten, wie kontagiöse Augenentzündung, Krätze, Weichselzopf, Kopfgrind, Krebs, Schwindsucht, Gicht, und die von Thieren auf Menschen übertragenen Krankheiten sind soviel seltener geworden, dass die damals gegebenen Bestimmungen heute nur noch einen beschränkten Werth haben, oder gehören, wie die Gicht, Kopfgrind, nach heutigen Anschauungen nicht zu den Volkskrankheiten oder werden endlich, wie Schwindsucht, aus ganz anderen Gesichtspunkten, wie zu jener Zeit, betrachtet.

Schliesslich sei noch erwähnt, dass § 327 des Reichs-Strafgesetzbuches mit einer Gefängnissstrafe bis zu zwei Jahren Denjenigen bedroht, welcher die Absperrungs- oder Aufsichtsmassregeln oder Einfuhrverbote, welche von der zuständigen Behörde zur Verhütung des Einführens oder Verbreitens einer ansteckenden Krankheit angeordnet worden sind, wissentlich verletzt. Ist in Folge dieser Verletzung ein Mensch von der ansteckenden Krankheit ergriffen worden, so tritt Gefängniss von drei Monaten bis zu drei Jahren ein.

d. Diphtheritis und Meningitis cerebro-spinalis.

Für die in der Verordnung vom 8. August 1835 noch nicht erwähnten, inzwischen für das Gemeinwohl sehr bedenklich gewordenen Volkskrankheiten, Diphtherie und Meningitis cerebro-spinalis, sind in Folge Ministerial-Erlasses vom 1. April 1884 und vom 23. November 1888 von den Bezirks-Regierungen nach den dort angegebenen Gesichtspunkten Polizei-Verordnungen erlassen worden, welche den Aerzten die Verpflichtung auferlegen, jeden in ihrer Praxis vorkommenden Erkrankungs- oder Todesfall an Diphtheritis oder Meningitis cerebro-spinalis der zuständigen Polizeibehörde anzuzeigen, und thunlichste Absonderung der Erkrankten, Ausschluss der Geschwister vom Schulbesuch u. s. w. nach Massgabe der noch zu erwähnenden Verfügung vom 14. Juli 1884, Desinfektion der Gebrauchsgegenstände, des Krankenzimmers anordnen.

e. Desinfektion.

Wie bereits bemerkt, sind die unter dem 8. August 1835 gesetzlich vorgeschriebenen Desinfektionsmassregeln im Laufe der seither vergangenen 55 Jahre durch die Fortschritte der Wissenschaft und daraufhin gemachte neue Erfahrungen obsolet geworden. Unter den in Folge dessen von vielen Bezirksregierungen erlassenen Desinfektionsmassregeln hat sich die für Berlin unter dem 7. Februar 1887 (Amtsblatt für die Königliche Regierung in Potsdam S. 69) veröffentlichte Anweisung zum Desinfektionsverfahren bei Volkskrankheiten im Ganzen allgemeinen Beifalls zu erfreuen gehabt.

Dieselbe unterscheidet zwischen ansteckenden Volkskrankheiten, welche unbedingt Desinfektion erheischen (asiatische Cholera, Pocken, Fleck- und Rückfall-Typhus, Diphtherie), und solchen, welche unter Umständen nach Ermessen der Gesundheitspolizei dieselbe erfordern, wie Darm-Typhus, Scharlach, epidemische Ruhr, Masern, Keuchhusten, Lungenschwindsucht.

Die Verordnung führt als Verbreitungsquellen für die genannten Krankheiten an: den Kranken selbst und seine Ausleerungen, Speisen und Gebrauchsgegenstände, mit dem Kranken verkehrende Personen und die Krankenzimmer, sowie die Leichen der Verstorbenen. An die Spitze aller Desinfektionsmassregeln wird peinlichste Reinlichkeit für den Kranken selbst, seine lebende und todte Umgebung, das Krankenzimmer und dessen gesammten Inhalt gestellt und damit in Verbindung ausgiebige und häufige Erneuerung der Luft im Krankenzimmer, sowie schleunigste Entfernung und Unschädlichmachung aller Ansteckungsstoffe und werthlosen Gegenstände, demgemäss tägliche Reinigung des Kranken, häufiger Wäsche-Wechsel, sofortiger Wechsel besudelter Wäsche, tägliche Reinigung des Krankenzimmers durch Aufwischen mit feuchten Tüchern, nachdrückliche Lüftung durch häufiges und längeres Oeffnen der Fenster und von Innen heizbarer Oefen angeordnet.

13*

Behufs Unschädlichmachung der Ansteckungsstoffe kommen folgende Mittel zur Anwendung:

1. strömender überhitzter Wasserdampf in eigens hierfür eingerichteten Desinfektionsanstalten,
2. halbstündiges Kochen von dazu geeigneten Gebrauchsgegenständen in Wasser,
3. eine 5prozentige,
4. eine 2prozentige Karbolsäurelösung,
5. Verbrennung werthloser Gegenstände.

Das Krankenzimmer soll möglichst ausser Verkehr gestellt werden, die zur Zeit dort befindlichen Möbel und Gebrauchsgegenstände aber sollen, weil doch bereits infizirt, aus demselben nicht entfernt werden, sofern dies für einzelne Stücke nicht zu umgehen ist, muss Desinfektion eintreten. Speisen und Getränke dürfen im Krankenzimmer weder aufbewahrt, noch von irgend jemand, ausser dem Kranken, genossen werden.

Indem bezüglich der einzelnen Punkte auf die Anweisung selbst verwiesen wird, sei hier nur noch erwähnt, dass die Genesenen, bevor sie mit Gesunden wieder in Verkehr treten, durch ein warmes Seifenbad oder durch Abwaschen des ganzen Körpers mit warmem Seifenwasser sorgfältig gereinigt werden und durchaus reine Wäsche und Kleidung, welche in der Krankheit nicht benutzt war, oder desinfizirte Kleider anlegen sollen.

Leichen von an Cholera, Pocken, Diphtherie, Ruhr oder einer Typhusart Verstorbenen sollen nach Feststellung des Todes ungewaschen, in ein mit 5prozentiger Karbolsäure getränktes Leinentuch gehüllt, eingesargt und thunlichst bald mittels Leichenwagens aus der Wohnung in eine Leichenhalle übergeführt werden.

Alle Personen, welche mit Kranken der letzteren Art in Berührung gekommen sind, insbesondere Pfleger, Pflegerinnen, Aerzte, sollen, bevor sie mit Gesunden wieder in Verkehr treten, die Hände mit 2prozentiger Karbolsäurelösung, auch das Gesicht, Haupt- und Barthaar sorgfältig reinigen. Die Desinfektoren müssen bei ihrer Arbeit einen besonderen waschbaren Anzug tragen.

Die Benutzung von öffentlichen Fuhrwerken wird für den Transport jeglicher an den in der Anweisung genannten ansteckenden Krankheiten, ausser Keuchhusten, leidenden Personen untersagt.

f. Kindbettfieber.

Um eine weitere Verbreitung des Kindbettfiebers durch die Hebammen thunlichst zu verhüten, sind die S. 166 ff. erwähnten Bestimmungen erlassen.

Die Ausführung der in dem vorstehenden Abschnitte, betreffend die Verhütung ansteckender Krankheiten, aufgeführten Massregeln liegt den Ortspolizeibehörden (Amtsvorstehern, Amtmännern, Bürgermeistern, städtischen Polizei-Verwaltungen etc.) ob und wird in den Kreisen durch den Landrath unter Mitwirkung des Kreis-Physikus oder des Kreis-Wundarztes und in der Regierungsinstanz von dem Regierungs-Medizinalrath im Auftrage des Regierungs-Präsidenten überwacht. Die Anordnung der erforderlichen Massregeln und die Herbeiführung derselben liegt in der Hand der örtlichen Polizeibehörde, des Landrathes und weiter in der Hand des Regierungs-Präsidenten, Ober-Präsidenten, endlich des Ministers für Medizinal-Angelegenheiten (vergl. S. 149 ff.).

---

2. Nahrungs- und Genussmittel.   Gebrauchsgegenstände.

Bereits das Reichs-Strafgesetzbuch hatte durch § 367 Ziff. 7 den Verkehr mit verfälschten oder verdorbenen Getränken oder Esswaaren, insbesondere trichinenhaltigem Fleisch, unter Strafe gestellt.

Für die gesundheitspolizeiliche Ueberwachung des Verkehrs mit den vorbezeichneten Gegenständen aber sind das S. 100 bereits besprochene Reichsgesetz vom 14. Mai 1879 und dessen Ergänzungen, die Reichsgesetze vom 25. Juni, 5. Juli und 12. Juli 1887, betreffend den Verkehr mit blei- und zinkhaltigen Gegenständen, die Verwendung gesundheitsschädlicher Farben, den Verkehr mit Ersatzmitteln für Butter massgebend und von hervorragender Bedeutung.

Ueber die Ausführung dieser Gesetze im Preussischen Staate bestehen Sonderbestimmungen nicht; wohl aber sind die Polizeibehörden unter dem 14. September 1883 (Ministerialblatt S. 236) darauf hingewiesen worden, dass als Chemiker zweckmässiger Weise nur solche Sachverständige genommen werden sollen, welche ausreichende Kenntnisse auf dem fraglichen Gebiete besitzen. Dieselben haben aber nur die Aufgabe, sich über die chemische Zusammensetzung der untersuchten Waaren zu äussern. Die Frage, ob die letztere in solcher Zusammensetzung, wie gefunden, gesundheitsschädlich und ob sie zum Zwecke der Täuschung im Handel und Verkehr verfälscht ist, soll in allen zweifelhaften Fällen nur nach Anhörung von ärztlichen und gewerblichen, speciell mit den Gewohnheiten des betreffenden Industriezweiges vertrauten Sachverständigen entschieden werden.

Untersuchungsämter im Sinne des Nahrungsmittelgesetzes vom 14. Mai 1879 § 17 sind bis jetzt, soweit bekannt geworden, von Gemeinden nur in Breslau, Kiel, Elberfeld, Altona, Köln, Hannover, Wiesbaden eingerichtet worden.

Für Preussen bestehen besondere gesetzliche Bestimmungen zur Beschaffung gesunden Schlachtviehes, und zur Verhütung der Infektion durch Trichinen und Finnen Verordnungen in den einzelnen Landestheilen.

Auch ist durch einen Ministerial-Erlass die Regelung des Verkehrs mit Milch durch besondere Polizeiverordnungen den Bezirks-Regierungen oder einzelnen Ortschaften empfohlen worden.

a. Fleisch. Schlachthäuser.

Das Gesetz, betreffend die Errichtung öffentlicher Schlachthäuser vom 18. März 1868 (Gesetzsammlung S. 277 ff.) bestimmte, dass in Gemeinden, welche eine Gemeindeanstalt zum Schlachten von Vieh (ein öffentliches Schlachthaus) errichtet haben, durch Gemeindebeschluss angeordnet werden kann, dass innerhalb des ganzen Gemeindebezirkes oder eines Theiles desselben das Schlachten von allen oder einzelnen Gattungen von Vieh, sowie gewisse mit dem Schlachten in unmittelbarem Zusammenhang stehende, hier nicht näher zu bezeichnende Verrichtungen, ausschliesslich in dem öffentlichen Schlachthause oder den öffentlichen Schlachthäusern vorgenommen werden dürfen.

Die im Besitz und in der Verwaltung von Innungen oder sonstigen Korporationen befindlichen gemeinschaftlichen Schlachthäuser, sowie das nicht gewerbsmässig betriebene Schlachten können auch weiter zugelassen werden.

Die übrigen Bestimmungen des Gesetzes werden hier übergangen und wird nur noch bemerkt, dass einzelne derselben durch das denselben Gegenstand betreffende Gesetz vom 8. März 1881

(Gesetzsammlung S. 273) der Gemeinde das Recht zugestanden wurde, zu bestimmen:

1. dass alles in ein von der Gemeinde errichtetes öffentliches Schlachthaus gelangende Schlachtvieh zur Feststellung seines Gesundheitszustandes sowohl vor, als nach dem Schlachten einer Untersuchung durch Sachverständige zu unterwerfen ist;

2. dass alles nicht im öffentlichen Schlachthause ausgeschlachtete frische Fleisch in dem Gemeindebezirke nicht eher feilgeboten werden darf, bis es einer Untersuchung durch Sachverständige gegen eine zur Gemeindekasse fliessende Gebühr unterzogen ist;

3. dass in Gastwirthschaften und Speisewirthschaften frisches Fleisch, welches von auswärts bezogen ist, nicht eher zum Genusse zubereitet werden darf, bis es einer gleichen Untersuchung unterzogen ist;

4. dass sowohl auf den öffentlichen Märkten, als in den Privatverkaufsstätten das nicht im öffentlichen Schlachthause ausgeschlachtete frische Fleisch von dem daselbst ausgeschlachteten Fleisch gesondert feil zu bieten ist;

5. dass in öffentlichen, im Eigenthum und in der Verwaltung der Gemeinde stehenden Fleisch - Verkaufshallen frisches Fleisch von Schlachtvieh nur dann feilgeboten werden darf, wenn es im öffentlichen Schlachthause ausgeschlachtet ist;

6. dass Personen, welche in dem Gemeindebezirk das Schlachtgewerbe, oder den Handel mit frischem Fleisch als stehendes Gewerbe betreiben, innerhalb des Gemeindebezirks das Fleisch von Schlachtvieh, welches sie nicht im öffentlichen Schlachthause, sondern an einer anderen, innerhalb des durch den Gemeindebeschluss festzusetzenden Umkreises gelegenen Schlachtstätte geschlachtet haben oder haben schlachten lassen, nicht feilbieten dürfen.

Regulative über die Untersuchung und der Tarif für die zu erhebende Gebühr beruhen auf Gemeindebeschluss, in welchem auch ausgesprochen werden kann, dass das der Untersuchung zu unterziehende Fleisch dem Fleischbeschauer in grösseren Stücken (Hälften, Vierteln) und, was Kleinvieh anbelangt, in unzertheiltem Zustande vorzulegen ist.

Auf Grund dieser Gesetze sind in einer grösseren Anzahl von Städten, unter denen hier nur Berlin, Düsseldorf, Erfurt, Liegnitz,

Thorn beispielshalber genannt werden, Schlachthäuser mit verbindlicher Schlachtung und entsprechender Fleischbeschau eingerichtet
worden.

Die Eingangs dieses Abschnittes angezogene Bestimmung des
Reichs-Strafgesetzbuches belegt mit Geldstrafe bis zu 150 Mark oder
mit Haft Denjenigen,

> »welcher verfälschte oder verdorbene Getränke oder Ess-
> waaren, insbesondere trichinenhaltiges Fleisch feilhält
> oder verkauft.«

Eine Entscheidung des früheren preussischen Obertribunals vom
13. Januar 1874, auf Grund deren die Annahme zulässig war, dass
ein Verkäufer trichinenhaltigen Fleisches die vorgedachte Strafe nur
dann verwirkt habe, wenn er wusste, dass das feilgehaltene
Fleisch trichinenhaltig sei oder wenn er seine Unkenntniss durch
Fahrlässigkeit verschuldet hatte, führte auf Antrag der Wissenschaftlichen Deputation für das Medizinalwesen zu dem Ministerial-
Erlass vom 4. Januar 1875 (Ministerialblatt S. 49), welcher den
Bezirks-Regierungen die Einführung der obligatorischen Fleischbeschau auf Trichinen empfahl, soweit es die Verhältnisse der einzelnen Verwaltungsbezirke forderten oder zuliessen (Beschaffung einer
ausreichenden Anzahl von Fleischbeschauern in dünn bevölkerten
und zum Theil noch von einer wenig kultivirten Bevölkerung
bewohnten Bezirken).

In sämmtlichen Regierungsbezirken ausser Aachen und einzelnen
Theilen von Schleswig-Holstein ist inzwischen die Untersuchung des
Schweinefleisches auf Trichinen, wobei gleichzeitig auch auf das Vorhandensein von Finnen geachtet wird, im Wege der Polizei-Verordnung geordnet worden.

Personen, welche die Funktionen eines Fleischbeschauers ausüben wollen, müssen vorher sich durch eine Prüfung vor dem zuständigen Physikus event. unter Mitwirkung des Kreis-Thierarztes
darüber ausweisen, dass sie über die Entwickelung, sowie das Vorkommen der Trichinen (oder Finnen) etc., über das Mikroskop und seine
Anwendung ausreichend unterrichtet und mit der praktischen Untersuchung mittelst desselben auf Trichinen vollkommen vertraut sind.
In vielen Regierungsbezirken sind Nachprüfungen der Beschauer
durch den Physikus angeordnet, welcher auch die Mikroskope auf
ihre fernere Brauchbarkeit untersucht.

Aerzte, Apotheker und geprüfte Thierärzte sind ohne weiteres
befugt, als Fleischbeschauer zu fungiren.

Die für die mikroskopische Untersuchung erforderlichen Fleischproben werden aus den von den Trichinen bevorzugten Muskeln (Augen-, Kehlkopf-, Zungen-, Zwischenrippen-, Zwerchfell- und Bauchmuskeln, sind fast gleichmässig in allen Polizei-Verordnungen bezeichnet) entnommen, von jeder Probe eine vorgeschriebene Anzahl Präparate sorgsam hergestellt und untersucht. Die gesund befundenen Thiere oder Fleischstücke werden von dem Fleischbeschauer in einer unauslöschlichen Farbe mit dem Namen des Beschauers und Datum der Untersuchung in den meisten Bezirken abgestempelt; trichinös befundene Schweine oder Thiertheile etc. dürfen in Gemässheit des Ministerial-Erlasses vom 18. Januar 1876 (Ministerialblatt S. 26) unter polizeilicher Obhut nur in folgender Weise ausgenutzt werden:

1. Das Thier darf abgehäutet, die Haut und die Borsten dürfen verwerthet werden;
2. das ausgeschmolzene Fett darf zu beliebigen Zwecken verwendet werden (Erlass vom 24. November 1876);
3. die geeigneten Theile können zur Bereitung von Seife und Leim Verwendung finden;
4. die chemische Bearbeitung des ganzen Thieres zu Dungstoffen ist zulässig.

Uebrigens ist das trichinöse Fleisch unter polizeilicher Aufsicht in der Weise zu vernichten, dass dasselbe in kleine Stücke zerschnitten und in zwei Meter tiefen Gruben, nach Behandlung mit Schwefelsäure oder gebranntem Kalk, vergraben wird.

Finniges mageres Fleisch darf in Gemässheit eines Erlasses vom 16. Februar 1876 (Ministerialblatt S. 45) zum Verkauf sowie zum häuslichen Verbrauch nur dann zugelassen werden, wenn dasselbe gering mit Finnen durchsetzt und unter polizeilicher Aufsicht nach vorheriger Zerkleinerung vollständig gar gekocht ist. Alles stärker mit Finnen besetzte magere Fleisch ist polizeilich sicher zu beseitigen, nachdem die zulässige gewerbliche Ausnutzung des Thieres, Ausschmelzen des Fettes etc. stattgefunden hat.

Fleisch von perlsüchtigem Rindvieh ist zufolge eines Erlasses vom 15. September 1887 (Ministerialblatt Seite 204) ungeniessbar, wenn das Fleisch Perlknoten enthält oder das perlsüchtige Thier, ohne dass sich im Fleisch Perlknoten finden, stark abgemagert ist.

Das Aufblasen des Schlachtfleisches mit dem Munde wie mittelst eines Blasebalges ist nach einem Ministerial-Erlass vom 15. Februar 1885 zu verbieten.

Bei dem Schlachten der Thiere soll in Gemässheit mehrfacher Ministerial-Erlasse Thierquälerei thunlichst vermieden werden.

Das Pferdeschlächtergewerbe ist zufolge Ministerial-Erlasses vom 2. Juni 1888 (Ministerialblatt Seite 182) durch Polizei-Verordnungen in dem Sinne zu regeln, dass den Abdeckern der Verkauf des Fleisches der von denselben getödteten Pferde zum menschlichen Genuss untersagt wird. Die in Rossschlächtereien abzuschlachtenden Thiere müssen vor dem Schlachten und nach der Abtödtung durch einen Thierarzt untersucht werden; Theile der geschlachteten Thiere dürfen als menschliche Nahrung nicht verkauft werden, bevor deren Genussfähigkeit nicht durch den Thierarzt bescheinigt ist.

b. Milch.

Eine gesetzliche Regelung des Verkehrs mit Milch besteht in Preussen nicht, weil die Hauptbestimmungen über die für den Verkehr zuzulassende Milch je nach Rasse und Verpflegung des Milchviehes für die verschiedenen Gegenden nicht gleichmässig getroffen werden können. Dagegen haben die zuständigen Minister durch Verfügung vom 28. Januar 1884 (Ministerialblatt S. 23) die Bezirks- und Ortspolizeibehörden angewiesen, je nach dem Bedürfniss und den örtlichen Verhältnissen den Verkehr mit Milch entsprechend zu regeln. Die Hauptgesichtspunkte für eine darauf bezügliche Polizei-Verordnung sind dem bezeichneten Erlass beigegeben und stützen sich im Wesentlichen auf die Seite 115 angeführten Vorarbeiten aus dem Kaiserlichen Gesundheitsamte zur Handhabung der Milchkontrole.

Gehörige Kühlung der zu Markt gebrachten Milch, zweckmässige Aufbewahrung in Gefässen aus unschädlichem Material, in Räumen, welche nicht etwa mit Krankenräumen in Verbindung stehen, Ausschluss erkrankter Personen und von Pflegern an ansteckenden Krankheiten Leidender von der Beschäftigung mit Milch oder deren Verschleiss, vorsorgliche Reinigung der Milchgefässe, am besten durch Wasserdampf, Beschaffenheit der Transportgefässe und deren Krahnen sind die in dem Ministerial-Erlass besonders hervorgehobenen Gesichtspunkte für die Behandlung der Milch seitens der Produzenten und Verkäufer.

Für die polizeiliche Kontrole wird auf die richtige Probe-Entnahme, Wahrnehmung durch die Sinne, das spezifische Gewicht, den Rahmgehalt und deren Bestimmung nach verschiedenen Methoden, auf die vorkommenden Verfälschungen, Unterschiede zwischen Voll-, halbabgerahmter und Magermilch, die Gesundheitschädlichkeit der Milch durch pflanzliche Parasiten sowie durch die Herkunft von an bestimmten Krankheiten leidenden Kühen, die Art der endgiltigen Kontrole im chemischen Laboratorium und die Stallprobe hingewiesen.

Eine Anzahl preussischer Städte hat seither diese Bestimmungen oder den grössten Theil derselben durch den örtlichen Verhältnissen entsprechende Ortspolizei-Verordnungen verbindlich gemacht.

c. Bier.

Die Benutzung von Bierdruck-Vorrichtungen zur Beförderung des Bieres aus den Kellern durch längere Rohr- oder Schlauchleitungen in die Verkaufsstätten veranlasste die zuständigen Minister, unter dem 17. Februar und 29. Dezember 1880 (Ministerialblatt Seite 60) den Provinzialbehörden diejenigen Gesichtspunkte mitzutheilen, welche nach einem Gutachten der Wissenschaftlichen Deputation für das Medizinalwesen im Interesse der Bier-Konsumenten bei Zulassung jener Vorrichtung die Aufmerksamkeit der Sanitätspolizei erheischen, unter welchen die Zuführung reiner Luft event. durch Filtration mittelst Baumwolle, Rohrleitung vom reinsten Zinn, Einschaltung eines Schmierölsammlers zwischen Luftpumpe und Windkasten am bemerkenswerthesten sind.

Endlich sei hier noch bemerkt, dass die Verunreinigung des Roggenmehles durch Beimengung von Mutterkorn, welche bekanntlich in einzelnen Jahren und in einzelnen Gegenden besonders zu Tage tritt, zu einem Ministerial-Erlasse vom 30. August 1882 Veranlassung gab, in welchem den Provinzial-Regierungen entsprechende Massnahmen empfohlen wurden.

3. Massregeln zur Verbesserung der allgemeinen Bedingungen für die Gesundheit der Bevölkerung. (Assanirungsmassregeln).

a. Oeffentliche Reinlichkeit. Beseitigung der Abfälle. Kanalisation. Aborte. Düngergruben. Kloaken.

Besondere Staatsgesetze, betreffend Herstellung und Erhaltung der Reinlichkeit auf öffentlichen Strassen und Plätzen, wie in den Wasserableitungen (Rinnsteinen), Reinhaltung der Höfe und Häuser bestehen nicht; diese Angelegenheiten sind vielmehr aller Orten je nach dem Bedürfniss und den besonderen örtlichen Verhältnissen durch Orts-, Kreis- oder Bezirkspolizei-Verordnungen geregelt. Soweit die in diesen festgesetzten Strafen nicht hinreichen, tritt der § 366 Ziffer 10 des Reichs-Strafgesetzbuches ein, demzufolge mit Geldstrafe bis zu 60 Mark oder mit Haft bis zu 14 Tagen bestraft wird,

Z. 10 wer die zur Erhaltung der Sicherheit, Bequemlichkeit, **Reinlichkeit** und Ruhe auf den öffentlichen Wegen, Strassen, Plätzen oder Wasserstrassen erlassenen Polizei-Verordnungen übertritt.

Ueber die Anlage von Kloaken, Düngergruben und Schweineställen ordnet das Allgemeine Landrecht Th. I Tit. 8 § 125, 126 und 128 an, dass derartige Anlagen (und selbstredend auch die mit denselben verbundenen Abtritte) von den benachbarten Grundstücken mindestens 3 Fuss rheinländisch entfernt bleiben, auch von Grund aus aufgemauert sein sollen. Rinnsteine und Kanäle sollen mindestens einen Werkschuh Raum von der Wand des Nachbars frei lassen.

Diese ursprünglich zur Sicherung der Gebäude erlassenen Vorschriften bieten immerhin auch eine kleine Handhabe für gesundheitspolizeiliche Massregeln, sind aber im Laufe der Zeit, namentlich in den letzten 25 Jahren, fast überall durch zeit- und ortsgemässe Polizei-Verordnungen ergänzt oder ersetzt worden.

Insbesondere ist durch die jetzt in einer Anzahl preussischer Städte durchgeführte Schwemmkanalisation mit Berieselung, deren Einführung und Betrieb auf ortsstatutarischen Bestimmungen beruht, die Beseitigung der menschlichen Ausscheidungen, wie der Wirthschaftswässer, thierischen Abgänge zum Theil auch gesundheitschädlichen Abgänge aus Fabriken wesentlich gefördert worden. Auch die Einführung anderer Einrichtungen zu dem vorgedachten Zweck beruht auf Bestimmungen der Ortsbehörden, z. B. Tonnensystem, Kläranlagen.

Die Anlegung von Spülabtritten in Verbindung mit Abortgruben, welche auf Grundstücken, die zwar eine Wasserleitung besitzen, dagegen nicht an Schwemmkanäle angeschlossen sind, soll thunlichst durch Polizei-Verordnung oder Ortsstatut nach etwa folgenden, durch den Ministerial-Erlass vom 4. November 1887 — Ministerialblatt S. 246 — bestimmten Gesichtspunkten geordnet werden:

Spül-Abtritte dürfen nur mit ausdrücklicher polizeilicher Genehmigung unter der Bedingung angelegt werden, dass deren Abwässer in Behälter (Gruben, Bassins) aufgenommen werden, welche hinsichtlich ihrer Umwandung, Bedeckung und ihres sonstigen Verhältnisses zu ihrer Umgebung und ihrer Grösse gewissen erhöhten Anforderungen entsprechen, und wenn nach den Gesammtverhältnissen des Grundstücks und seiner Bewohner die ordnungsmässige Haltung der Einrichtung erwartet werden darf.

Die Behälter zur Aufnahme der Abgänge müssen daher womöglich aus Schmiedeeisen mit Anstrich zur Verhütung des Rostens, oder als sicher fundamentirte Bassins aus Gusseisen oder als Gruben mit doppelten aus Cement oder Asphalt hergestellten Wänden und hart gebrannten und glasirten Backsteinen mit zwischenliegender Tonschicht hergestellt werden, um dieselben auf längere Zeit wasserdicht zu erhalten. Die Dichtigkeit muss häufig und sorgfältig geprüft werden.

Es folgen dann Vorschriften zur Verhütung des Uebertrittes von Flüssigkeiten über den Rand der Behälter, über die Herstellung von dichten Abfallröhren, über den Rauminhalt der Gruben, welcher so bemessen sein soll, dass auf jede den Abtritt benutzende Person durchschnittlich eine tägliche Menge von mindestens 3 Liter Grubeninhalt zu rechnen ist, falls nicht zuverlässige, selbstthätige Einrichtungen zur beschränkten Spülung einen genügenden Wasserverbrauch sicher stellen. Es soll für 10 Personen bei monatlicher Leerung des Behälters unter Hinzurechnung des leer zu lassenden obersten Theiles ein Raum von etwa 1 Kubikmeter berechnet werden. Die Entleerung solcher Behälter soll in kürzeren Zwischenräumen und zwar mittelst völlig dichter Pumpvorrichtungen stattfinden, um Verunreinigung der Strassen und Höfe zu vermeiden.

Die Einführung von Spüljauche und Abtrittsstoffen in die Flüsse und Wasserläufe ist durch die Ministerial-Erlasse vom 5. Juni und 1. September 1877 im Allgemeinen für unzulässig erklärt. Ein Erlass vom 8. September 1886 hat bestimmt, dass umfängliche, zur Abführung von unreinen Abgängen bestimmte Kanalisationsunternehmungen in keinem Falle zur Ausführung gelangen dürfen, bevor die betreffenden Bau- und damit in Verbindung stehenden Reinigungsprojekte den zuständigen Herren Ministern vorgelegen und deren Zustimmung gefunden haben.

Uebrigens haben die Baupolizei-Ordnungen in den einzelnen Bezirken und Städten in neuerer Zeit durch Aufnahme sach- und zeitgemässer Bestimmungen bezüglich der hier in Rede stehenden Punkte den gesundheitspolizeilichen Anforderungen Rechnung zu tragen sich bestrebt.

b. Wohnungshygiene.

Eine Bauordnung für den Preussischen Staat besteht nicht; wohl aber sind den Ober-Präsidenten im Jahre 1881 und 1882 allgemeine Gesichtspunkte zur Beachtung bei dem etwaigen Erlass neuer Bauordnungen, für Stadt und Land gesondert, mitgetheilt worden. Bei der Verschiedenheit der Beschäftigung, des Wohlstandes, der Gewohnheiten der Bewohner in den einzelnen Provinzen des Gesammtstaates erschien eine einheitliche Regelung durch eine staatliche Bauordnung nicht zweckdienlich.

In den seit jener Zeit und auch schon einige Zeit früher, seit Mitte des 8. Jahrzehntes, für die einzelnen Verwaltungsbezirke erlassenen Bau-Polizei-Ordnungen ist den Forderungen der öffentlichen Gesundheitspflege mehr und mehr Rechnung getragen worden; namentlich haben die bereits erwähnten Punkte der Anlage von Aborten und Abzugskanälen, sowie die Beschaffenheit der Räume, welche zum dauernden Aufenthalt von Menschen zu dienen bestimmt sind, nach Lage, Beleuchtung und Feuchtigkeitsgrad (Kellerräume), Heizanlagen, Luftzutritt u. s. w. Berücksichtigung erfahren.

Ueber die periodische Reinigung der Zuführungskanäle bei Luftheizung erliess der Minister der Medizinal-Angelegenheiten am 3. Januar 1888 eine Verfügung unter Hinweis auf einen Erlass des Ministers der öffentlichen Arbeiten, in welchem auf Grund der Verhandlungen des deutschen Vereins für öffentliche Gesundheitspflege 1881 die Nothwendigkeit der von Zeit zu Zeit erforderlichen Reinigung jener Kanäle behufs Zuführung reiner Luft betont wurde. In den meisten Provinzen ist die Beseitigung der Verschlussklappen in den Rauch-Abzugsröhren der Heizöfen angeordnet und die Anlage neuer derartiger Vorrichtungen verboten.

Für Gast- und Schankwirthschaften ordnen die Erlasse des Ministers des Innern vom 26. August 1886 (Ministerialblatt S. 182) und in Ergänzung dazu vom 1. März 1890 an, dass Kellergeschosse als Schlafräume für Gäste überhaupt nicht, als Schanklokale aber nur unter der Bedingung benutzt werden dürfen, dass die bezüglichen Räume gegen das Eindringen und Aufsteigen der Erdfeuchtigkeit geschützt und dass die Fussböden nicht tiefer als 1 Meter unter dem umgebenden Erdboden gelegen sind. Bei ungleicher Höhenlage des umgebenden Erdbodens ist die Tiefenmessung im Durchschnitt von 1 Meter vorzunehmen.

Derartige gewerbliche Stätten sollen in Häusern, welche Schlupfwinkel gewerbsmässiger Unzucht sind, oder in welchen der gewerbsmässigen Unzucht ergebene Frauenspersonen wohnen oder verkehren, in Räumlichkeiten, welche dem Besitzer oder dritten Personen zu Wohn- und Wirthschaftszwecken dienen, oder in welchen noch andere fremdartige Gewerbe betrieben werden, in unmittelbarer Nähe von Kirchen, Pfarrhäusern, Unterrichts- und Krankenanstalten nicht zugelassen werden.

Die Gastzimmer, auch die Schlafräume in Gastwirthschaften müssen durchaus trocken, mit gedieltem Fussboden, sowie mit verschliessbaren Thüren und mit gut schliessenden, zum Oeffnen eingerichteten Fenstern, welche einen genügenden Zutritt von Licht und Luft unmittelbar von der Strasse oder vom Hofe aus gestatten und, soweit nöthig, mit sonstigen zur Herstellung eines genügenden Luftwechsels erforderlichen Einrichtungen versehen und ihrer ganzen Anlage nach so beschaffen sein, dass sie die menschliche Gesundheit in keiner Weise gefährden.

An den in solchen Zimmern verwendeten Oefen dürfen Verschlussvorrichtungen, welche den Abzug des Rauches nach dem Schornstein zu verhindern geeignet sind, als Klappen, Schieber und dergleichen nicht vorhanden sein.

Für sämmtliche Gast- und Schlafzimmer wird eine lichte Höhe von mindestens 2,80 Meter gefordert, für die Schlafzimmer sind mindestens 2 Quadratmeter Bodenfläche und 12 Meter Luftraum auf jeden einzelnen Gast zu rechnen.

Grundstücke für solche Anlagen müssen entweder an eine öffentliche Wasserleitung angeschlossen oder mit einem eigenen Brunnen mit völlig ausreichender Wassermenge versehen sein.

Die für den Betrieb jeder Gast- und Schankwirthschaft erforderliche Anzahl von Pissoirs und Abtritten mit den nothwendigen Einrichtungen für Abfluss und Luftreinigung soll vorhanden sein. Der Zugang zu diesen Räumen darf durch bewohnte Zimmer oder Wirthschaftsräume, auch über die Strasse nicht führen.

Die Bedürfnissanstalten dürfen keinen unmittelbaren Zugang zu den Schlafräumen haben, ihre Einrichtung muss eine derartige sein, dass eine Verunreinigung der Luft in den Gastzimmern ausgeschlossen ist.

Zur Einschränkung des Kost- und Quartiergängerwesens, sowie zum Schutze der Gesundheit der Vermiether und deren Angehörigen erging an sämmtliche Königliche Ober-Präsidenten der Ministerial-Erlass vom 2. Februar 1881, welcher auf die von einzelnen Königlichen Regierungen im Wege der Polizeiverordnung getroffenen Bestimmungen zur Ordnung dieser Angelegenheit hinweist und die übrigen Behörden anweist, nach Massgabe der bereits bestehenden Bestimmungen dem Gegenstande Aufmerksamkeit zu widmen und, soweit sich ein Bedürfniss herausstellt, in dem betreffenden Verwaltungsbezirk eine den Verhältnissen entsprechende polizeiliche Regelung eintreten zu lassen.

Die ergangenen Verordnungen fordern im Allgemeinen, dass jeder Schlafraum, welcher für Entgelt gewährt wird, für diejenigen Personen, welche derselbe für die Schlafzeit aufnehmen soll, mindestens je 10 Kubikmeter Luftraum bei 3 Quadratmeter Bodenfläche auf den Kopf enthält: für Kinder unter 6 Jahren genügen ein, für Kinder von 16—14 Jahren zwei Drittheile jener Maasse.

Kein Schlafraum darf mit Abtritten in offener Verbindung stehen.

Schlafleute verschiedenen Geschlechts dürfen weder unter einander, noch mit Mitgliedern des anderen Geschlechtes der Familie zusammen untergebracht werden.

Die Ueberwachung dieser Vorschriften und die auf die Nichtbefolgung gesetzten Strafen werden hier übergangen.

Für Berlin ist unter dem 31. Januar 1881 eine ähnliche Polizeiverordnung für die Nachtherbergen, welche obdachlosen Personen ein Unterkommen gewähren, erlassen worden.

c. Trinkwasser.

Bereits das Allgemeine Landrecht verordnet im Theil I Titel 8
§ 129:

> »Anlagen, durch welche der schon vorhandene Brunnen
> des Nachbars verunreinigt oder unbrauchbar gemacht werden
> würde, sind unzulässig.«

§ 131:

> »Innerhalb dreier Werkschuhe von des Nachbars Grenze
> darf kein neuer Brunnen angelegt werden.«

Im Reichs-Strafgesetzbuch § 324 wird derjenige mit Zuchthaus
nicht unter 10 Jahren oder mit lebenslänglichem Zuchthause bedroht,
welcher vorsätzlich Brunnen oder Wasserbehälter, welche
zum Gebrauche Anderer dienen, vergiftet oder denselben
Stoffe beimischt, von denen ihm bekannt ist, dass sie die
menschliche Gesundheit zu zerstören geeignet sind.

Die Versorgung mit Trinkwasser ist in den meisten Baupolizei-
ordnungen in der Weise vorgesehen, dass möglichst in jedem Grundstück ein Brunnen angelegt und von der Gemeindeverwaltung für
die nöthige Anzahl von öffentlichen Brunnen gesorgt werden muss.

Die Einrichtung von Wasserversorgungen durch Leitung in die
Ortschaften, sei es aus Quellen, sei es aus Flüssen oder Seen, ist
Sache der Gemeinden beziehentlich der Gemeindeverbände.

Zur Verhütung der Verunreinigung kleiner, sogenannter Privatflüsse, welche der Schifffahrt nicht dienen, ordnet das Gesetz
vom 28. Februar 1843, betreffend die Reinhaltung der Privatflüsse,
(Gesetzsammlung S. 141) an, dass das zum Betriebe von Färbereien,
Gerbereien, Walken und ähnlichen Anlagen benutzte Wasser keinem
Flusse zugeleitet werden darf, wenn dadurch der Bedarf der Um-
gegend an reinem Wasser beeinträchtigt, oder eine erhebliche Belästigung des Publikums verursacht wird.

Dass von Seiten der Sanitätspolizei der gesundheitsgemässen
Beschaffenheit des Trinkwassers aller Orten, zu jeder Zeit, besonders
aber zur Zeit des Herrschens von Epidemien eine erhöhte Aufmerksamkeit gewidmet werden soll, ist bereits im Abschnitt »Ansteckende
Krankheiten« (S. 190) erwähnt worden.

---

4. Halte-Kinder.

Durch Ministerial-Erlass vom 25. August 1880 sind die Grundsätze, welche nach Erlass des Reichsgesetzes vom 23. Juli 1879 Artikel I. in Abänderung der Reichsgewerbeordnung, wonach die Erziehung von Kindern gegen Entgelt nicht unter die Vorschriften der Gewerbeordnung fällt, in Zukunft massgebend sein sollten, ausgesprochen.

Darnach empfiehlt es sich bei Erlass von Polizeiverordnungen im Bedürfnissfalle, dass Personen, welche gegen Entgelt fremde, noch nicht 6 Jahre alte Kinder in Kost und Pflege nehmen wollen, dazu die Erlaubniss der Polizeibehörde einholen. Diese Erlaubniss wird nur auf Widerruf und nur solchen Personen weiblichen Geschlechts ertheilt, welche nach ihren persönlichen Verhältnissen und nach der Beschaffenheit ihrer Wohnung geeignet erscheinen, eine solche Pflege zu übernehmen. Bei Wohnungswechsel muss die Erlaubniss wiederum nachgesucht werden. Im Falle einer üblen Behandlung der Kinder, oder einer denselben nachtheiligen Veränderung der häuslichen Verhältnisse der Kostgeberin wird die Erlaubniss zurückgenommen. Der Polizeibehörde oder deren Vertretern steht der Zutritt zu den Wohnungen der Kostgeberinnen und sonstige Ermittelungen jeder Zeit frei. Die Bedingungen der Meldung werden hier übergangen.

Unter Zugrundelegung dieser Normativbestimmungen sind von den zuständigen Orts- oder Aufsichtsbehörden verschiedener Städte und Bezirke entsprechende Polizei-Verordnungen erlassen.

---

5. Schul-Gesundheitspflege.

Gesetzliche Bestimmungen über den Bau, sowie die sanitätspolizeiliche Beaufsichtigung der Schulen und des Unterrichts bestehen bis dahin in Preussen nicht. Dagegen hat der Minister der geistlichen, Unterrichts- und Medizinal-Angelegenheiten am 24. Januar und 27. Juli 1888 den Regierungen Entwürfe für einfache ländliche Schulgebäude nebst den dazu gehörigen Erläuterungen mitgetheilt, welche folgende Gesichtspunkte in dieser Richtung empfehlen.

Das Baugrundstück soll thunlichst in der Mitte des Schulortes oder Bezirkes, wo mehrere kleine Ortschaften betheiligt sind, be-

lcgen sein, guten Baugrund und die Möglichkeit einer Brunnenanlage
mit gutem Trinkwasser gewähren. Die richtige Entfernung der
Schulgebäude von Nachbargrundstücken behufs dauernder Erhaltung
von Luft- und Licht-Zuführung, ebenso Trennung der Stallungen
und Aborte vom Schulgebäude, sowie der letzteren vervollkomm-
nete Einrichtungen mit thunlichst dichtwandigen Sammelgruben, Entfernung derselben von den Trinkbrunnen werden betont, auch eine
nach den gegebenen Verhältnissen thunlichst zweckmässige Anlage
der Schulzimmer nicht nach der Sonnenseite und die Schutzvor-
richtungen gegen direkte Sonnenbeleuchtung besprochen.

Bei der Anlage der Schulzimmer soll jedem Schüler ein Flächen-
raum von mindestens 0,64—0,74 Quadratmeter bei einer Zimmer-
höhe von 3,70 Meter, also mindestens 2—2,37 Kubikluftraum gewährt
werden, dabei die Freiräume im Zimmer so bemessen werden, dass
von der Wand hinter dem Lehrersitz bis zur zunächst stehenden
Schülerbank ein Abstand von mindestens 1,70 Meter verbleibt,
während an der Fensterwand ein Gang von mindestens 0,40,
zwischen den Bankreihen ein solcher von 0,50, und an der Ofen-
wand von 0,60—0,80 Meter offen zu halten ist. Zwischen der Rück-
wand und den hintersten Schülersitzen bleibe wenigstens 0,3 Meter
Abstand.

Besonders wird darauf aufmerksam gemacht, dass mit der Grösse
des Schulzimmers auch dessen Höhe zunehmen müsse, da andernfalls der Kubikluftraum für den einzelnen Schüler und gleichzeitig wegen der nothwendig grösseren Tiefe grösserer Zimmer
die Beleuchtung nach der Tiefe bei geringerer Höhe abnehme. Die
Fenster seien möglichst hoch anzulegen, so dass der Fenstersturz
dicht an die Zimmerdecke reiche, die Brüstung etwa 1 Meter anzunehmen, da das tief einfallende Licht leicht blende; letzteres soll
stets von der linken Seite des Schülers einfallen.

Für die Entlüftung wie Zuführung frischer Luft wird ein sehr
einfaches Verfahren in Verbindung mit der Ofenheizung empfohlen;
ein Lüftungsrohr, welches in der Wand neben dem Schornsteinrohr
angelegt und durch letzteres angewärmt wird, leitet die erwärmte
Luft über das Dach hinaus, wird an der oberen Mündung zur Ver-
stärkung der Wirkung mit einem Saugnapf versehen. Durch ver-
schliessbare Oeffnungen des Ablüftungsrohres nächst dem Fussboden
und der Decke wird ermöglicht, nach Bedarf die verbrauchte Luft oben
oder unten abzusaugen. Die Zufuhr frischer Luft erfolgt zweckmässig mittelst eines von aussen in den Ofen eintretenden und den-

selben durchlaufenden oben ausmündenden Rohres; auf diesem Wege wird die zugeführte Luft vorgewärmt.

Es folgen dann auch Vorschriften über zweckmässige Anlage verschiedener Theile des Schulzimmers, Decke, Fussboden, Grösse des Vorraumes (Hausflur), Lehrer-Wohnung.

Für je 40 Knaben und je 25 Mädchen ist ein Sitz bei den Abtritten in Rechnung gestellt; dazu kommen noch Pissoirs für die Knaben; für ausgiebige Lüftung der Aborte nebst Gruben soll Sorge getragen werden.

Die Brunnen sind als Tiefbrunnen oder Abessinier anzulegen.

Für die mittleren und höheren Schulen sind besondere Normen nicht aufgestellt, doch werden alle derartigen Anlagen nach den heutigen Forderungen der Gesundheitspflege meistentheils schon entworfen und andernfalls von der revidirenden Behörde entsprechend verändert. Die Amtsärzte und Regierungs- und Medizinal-Räthe werden nicht regelmässig bei der Prüfung der Baupläne der Elementarschulen wie der höheren Schulen zu Rathe gezogen. Auch eine regelmässige gesundheitspolizeiliche Ueberwachung der Schulen durch die Physiker findet nur in wenigen Regierungsbezirken (Schleswig-Holstein, Düsseldorf) statt.

Um eine Ueberbürdung der Schüler durch den Unterricht und in Folge dessen Gefährdung der Gesundheit zu verhüten, hat der Minister der geistlichen, Unterrichts- und Medizinal-Angelegenheiten durch Erlass vom 4. November 1884 auf Grund eines bezüglichen Gutachtens der Wissenschaftlichen Deputation für das Medizinalwesen vom 19. Dezember 1883 (Centralblatt für die gesammte Unterrichts-Verwaltung S. 222 ff.) besondere Anordnungen über die Dauer der Unterbrechungen des Unterrichtes je nach der täglichen Gesammtdauer der Unterrichtsstunden getroffen. Bezüglich der häuslichen Arbeiten der Schüler wird an der bezeichneten Stelle unter Bezugnahme auf frühere Verfügungen immer wieder darauf hingewiesen, dass die häusliche Arbeit nicht zum Erlernen, sondern zum Befestigen des in dem Unterricht schon Erlernten dienen solle, dass ferner die Bemessung der häuslichen Aufgaben stets nur nach den Leistungen bei mittlerer Begabung des Einzelnen getroffen werden solle. Gleichzeitig wird eine mittlere Dauer für häusliche Arbeiten nach den einzelnen Klassen angegeben; demzufolge sollen die häuslichen Arbeiten für mittlere Begabung in Sexta nicht länger als 1 Stunde und allmählich steigend in Prima nicht mehr als 3 Stunden in Anspruch nehmen. Auf weitere Ausführungen muss hier verzichtet werden.

Die Pflege der körperlichen Uebungen, Turnen, Laufen, Eislauf, der verschiedenen Ballspiele ist wiederholt seitens des Herrn Kultusministers, zuletzt durch Erlass vom 27. Oktober 1882, und besonders das Laufen unter Anschluss einer Belehrung über diesen Theil des Turnens unter dem 3. April 1890 empfohlen und dabei immer wieder betont worden, welchen gesundheitlichen und sittlichen Erfolg alle jene körperlichen Uebungen haben und wie sehr dieselben geeignet sind, den durch Unterricht und Arbeit müden Geist ausruhen zu lassen und den erschlafften Körper zu erfrischen.

Die Beaufsichtigung der Klein-Kinder-Bewahranstalten ist durch Allerhöchste Ordre vom 10. Juli 1834 (Gesetzsammlung Seite 135), betreffend die Aufsicht des Staates über Privatanstalten und Privatpersonen, welche sich mit dem Unterricht und der Erziehung der Jugend beschäftigen und die Abschnitte I und II der dazu ergangenen Ministerial-Instruktion vom 31. Dezember 1839 (Ministerialblatt 1840 Seite 94) geregelt.

Die Anlegung solcher Warteschulen ist nur verheiratheten weiblichen Personen oder ehrbaren Wittwen zu gestatten, welche von unbescholtenen Sitten und zur ersten Erziehung der Kinder geeignet, und deren Wohnungen gesund und hinlänglich geräumig sind.

Uebrigens unterstehen sämmtliche höhere und niedere Schulen der Aufsicht der Königlichen Regierung oder des Regierungs-Präsidenten, welche befugt sind, die ihnen unterstehenden Regierungs- und Kreis-Medizinalbeamten mit der Untersuchung der Schulgebäude in sanitärer Beziehung zu beauftragen. Derartige gesundheitspolizeiliche Prüfungen finden in den einzelnen Regierungsbezirken alljährlich nach ganz bestimmten Grundsätzen bald in geringerem, bald in grösserem Umfange statt. Die von den Medizinalbeamten gerügten Uebelstände werden dann einer weiteren Prüfung unterzogen und erforderlichen Falles Abhülfe geschaffen.

Zum Schutz der Kinder gegen Pocken-Erkrankungen und zur Förderung der Wiederimpfungen war bereits 1871 angeordnet worden, dass ein Kind bei der Aufnahme in diejenigen öffentlichen Schulen, deren Besuch nicht verbindlich ist, eine Bescheinigung über die stattgehabte Schutzpockenimpfung oder Wiederimpfung beizubringen habe. Im Jahre 1874 wurde diese Bestimmung dahin präzisirt, dass von Kindern, welche das zwölfte Lebensjahr bereits überschritten haben, neben dem Nachweis erfolgter Impfung auch ein solcher der stattgehabten Wiederimpfung zu fordern sei. Für die Aufnahme in öffentliche Schulen sind selbstredend dieselben Nachweise erforderlich.

Zur Verhütung der Verbreitung ansteckender Krankheiten durch den Schulbesuch ordnet in Ergänzung des § 14 der Seite 189 bereits erwähnten Königlichen Verordnung vom 8. August 1835 der Ministerial-Erlass vom 14. Juli 1884 (Ministerialblatt Seite 198) an, dass Kinder, welche an

    a) Cholera, Ruhr, Masern, Rötheln, Scharlach, Diphtherie, Pocken, Flecktyphus und Rückfallfieber,

    b) Unterleibstyphus, kontagiöser Augenentzündung, Krätze und Keuchhusten leiden, sobald und solange der letztere krampfartig auftritt,

vom Schulbesuch auszuschliessen sind,

ebenso gesunde Kinder, wenn in dem Hausstande, welchem sie angehören, ein Fall der zu a) genannten ansteckenden Krankheiten vorkommt — es müsste denn ärztlich bescheinigt sein, dass das Schulkind durch ausreichende Absonderung vor der Ansteckung geschützt ist.

Die Wiederzulassung zum Schulunterricht darf erst dann erfolgen, wenn entweder die Gefahr der Ansteckung nach ärztlicher Bescheinigung für beseitigt angesehen oder die für den Verlauf der Krankheit erfahrungsmässig als Regel geltende Zeit abgelaufen ist.

Die zum Schulbesuch wieder zugelassenen Kinder sollen vorher sammt ihren Kleidungsstücken gründlich gereinigt werden.

Aus Pensionaten, Convicten, Alumnaten und Internaten dürfen Zöglinge während der Dauer oder unmittelbar nach Erlöschen einer ansteckenden Krankheit nur dann in die Heimath entlassen werden, wenn dies nach ärztlichem Gutachten ohne Gefahr der Uebertragung der Krankheit geschehen kann und alle von dem Arzte erlassenen Vorsichtsmassregeln beobachtet werden.

Wenn eine im Schulhause wohnhafte Person in eine der vorgenannten, oder eine ausserhalb des Schulhauses wohnhafte, aber zum Hausstande des Lehrers gehörige Person in die zu a) genannten Krankheiten verfällt, so ist, wenn möglich unter Zuziehung eines Arztes von der Polizeibehörde, welcher vom Haushaltungsvorstande Anzeige zu erstatten ist, für die thunlichste Absonderung des Kranken zu sorgen. Ob die Schule etwa zu schliessen sei, oder welche Anordnungen sonst im Interesse der Gesundheitspflege zu treffen seien, darüber entscheidet die Aufsichtsbehörde unter Zuziehung des

Kreis-Physikus. Dasselbe gilt auch für die vorher bezeichneten Pensionate u. s. w.

Tritt an dem Schulorte oder in seiner Nachbarschaft eine ansteckende Krankheit in mehreren Fällen auf, so ist besonderes Augenmerk auf Reinhaltung des Schulgrundstückes und aller seiner Theile, sowie auf gehörige Lüftung der Klassenräume zur richten. — Letztere sind in der schulfreien Zeit andauernd zu lüften, die Bedürfnissanstalten nach Anordnung der Ortspolizeibehörde regelmässig zu desinfiziren.

Ueber die Schliessung von ganzen Schulen und einzelnen Klassen entscheidet die zuständige Polizeibehörde nach Anhörung des Kreis-Physikus, bei Gefahr im Verzuge der Schulvorstand und die Ortspolizeibehörde auf Grund ärztlichen Gutachtens. Die Wiedereröffnung einer wegen ansteckender Krankheit geschlossenen Schule oder Schulklasse ist immer nur nach vorangegangener gründlicher Reinigung und Desinfektion des Schullokals zulässig und zwar nur auf Grund einer von der zuständigen Polizeibehörde unter Zuziehung des Kreis-Physikus zu treffenden Anordnung. Denselben Vorschriften unterliegen auch private Unterrichts- und Erziehungsanstalten, einschliesslich der Kinder-Bewahranstalten, Spielschulen, Warteschulen, Kindergärten u. s. w.

---

6. Gewerbehygiene.

Die Gesundheitspflege innerhalb gewerblicher Anlagen, sowie im Interesse der Umgebung derselben ist durch die Reichsgewerbeordnung in der Fassung vom 1. Juli 1883 geregelt und sammt den von Reichswegen über den Betrieb von Spiegelbelegereien, Phosphorzündholz-, Cigarren-, Bleifarben- und Bleizuckerfabriken gegebenen Bestimmungen eingehend S. 120 behandelt worden.

Allgemeine Sonderbestimmungen hat der Preussische Staat nicht erlassen, wohl aber ist eine technische Anleitung zur Wahrnehmung der den Kreisausschüssen hinsichtlich der Genehmigung gewerblicher Anlagen (§ 16 der Gewerbeordnung) übertragenen Zuständigkeiten nach den Vorschlägen der technischen Deputation für Gewerbe vom Minister für Handel, Gewerbe und öffentliche Angelegenheiten unter dem 14. April 1875 (Ministerialblatt S. 105) den nachgeordneten Behörden mitgetheilt worden. Aus dieser Anleitung seien einzelne allgemeine Gesichtspunkte hervorgehoben.

Bei der Prüfung der Konzessionsgesuche ist davon auszugehen, dass nur solche Nachtheile, Gefahren oder Belästigungen, welche in der physischen Einwirkung der Anlage auf ihre Umgebung ihren Grund haben, zur Erörterung zu ziehen sind. Es ist dabei zu erwägen, ob jene Nachtheile, Gefahren oder Belästigungen dasjenige Mass überschreiten, dessen Duldung sowohl dem Nachbar, als dem Publikum im Interesse der für die allgemeine Wohlfahrt unentbehrlichen Industrie angesonnen werden kann.

Besondere Sorgfalt verlangt die Behandlung der festen und flüssigen Fabrikabgänge. Das Vergraben oder Versenken derselben wird nur ausnahmsweise bei erwiesener Unschädlichkeit gestattet werden können; ebenso die Ableitung der Abgänge in öffentliche oder Privat-Gewässer, weil dieselben häufig mit so schweren, die lebhaftesten und begründetsten Klagen der Adjazenten rechtfertigenden Uebelständen verknüpft sind, dass gerade dieser Punkt die vollste Aufmerksamkeit der Behörden erheischt.

Sind von letzterem Verfahren des Unternehmens erhebliche Nachtheile zu besorgen, so ist die Konzession entweder zu versagen oder an geeignete Bedingungen zu knüpfen, dabei aber der Polizeibehörde ausdrücklich das Recht zu belassen, jeder Zeit die Ableitung der Abgänge in Wasserläufe von weiteren Bedingungen abhängig zu machen, als auch gänzlich zu untersagen, falls die bei Ertheilung der Konzession gegebenen Vorschriften sich als unzulänglich erweisen sollten.

Auf eine möglichst vollständige Verbrennung des Rauches ist hinzuwirken, und falls sich ergeben sollte, dass die getroffenen Einrichtungen nicht genügen, um Gefahren, Nachtheile oder Belästigungen durch Rauch, Russ u. dergl. zu verhüten, solche Abänderungen in der Feuerungsanlage oder im Betriebe, oder in der Wahl des Brennmaterials vorzubehalten, welche zur Beseitigung der hervorgetretenen Uebelstände besser geeignet sind. Nach Entscheidungen des Oberverwaltungsgerichtes vom 27. April 1882 und 18. September 1884 (Entscheidungen des Oberverwaltungsgerichts Band IX S. 344, nur das erste ist veröffentlicht) darf die Polizeibehörde bei Beschwerden wegen übergrosser Rauchentwickelung nur dann einschreiten, wenn durch den Rauch nicht bloss eine Belästigung, sondern eine nachweisbare Gefahr für Leib, Leben und Gesundheit der davon Betroffenen herbeigeführt wird.

Es wird dann darauf hingewiesen, dass das Konzessionsverfahren in Gemässheit des § 18 der Gewerbeordnung benutzt werden soll, die zum Schutz der Arbeiter erforderlichen Massregeln zu erörtern und in Form von Bedingungen vorzuschreiben.

Vornehmlich ist darauf zu sehen, dass die Arbeitsräume in Bezug auf Flächeninhalt, Lage, Heizung, Erleuchtung und Ventilation den allgemeinen Regeln der Gesundheitspflege entsprechen. Jede gewerbliche Anlage und Fabrik soll mit einer ausreichenden Zahl angemessen eingerichteter und in gehöriger Ordnung zu erhaltender Aborte versehen sein und zwar da, wo auch Arbeiterinnen beschäftigt werden, für die Geschlechter getrennt. Direkte Verbindung der Aborte mit den Arbeitsräumen, so dass in letztere üble Dünste einzudringen vermögen, ist unstatthaft. Da, wo die Arbeit in erhitzten Räumen bei leichter Kleidung der Arbeiter stattfindet, ist darauf zu sehen, dass die Aborte zugfrei sind und von den Arbeitsräumen aus ohne besondere Gefahr für Erkältung erreicht werden können. In allen grösseren Fabriken, wo die Arbeiter während der Arbeit einen Theil der Kleidung abzulegen oder besondere Arbeitskleider anzulegen gezwungen sind, müssen geeignete und angemessen eingerichtete Räume hergestellt werden, in welchen die Kleider abgelegt und aufbewahrt werden. Ganz besonders ist hierauf zu halten, wenn auch weibliche Arbeiter und Kinder beschäftigt werden. Die Räume sind für die Geschlechter zu trennen und müssen überall, wo die Arbeiter in erheblichem Masse dem Staub oder der Hitze ausgesetzt sind, mit Waschvorrichtungen versehen sein. Falls die Arbeiter während der Mittagspause sich nicht nach Hause begeben können, sind ausreichend heizbare und angemessen eingerichtete Speiseräume herzustellen und gleichzeitig geeignete Vorkehrungen zum Erwärmen der mitgebrachten Speisen einzurichten.

Die Grundsätze für die Beurtheilung einzelner Anlagen werden hier, als zu weit führend, übergangen, nur sei noch bemerkt, dass bei den Anlagen zur Gewinnung roher Metalle besonders darauf hingewiesen wird, dass bei der Verhüttung schwefelhaltiger Erze sich schwefelige Säure und bei arsenikhaltigen Erzen auch arsenige Säure entwickelt; es hat daher die Auswahl eines Ortes für derartige Hüttenanlagen mit besonderer Umsicht zu geschehen, auch werden Verfahren, um den schädlichen Einfluss der schwefeligen Säure in möglichst engen Grenzen zu halten, empfohlen.

Die Unschädlichmachung verflüchtigter Metalle und Dämpfe, ebenso des Chlorgases und Chlor-Wasserstoffgases wird empfohlen. Ferner werden Vorschriften über die Ablagerung der bei der Zink-

und Arsen-Gewinnung entstehenden Rückstände gegeben, insbesondere ist grosse Fürsorge bei der Aufstürzung von Arsenrückständen zu treffen.

Bei den Stärke- und Stärke-Syrupfabriken, ebenso bei den Darmsaiten-Fabriken wird auf die Beseitigung der übelriechenden Abwässer und der übelriechenden Dünste aufmerksam gemacht.

Im Uebrigen wird auf die Anleitung selbst verwiesen.

Für die Spiegelbeleganstalten hat der Preussische Minister für Handel und Gewerbe nach Massgabe der von dem Bundesrath aufgestellten Gesichtspunkte unter Aufhebung der früheren Preussischen bezüglichen Anweisung vom 12. Juli 1854 unter dem 18. Mai 1889 folgende Bestimmungen erlassen:

Vorschriften über die Einrichtung und den Betrieb der Spiegelbeleganstalten.

§ 1. Die Herstellung von Quecksilberspiegeln darf nur in Räumen, welche zu ebener Erde belegen sind und entsprechend kühl gehalten werden können, erfolgen.

Die Fenster aller Räume, in welchen die Möglichkeit einer Entwickelung von Quecksilberdampf und -staub vorliegt (quecksilbergefährliche Räume), müssen nach Norden liegen.

§ 2. In den Arbeitsräumen dürfen Quecksilbervorräthe nicht gelagert werden. Die Aufbewahrung von Quecksilber hat in einem besonderen Raum, in verschliessbaren, gut gedichteten Behältern zu erfolgen.

§ 3. In dem Belegraum darf nur das Belegen der Glastafeln, in dem Trockenraume dürfen nur solche Arbeiten, welche mit dem Trocknen der belegten Glastafeln verbunden sind, vorgenommen werden. Diese Räume dürfen mit Wohn-, Schlaf- und Haushaltsräumen nicht in unmittelbarer Verbindung stehen. Die Thüren, welche die Verbindung derselben unter einander und mit anderen Arbeitsräumen herstellen, müssen guten Verschluss haben, geschlossen gehalten werden und sind nur dann und solange zu öffnen, als die Arbeit dieses erforderlich macht.

Der Aufenthalt nicht beschäftigter Personen, sowie der Aufenthalt der beschäftigten Personen vor und nach der Arbeit und während der Pausen in diesen Räumen ist nicht zu dulden.

Das Wischen (Putzen, Reinigen) der Glastafeln ist im Belegraume insoweit gestattet, als die letzte Fertigmachung der Gläser zum Belegen dieses unabweislich erfordert.

§ 4. Beim Anwärmen der Wischtücher ist die Verwendung von Kohlenhäfen in allen Arbeitsräumen untersagt.

Im Belegraume und anderen durch Quecksilberverwendung gefährlichen Räumen dürfen zum Anwärmen von Tüchern nur solche Wärmvorrichtungen (kleine Petroleumöfen u. a.) benutzt werden, bei welchen ein Ausstrahlen von Wärme und eine Erhitzung benachbarter Luftschichten auf das geringste Maass beschränkt bleibt. Werden hierzu Petroleumöfen verwendet, so dürfen die Verbrennungsgase nicht in den Arbeitsraum, sondern nur in einen Schlot entweichen.

Jede direkte Heizung dieser Räume ist untersagt. Die Erwärmung der Luft bei Kälte und ebenso die Abkühlung der Luft bei hoher Sommerwärme ist für diese Räume nur durch Einführung vorgewärmter oder abgekühlter Luft zu bewirken. Die Temperatur der eingeführten, vorgewärmten Luft darf niemals + 15⁰ C. (12⁰ R.) überschreiten.

In Lagerräumen, Wischräumen und anderen die Gesundheit der Arbeiter nicht gefährdenden Räumen ist die Benutzung gewöhnlicher eiserner Oefen gestattet.

§ 5. Soweit die Witterung und der Gang der Fabrikation es erlaubt, sind die Fenster der durch Quecksilberverwendung für die Gesundheit gefährlichen Räume vor und nach der Arbeit möglichst offen zu halten.

§ 6. Die Grösse der Belege- und Trockenräume ist so zu bemessen, dass pro Kopf der darin beschäftigten Personen in den ersteren ein Luftraum von mindestens 30 cbm entfällt. Die Höhe der Räume muss mindestens 3,5 m betragen. Durch eine nicht auf natürlichen Temperaturdifferenzen beruhende, während der Arbeitszeit stets wirksame Ventilationsvorkehrung (Anwendung einer Lockfeuerung ausserhalb der Räume, eines Gas-, Wasser- oder anderen Motors) ist dafür Sorge zu tragen, dass die Luft der Belegund Trockenräume bei geschlossenen Fenstern und Thüren durch Zu- und Abführung von mindestens 60 cbm Luft pro Kopf und Stunde während der Arbeitszeit fortlaufend erneuert wird. Die frische Luft ist in die oberen Luftschichten der betreffenden Räume einzuleiten. Die Absaugung der Luft ist so einzurichten, dass die unteren Luftschichten zuerst abgeführt werden. Zu- und Ableitung dürfen nicht an derselben Wand angebracht werden, sondern müssen sich möglichst gegenüber liegen und so eingerichtet sein, dass Zug vermieden bleibt.

Der Arbeitgeber ist verpflichtet, diejenigen Kontrolapparate zu beschaffen, welche von dem zuständigen Aufsichtsbeamten als erforderlich bezeichnet werden, um festzustellen, ob die vorhandene Ventilationsanlage den gestellten Anforderungen entspricht.

§ 7. Die Temperatur der Luft in den Beleg- und Trockenräumen ist möglichst gleichmässig zu halten.

Erreicht an einem Tage die Temperatur der Luft in diesen Räumen die Höhe von 25⁰ C. (20⁰ R.) und darüber, so ist die Arbeit einzustellen und an diesem Tage nicht wieder aufzunehmen.

In jedem Beleg- und Trockenraume ist ein Thermometer anzubringen, an welchem durch eine in die Augen fallende Marke die zulässige höchste Temperaturgrenze bezeichnet ist. Das Thermometer ist in Kopfhöhe und nicht an einer Umfassungswand oder in der Nähe einer Thür oder eines Fensters anzubringen.

§ 8. Der Fussboden der Beleg- und Trockenräume muss aus glattem Asphaltbelag, ohne Fugen, Ritzen und Sprünge bestehen, mit leichter Neigung zu einer Sammelrinne für das auf den Boden gelangende Quecksilber und mit Sammelbecken.

§ 9. Die Wände der Beleg- und Trockenräume sind, sofern sie aus Mauerwerk bestehen, glatt zu verputzen. Wände aus Holz müssen aus gehobelten, gut gefugten und verkitteten Brettern hergerichtet sein und an der Decke und am Boden dicht schliessen. Wände und Decken sind mit Oelfarbenanstrich zu versehen und allwöchentlich abzuwaschen.

§ 10. Die Belegtische und Trockengestelle müssen so eingerichtet sein, dass das beim Antränken der Zinnfolie, beim Uebergiessen derselben mit Quecksilber, beim Pressen der belegten Platten und beim Trocknen der Spiegel abfliessende Quecksilber möglichst schnell in die aufgestellten Auffangbehälter gelangt.

Nach Schluss der täglichen Arbeitszeit ist der Belegtisch sorgfältig von Quecksilber zu säubern.

Die Auffangbehälter sind so einzurichten, dass sie vollkommen verschlossen sind, bis auf eine, dem Einlass des Quecksilbers dienende Oeffnung. Die Anbringung von Filtrireinrichtungen ist nur in den Behältern selbst, nicht auf den Belegtischen gestattet.

Das Anreiben (Antränken) der Zinnfolie mit blossen Händen ist den Arbeitern zu untersagen.

§ 11. In Belegräumen und in allen sonstigen Räumen, in welchen Quecksilber verwendet wird, ist die peinlichste Sauberkeit und Vorsicht zu beachten. Jedes Verschütten und Verspritzen von Quecksilber ist möglichst zu vermeiden. Der Fussboden solcher Räume ist vor Beginn der täglichen Arbeit und vor Wiederbeginn der Arbeit nach voraufgegangener Pause reichlich mit Wasser zu besprengen und täglich nach Schluss der Arbeit nach reichlicher Besprengung mit Wasser auszukehren. Kehricht, sowie der Inhalt von Sammelbecken im Fussboden ist täglich aus den Arbeitsräumen zu entfernen und in verschlossenen Behältern aufzuheben.

Mit dem Auskehren solcher Räume dürfen in der Regel nur Personen beauftragt werden, welche im Uebrigen bei der Arbeit mit Quecksilber nicht in gefährliche Berührung kommen. Wo dieses ausnahmsweise nicht ausführbar sein sollte, ist dafür zu sorgen, dass die Arbeiter mit dem Auskehren häufig, mindestens wöchentlich abwechseln.

§ 12. Zur Reinigung von Quecksilberabfällen sind, soweit dieselbe in den Beleganstalten selbst und nicht in besonderen Läuterungsanstalten ausgeführt wird, gläserne Scheidetrichter zu verwenden.

Die Reinigung quecksilberhaltiger Tücher, Lappen und Anreibeballen ist in gleicher Weise oder durch Auswaschen zu bewirken. Das Ausklopfen solcher Tücher, Lappen und Anreibeballen ist untersagt, sofern es nicht auf mechanischem Wege, in verschlossenen, gegen Staub vollkommen undurchlässigen Behältern ausgeführt wird; auch sind gebrauchte Tücher möglichst häufig durch neue zu ersetzen.

Die vorstehend bezeichneten Reinigungsarbeiten dürfen nicht in den Arbeitsräumen vorgenommen werden. In dem

Aufbewahrungsraum für Quecksilbervorräthe sind sie gestattet.

§ 13. Eine Beschäftigung in quecksilbergefährlichen Räumen darf nur solchen Personen gewährt werden, welche eine Bescheinigung eines approbirten Arztes beibringen, dass nach dem Ergebniss der körperlichen Untersuchung besondere Umstände, welche von der Beschäftigung in einer Spiegelbeleganstalt aussergewöhnliche Nachtheile für ihre Gesundheit befürchten liessen, nicht vorliegen. Die Bescheinigungen sind zu sammeln, aufzubewahren und dem nach § 139 b der Gewerbeordnung zuständigen Aufsichtsbeamten auf Verlangen vorzulegen.

§ 14. In Beleg- und Trockenräumen dürfen Arbeiter in den Monaten Oktober bis einschliesslich April nicht länger als acht Stunden, in den Monaten Mai bis einschliesslich September nicht länger als sechs Stunden täglich beschäftigt werden.

Nach Ablauf der Hälfte der täglichen Arbeitszeit in diesen Räumen ist eine mindestens zweistündige Pause zu gewähren.

Eine anderweite Beschäftigung der Arbeiter seitens des Arbeitgebers ausser der vorstehend bezeichneten Zeit ist nur dann zulässig, wenn sie nicht in Räumen erfolgt, welche durch Quecksilberverwendung die Gesundheit der Arbeiter gefährden.

Für Anlagen, in welchen Quecksilbererkrankungen der Arbeiter häufiger auftreten, kann auf Antrag des nach § 139 b der Gewerbeordnung zuständigen Aufsichtsbeamten die Maximalarbeitszeit von acht beziehungsweise sechs Stunden täglich für die Arbeiter in Beleg- und Trockenräumen verkürzt werden.

§ 15. Der Arbeitgeber hat die Ueberwachung des Gesundheitszustandes der von ihm in gesundheitsgefährlichen Räumen beschäftigten Arbeiter einem, dem Aufsichtsbeamten (§ 139 b) der Gewerbeordnung namhaft zu machenden approbirten Arzte zu übertragen, welcher in zwei Wochen mindestens einmal eine Untersuchung der Arbeiter vorzunehmen und den Arbeitgeber von jedem Falle einer ermittelten Quecksilbererkrankung in Kenntniss zu setzen hat. Der Arbeitgeber darf Arbeiter, bei welchen eine Quecksilbererkrankung ermittelt ist, zu Beschäftigungen, bei welchen sie mit Quecksilber in Berührung kommen, bis zu ihrer völligen Genesung nicht zulassen.

§ 16. Der Arbeitgeber ist verpflichtet, ein Krankenbuch zu führen oder unter seiner Verantwortung für die Vollständigkeit und Richtigkeit der Einträge durch den mit der Ueberwachung des Gesundheitszustandes der in gesundheitsgefährlichen Räumen beschäftigten Arbeiter beauftragten Arzt oder durch einen Betriebsbeamten führen zu lassen.

Das Krankenbuch muss enthalten:
1. den Namen dessen, welcher das Buch führt;
2. den Namen des mit der Ueberwachung des Gesundheitszustandes der Arbeiter beauftragten Arztes;
3. die Namen der erkrankten Arbeiter;
4. die Art der Erkrankung und die vorhergegangene Beschäftigung;
5. den Tag der Erkrankung;
6. den Tag der Genesung, oder wenn der Erkrankte nicht wieder in Arbeit getreten ist, den Tag der Entlassung.

Das Krankenbuch ist dem Aufsichtsbeamten, sowie den zuständigen Medizinalbeamten auf Verlangen vorzulegen.

§ 17. Der Arbeitgeber hat alle in den durch Quecksilberverwendung gefährlichen Räumen beschäftigten Arbeiter mit vollständigem, möglichst anschliessendem Arbeitsanzuge aus glattem dichtem Stoff ohne Falten und Taschen, mit einer Mütze und mit gut anliegendem Schuhwerk zu versehen.

Jedem Arbeiter ist eine besondere, für ihn passende Arbeitskleidung zu überweisen.

Der Arbeitgeber hat dafür Sorge zu tragen, dass die Arbeitskleider stets nur von denjenigen Arbeitern benutzt werden, welchen sie zugewiesen sind, und dass dieselben nach wöchentlichem Gebrauche stets gereinigt und während der Zeit, wo sie sich nicht im Gebrauche befinden, an dem für sie zu bestimmenden Platze aufbewahrt werden.

§ 18. Ausserhalb der gesundheitsgefährlichen Räume, doch in der Nähe derselben, ist für die in denselben beschäftigten Arbeiter ein nach Geschlechtern getrennter Wasch- und Ankleideraum und getrennt davon, sofern die Arbeiter nicht ausserhalb der Anlage speisen, ein Speiseraum einzurichten.

Beide Räume müssen sauber gehalten und während der kalten Jahreszeit geheizt werden.

In dem Wasch- und Ankleideraum müssen Gefässe zum Zwecke des Mundausspülens, die etwa ärztlicherseits für erforderlich gehaltenen besonderen Mundspülwässer, Seife und Handtücher, sowie Einrichtungen zur Verwahrung derjenigen gewöhnlichen Kleidungsstücke, welche vor Beginn der Arbeit abgelegt werden, in ausreichender Menge vorhanden sein.

In dem Speiseraum oder an einer anderen geeigneten Stelle müssen sich Vorrichtungen zum Erwärmen der Speisen befinden.

Der Arbeitgeber hat den in gesundheitsgefährlichen Räumen beschäftigten Arbeitern Gelegenheit zu gewähren, wenigstens einmal wöchentlich ein warmes oder kaltes Bad (je nach dem Wunsche des Arbeiters oder nach ärztlicher Anordnung) zu nehmen.

§ 19. Der Arbeitgeber hat eine Fabrikordnung zu erlassen, welche eine Anweisung hinsichtlich des Gebrauches der im § 17 bezeichneten Bekleidungsstücke und hinsichtlich der Vorsichtsmassregeln beim Arbeiten mit Quecksilber für die in gesundheitsgefährlichen Räumen beschäftigten Personen, namentlich aber folgende Vorschriften enthalten muss:

1. die Arbeiter dürfen Branntwein, Bier und andere geistige Getränke nicht mit in die Anlage bringen.

2. Die Arbeiter dürfen Nahrungs- oder Genussmittel nicht in die Arbeitsräume mitnehmen, dieselben vielmehr nur im Speiseraum aufbewahren. Das Rauchen und Schnupfen im Arbeitsraume ist zu verbieten. Das Einnehmen der Mahlzeiten ist den Arbeitern, sofern es nicht ausserhalb der Anlage stattfindet, nur im Speiseraum gestattet.

3. Die Arbeiter haben die Arbeitskleider in denjenigen Arbeitsräumen und bei denjenigen Arbeiten, für welche es von dem Betriebsunternehmer vorgeschrieben ist, zu benutzen.

4. Die Arbeiter dürfen erst dann den Speiseraum betreten, Mahlzeiten einnehmen oder die Fabrik verlassen, wenn sie zuvor die Arbeitskleider abgelegt, die Haare vom Staube gereinigt, Hände und Gesicht sorgfältig

gewaschen, die Nase gereinigt und den Mund ausgespült haben.

Das Tragen langer Bärte ist untersagt.

§ 20. In jedem durch Quecksilberverwendung die Gesundheit der Arbeiter gefährdenden Arbeitsraume, sowie in dem Ankleide- und dem Speiseraume muss eine Abschrift oder ein Abdruck der §§ 1—19 dieser Vorschriften und der Fabrikordnung an einer in die Augen fallenden Stelle aushängen. Jeder neu eintretende Arbeiter ist, bevor er zur Beschäftigung zugelassen wird, zur Befolgung der Fabrikordnung, von welcher ihm ein Exemplar auszuhändigen ist, bei Vermeidung der ohne vorhergehende Kündigung eintretenden Entlassung zu verpflichten.

Der Betriebsunternehmer ist für die Handhabung der Fabrikordnung verantwortlich und verpflichtet, Arbeiter, welche derselben wiederholt zuwiderhandeln, aus der Arbeit zu entlassen.

§ 21. Neue Anlagen, in welchen Quecksilberspiegel belegt werden sollen, dürfen erst in Betrieb gesetzt werden, nachdem ihre Errichtung dem zuständigen Aufsichtsbeamten (§ 139b der Gewerbeordnung) angezeigt ist. Der Letztere hat nach Empfang dieser Anzeige schleunigst durch persönliche Revision festzustellen, ob die Einrichtung der Anlage den erlassenen Vorschriften entspricht.

§ 22. Im Falle der Zuwiderhandlung gegen die §§ 1—21 dieser Vorschriften kann die Polizeibehörde die Einstellung des Betriebes bis zur Herstellung des vorschriftsmässigen Zustandes anordnen.

Bei der Wichtigkeit des Gegenstandes und mit Rücksicht darauf, dass diese Anordnungen nach sorgsamster Erwägung aller Verhältnisse getroffen worden sind, erschien der wörtliche Abdruck angemessen.

Ueber die gesunde und gefahrlose Beschaffenheit der Arbeitsräume gewerblicher Anlagen hat ein Erlass desselben Ministers vom 7. April 1874, welcher unter dem 28. Februar 1889 wieder in Erinnerung gebracht worden ist, Folgendes zur Nachachtung empfohlen: Die nach § 120 der Reichsgewerbeordnung zum Schutze der Arbeiter gegen Gefahren für Leben und Gesundheit, namentlich in baulicher Beziehung, erforderlichen Vorschriften sollen besonders bei Neuanlagen gewerblicher Betriebe in der Konzession (§ 16 der Reichs-gewerbeordnung) bei den nicht genehmigungspflichtigen Anlagen bei Ertheilung des Baukonsenses berücksichtigt werden, da nach Fertigstellung der Anlagen derartige Einrichtungen oft nur noch mit grossen Opfern der Unternehmer zu erreichen sind. Um letzteres zu ermöglichen, sind, soweit die Bau-Polizei-Ordnungen nicht ent-sprechende Vorschriften enthalten, durch Bezirks- und Ortspolizei-Verordnungen Bestimmungen zu treffen, wonach zugleich mit dem Antrag auf Ertheilung des Baukonsenses für jedes Gebäude, welches für einen gewerblichen Betrieb bestimmt ist,

<blockquote>
Art und Umfang des letzteren,
Zahl, Grösse und Bestimmung der Arbeitsräume, deren Zu-gänglichkeit, Licht- und Luftversorgung,
die Maximalzahl der in jedem Raume zu beschäftigenden Arbeiter und die aufzustellenden Maschinen
</blockquote>

angegeben werden müssen.

Ein Ministerial-Erlass vom 10. Juli 1865 (Ministerialblatt S. 158) bestimmt unter Anderem Folgendes über die Anlage von Anilin-fabriken: diejenigen Arbeitsräume, in welchen mit arsenhaltigen Produkten gearbeitet wird, sollen mit wasserdichtem Fussboden ver-sehen sein; Ableitungen nach den Rinnsteinen oder nach anderen Abzügen dürfen in den Arbeitsräumen nicht angebracht werden; es ist vielmehr zur Aufnahme der Spülwasser unter der Sohle des Fussbodens ein wasserdichter Behälter anzulegen. Um das Ein-dringen arsenikhaltiger Flüssigkeiten in die Fundamente zu ver-hüten, sollen die Wände unten mit einer Cementschicht von min-destens 1 Fuss Höhe über dem Fussboden verkleidet werden.

Die zur Darstellung der Anilinfarben zu verwendende Arsenik-säure, sowie die arsenikhaltigen Rückstände sollen in besonderen mit Fliesen und Cement am Fussboden ausgelegten Räumen, welche nur für diesen Zweck bestimmt sind, aufgespeichert werden. Die Räume sind unter Verschluss zu halten. Besondere Mess- und Wiegegeräthe für die Arsensäure müssen vorhanden sein.

Die flüssige Arseniksäure enthaltenden Laugen, sowie arsenik-haltige Rückstände jeder Art dürfen weder den Abwässern durch Gruben und Kanäle zugeführt, noch in Senkgruben gebracht, sondern müssen, nachdem sie mit einer zur Bindung hinreichenden Menge Kalk versetzt worden sind, unter besonderen, näher angegebenen Vorsichtsmassregeln eingedampft werden, darauf in dichte mit der Aufschrift »Arsenkalk« bezeichnete Fässer verpackt und an besondere von der Polizeibehörde dazu als geeignet anerkannte Orte abgefahren werden.

Mitbringen von Esswaaren in die Fabrikräume ist untersagt; ein Giftbuch über den Verbleib der Arsensäure ist zu führen.

Inwieweit bei der Konzessionirung der in § 16 der Gewerbeordnung verzeichneten gewerblichen Anlagen die Mitwirkung der Medizinalbeamten erforderlich ist, bestimmt die zuständige Behörde nach § 18 ebendaselbst, in Preussen der Bezirksausschuss.

Ueber das sonstige Verfahren bei Konzessionirung der gedachten Anlagen enthält die Anweisung des Handelsministers vom 19. Juli 1884, betreffend das Verfahren bei der Errichtung oder Aenderung gewerblicher Anlagen (Ministerialblatt S. 164), welche an Stelle der unter dem 4. September 1869 ergangenen Anweisung getreten ist, die näheren Bestimmungen.

---

7. Strafanstalten und Gefängnisse.

Die Gesundheitspflege in den Strafanstalten und Gefängnissen des Preussischen Staates wird nach den allgemein massgebenden gesundheitspolizeilichen Bestimmungen und Grundsätzen gehandhabt; sie hat daher bei dem Bau der Anstalten bereits auf einen nach den heutigen Anschauungen der Gesundheit der Bewohner nicht nachtheiligen Baugrund Rücksicht zu nehmen, für die Anlage genügend grosser Räume für eine grössere Anzahl, wie für den einzelnen Gefangenen Rücksicht zu nehmen, für Beschaffung eines reichlichen Luftwechsels, gehörige Beleuchtung, geeignete Erwärmung, Beschaffung gesundheitsgemässen Trinkwassers, eine den heutigen Anforderungen entsprechende Beseitigung der Abfallstoffe zu sorgen und für diese Zwecke geeignete Vorrichtungen schon beim Bau der Anstalten zu treffen.

Der Beköstigung der Gefangenen, deren Gesundheit in Folge eines ja in der Mehrzahl der Fälle vorausgegangenen unregelmässigen, umherschweifenden, kurz durchaus gesundheitswidrigen Lebens als eine normale nicht mehr anzusehen ist, wird bei aller Sparsamkeit von Seiten des Staates die grösste Aufmerksamkeit gewidmet.

Der für die preussischen Strafanstalten, soweit dieselben unter dem Ministerium des Innern stehen, neuerdings nach Anhörung der Wissenschaftlichen Deputation festgestellte, seit dem 1. Oktober 1887 eingeführte Speise-Etat, auf dessen Einzelheiten hier nicht näher eingegangen werden kann, trägt allen billigen Anforderungen einer gesundheitsgemässen Ernährung nach den neueren Anschauungen Rechnung. Insbesondere ist darin auf die im Interesse einer guten Ernährung richtige Vertheilung von Fetten und Albuminaten und die Verminderung der Kohlenhydrate Rücksicht genommen und nach den bisher gemachten Beobachtungen ein günstiger Erfolg erzielt worden. Auch wird zufolge eines Ministerial-Erlasses vom 29. Juli 1874 (Ministerialblatt S. 176) dafür Sorge getragen, dass Strafgefangene, welche schwere Arbeiten zu verrichten haben, eine entsprechende Zulage in der Kost, unter Umständen auch durch Gewährung von Bier, erhalten.

Zur Verhütung der Verbreitung ansteckender Krankheiten in den Strafanstalten treten die bezüglichen Vorschriften der Verordnung vom 8. August 1835 und die dazu ergangenen Ergänzungen in Kraft.

Durch Ministerial-Erlass vom 15. April 1889 sind auf Grund eines Gutachtens der Wissenschaftlichen Deputation für das Medizinalwesen vom 13. März 1889 insbesondere Bestimmungen getroffen worden, um einer Verbreitung der Tuberkulose unter den Gefangenen durch geeignete Massregeln thunlichst vorzubeugen und deren Einführung den Regierungs-Präsidenten in den Straf-, Gefangen- und Besserungsanstalten mit den durch die örtlichen Verhältnisse bedingten Massgaben zur Einführung empfohlen worden.

Der Auswurf soll weder in Taschentücher, noch in den Aufenthaltsraum, sondern in die überall aufzustellenden Spucknäpfe entleert werden, welche letzteren etwas Wasser enthalten müssen. Alle Zellen, in welchen nach dem ärztlichen Gutachten an Tuberkulose erkrankte oder derselben verdächtige Gefangene untergebracht waren, sollen bei etwaigem Wechsel der Insassen sorgfältig gereinigt und nach den bestehenden Vorschriften desinfizirt werden. Gefangene, welche nach ärztlicher Feststellung tuberkulös sind, aber noch arbeiten können, dürfen bei der Anfertigung von Gebrauchsgegenständen soweit thunlich nicht beschäftigt und sollen von den gesunden Gefangenen möglichst fern gehalten werden.

Zur Beobachtung und Heilung von Strafgefangenen, welche während der Strafhaft derartig geisteskrank werden, dass sie die Ordnung der Anstalt stören, oder Geisteskrankheit vortäuschen, ist seit 1888 in der Berliner neuen Strafanstalt (Zellengefängniss in Moabit) eine Abtheilung für Geisteskranke eingerichtet worden, in welcher alle derartigen Strafgefangenen aus den preussischen Strafanstalten, soweit der Raum reicht, unter bestimmten Bedingungen zunächst für eine sechsmonatliche Beobachtungszeit Aufnahme finden. Nach Ablauf dieser Zeit ist darüber zu befinden, ob die Sträflinge wegen Geisteskrankheit einer Irrenanstalt zu überweisen, dem Strafvollzuge zurückzugeben, oder noch eine Zeit lang weiter zu beobachten sind.

8. Prostitution.

Durch Königliche Ordre vom 5. August 1841 und 31. Oktober 1845 haben die früher geduldeten Bordelle in Preussen zu bestehen aufgehört; neue gesetzliche Bestimmungen, betreffend die Ueberwachung der Prostituirten, sind nicht getroffen worden, es ist vielmehr den einzelnen Polizeibehörden überlassen worden, in geeigneter Weise die zum Schutze der Gesundheit erforderlichen Vorschriften behufs Unterdrückung und Ueberwachung der Prostitution im Rahmen der bestehenden Gesetze zu erlassen.

In Gemässheit des § 361 No. 6 des Strafgesetzbuches wird mit Haft bestraft:

> eine weibliche Person, welche wegen gewerbsmässiger Unzucht einer polizeilichen Aufsicht unterstellt ist, wenn sie den in dieser Hinsicht zur Sicherung der Gesundheit, der öffentlichen Ordnung und des öffentlichen Anstandes erlassenen polizeilichen Vorschriften zuwiderhandelt, oder welche, ohne einer solchen Aufsicht unterstellt zu sein, gewerbsmässig Unzucht treibt.

§ 362 ebendaselbst:

> Die nach Vorschrift der vorgedachten Bestimmung Verurtheilten können zu Arbeiten, welche ihren Fähigkeiten und Verhältnissen angemessen sind, innerhalb und, sofern sie von anderen freien Arbeitern getrennt gehalten werden, auch ausserhalb der Strafanstalt angehalten werden. Bei der Verurtheilung zur Haft kann zugleich erkannt werden, dass die verurtheilte Person nach verbüsster Strafe der Landespolizeibehörde zu überweisen sei. Letztere erhält dadurch die Befugniss, die verurtheilte Person entweder bis zu zwei Jahren in ein Arbeitshaus unterzubringen, oder zu gemeinnützigen Arbeiten zu verwenden. Ist gegen einen Ausländer auf Ueberweisung an die Landespolizeibehörde

erkannt, so kann an Stelle der Unterbringung in ein Arbeitshaus Verweisung aus dem Reichsgebiete eintreten.

Bestimmungen zur Aufrechthaltung der öffentlichen Ordnung zu treffen, steht den Polizeibehörden schon auf Grund des Allgemeinen Landrechts Theil II Titel XVII § 10 zu (vergl. S. 151).

Von diesem Recht haben die Landes- und Ortspolizeibehörden nach Bedürfniss auch für die Prostitution durch entsprechende Verordnungen Gebrauch gemacht und dabei gleichzeitig angeordnet, dass Personen, welche der gewerbsmässigen Unzucht überführt sind, unter polizeiliche Aufsicht zu stellen und nach Vorschrift der Polizeibehörde wöchentlich ein- oder mehrmals auf ihren Gesundheitszustand ärztlich zu untersuchen sind.

Die weiteren Vorschriften über das Gebahren dieser Personen auf Strassen und Plätzen und sonst an öffentlichen Orten werden hier, als nicht zur Gesundheitspolizei gehörend, übergangen, bemerkt sei nur noch, dass nach § 180 des Strafgesetzbuches

> Wer gewohnheitsmässig oder aus Eigennutz durch seine Vermittlung, oder durch Gewährung oder Verschaffung von Gelegenheit der Unzucht Vorschub leistet, wegen Kuppelei mit Gefängniss bestraft wird, auch kann auf Verlust der bürgerlichen Ehrenrechte, sowie auf Zulässigkeit von Polizeiaufsicht erkannt werden.

Durch diese Strafbestimmung ist dem Gewerbe der Prostitution ein erhebliches Hinderniss in den Weg gelegt, da Vermiether, welche an bekannte Prostituirte Wohnungen abgeben mit dem Bewusstsein, dass dieselben dort Unzucht treiben werden, sich der Kuppelei strafbar machen.

---

9. Leichenwesen. Begräbnissplätze.

Die Leichenschau ist in Preussen bis dahin gesetzlich nicht geregelt; in den Regierungsbezirken Kassel und Wiesbaden findet eine solche seit 1824 durch geprüfte und vereidete Todtenbeschauer statt. In einzelnen grossen Städten: Berlin, Frankfurt am Main, Breslau, Liegnitz und anderen, sowie im Kreise Niederbarnim ist die ärztliche Todtenschau durch entsprechende Polizeiverordnungen verbindlich gemacht. Für die Reichshauptstadt und Charlottenburg z. B. bestimmt (auf Grund einer Bekanntmachung aus dem Jahre

1835) eine Polizeiverordnung vom 16. August 1872 in der Fassung vom 20. Mai 1875 Folgendes:

Behufs Erlangung des Beerdigungsscheines sind dem Vorstande des betreffenden Polizeirevieres in Berlin resp. der Polizeiverwaltung in Charlottenburg:

a) ein von einem approbirten Arzte oder Wundarzte ausgestellter Todtenschein über den betreffenden Sterbefall,

b) die Bescheinigung des Standesbeamten über die erfolgte Eintragung des Sterbefalles in das Sterberegister vorzulegen. Zur Vorlegung der unter a und b bezeichneten Bescheinigungen ist Derjenige verpflichtet, welchem nach § 40 des Gesetzes über die Beurkundung des Personenstandes und die Form der Eheschliessung vom 9. März 1874 die Anzeige des Sterbefalles obliegt.

Die preussischen Medizinalbeamten sind durch einen Ministerial-Erlass vom 13. Mai 1880 angewiesen worden, Irrthümer in den von den Standesbeamten über Todesursachen gemachten Angaben, besonders in zweifelhaften Fällen von gesundheitspolizeilicher Bedeutung (Pocken, Folgen der Impfung etc.) vorkommenden Falles zu beseitigen.

Die Beförderung von Leichen auf grössere Entfernung ist in Preussen schon frühzeitig Gegenstand der staatlichen Fürsorge gewesen; bereits im Allgemeinen Landrecht Theil II Titel XI § 463 wird ein Leichenpass für bestimmte derartige Fälle vorgeschrieben. Neuerdings ist auch diese Angelegenheit reichseinheitlich geordnet.

Auf Grund der Bekanntmachung des Reichskanzlers, betreffend das Betriebs-Reglement für die Eisenbahnen Deutschlands vom 14. Dezember 1887 (vergl. S. 85), haben die zuständigen Minister Preussens unter dem 6. April und 23. September 1888 den Transport von Leichen auf Eisenbahnen und auf Landwegen im Sinne jener Bekanntmachung geregelt.

Bezüglich der Anlage neuer, Verlegung bestehender und Schliessung gefüllter Begräbnissplätze sind folgende Vorschriften massgebend:

Das Allgemeine Landrecht Theil II Titel XI § 184 bestimmt: In den Kirchen und in bewohnten Gegenden der Städte sollen keine Leichen beerdigt werden,

ferner § 764:

Die Anlegung neuer Begräbnissplätze soll nur aus erheblichen Ursachen unter Einwilligung . . . . . der Polizei-Vorgesetzten des Ortes stattfinden.

Im Allgemeinen sollen Begräbnissplätze nicht weniger als 50 Ruthen = 188 Meter rund von bewohnten Gebäuden entfernt angelegt werden (Ministerial-Erlass vom 18. März 1859).

Die Veräusserung und anderweitige Verwendung geschlossener Begräbnissplätze darf nicht vor Ablauf von 40 Jahren nach erfolgter Schliessung stattfinden.

Um eine gleichmässigere Beurtheilung der für die Anlage von Begräbnissplätzen von den Gemeinden angemeldeten Grundstücke durch die Medizinalbeamten herbeizuführen, hat die Mehrzahl der Bezirksregierungen Bestimmungen getroffen, welche sich über geeignete Bodenbeschaffenheit, Lage des Grundstückes, Turnus der Beerdigung u. s. w. aussprechen.

Behufs Verhütung der Beerdigung Scheintodter bestimmt § 476 des Allgemeinen Landrechtes an der angegebenen Stelle:

So lange es noch im Geringsten zweifelhaft ist, ob die angebliche Leiche wirklich todt sei, muss das Zuschlagen des Sarges nicht gestattet werden.

Die Beerdigung soll, abgesehen von der durch etwaige Epidemien gegebenen Nothwendigkeit, nicht früher als 72 Stunden nach eingetretenem Tode stattfinden (Ministerial-Erlass vom 15. Juni 1822), es sei denn, dass ein Arzt unter Bescheinigung, dass der Tod sicher eingetreten ist, einen zeitigeren Beerdigungstag begründet. Im Nothfalle, bei Epidemien z. B., kann auch der Bürgermeister oder Dorfschulze mit zwei erfahrenen Männern die erforderliche Bescheinigung ertheilen.

Seit 1820 sind auf Veranlassung des Ministers der Medizinal-Angelegenheiten Anweisungen zur zweckmässigen Behandlung und Rettung von Scheintodten oder durch plötzliche Zufälle verunglückten Personen erschienen; die Beschaffung derartiger Vorschriften ist den Polizeibehörden empfohlen worden. Für Wiederbelebungsversuche von Scheintodten zahlt der Staat den Aerzten und sonstigen Medizinalpersonen seit 1820 Prämien von 30 Mark im Falle des Erfolges, 15 Mark bei erfolgloser Bemühung.

Leichenhäuser sind nicht obligatorisch.

Das öffentliche Ausstellen von Leichen, sowie das Oeffnen der Särge während der Begräbnissfeierlichkeiten, ist für Leichen jeder Todesart durch Königliche Ordre vom 21. November 1801 verboten.

Die Leichen von an ansteckenden Krankheiten Verstorbenen sind nach § 22 des S. 187 angeführten Regulativs vom 8. August 1835 und dessen Ergänzungen zu behandeln; dazu gehört: nach festgestelltem Tode schleunigste Entfernung der Leichen aus der Wohnung in ein vorhandenes oder improvisirtes Leichenhaus, vorschriftsmässige Desinfektion (nach zeitgemässen Bestimmungen) des Sterbezimmers sowie Derjenigen, welche mit der Leiche in Berührung gekommen sind u. dgl. Zusammenkünfte des Leichengefolges in den Wohnungen derartig Verstorbener sind untersagt.

Anhang.

10. Gerichtliche Medizin.

Die gerichtliche Medizin bildet, wie in der Einleitung schon erwähnt, insofern einen Theil des öffentlichen Gesundheitswesens, als mit ihrer Hülfe die Sicherheit der Gesellschaft vor den Angriffen solcher Glieder zu wahren gesucht wird, welche die Gesellschaft entweder aus eigenem Antrieb im Nachgeben gegen ihre Leidenschaftlichkeit und unsittlichen Begierden schädigen, oder aber durch Geisteskrankheit, ihrer selbst nicht mehr Herr, dem Gemeinwohl oder sich selbst Gefahren und Schaden drohen. Die Gesellschaft vor derartigen Gefahren zu schützen, die Gesundheit und das Leben des Einzelnen sicher zu stellen, gehört ebenso zur Sicherheits-, wie zur Wohlfahrtspolizei, und ist es namentlich Pflicht des Staates, diejenigen, welche der geistigen Gesundheit beraubt, ihren Mitmenschen, wie sich selbst gefährlich werden, in einer Weise unterzubringen, dass die Gesellschaft gegen die Erkrankten und die Erkrankten vor sich selber geschützt werden.

Diese staatliche Fürsorge liegt in den Händen der Polizei- und Gerichtsbehörden, welche sich zur Begründung ihrer Massnahmen und Urtheile des sachverständigen Beirathes der in der Staatsarzneikunde geprüften Aerzte bedienen.

In Preussen sind, wie bemerkt, mit der Wahrnehmung der gerichtlich-medizinischen Geschäfte, sobald es sich um gerichtliche Untersuchungen handelt, die Medizinalbeamten, insbesondere die Kreis-Physiker und Kreis-Wundärzte in erster Linie als Sachverständige ein für allemal amtlich bestellt, und demnächst in zweifelhaften Fällen die Medizinal-Kollegien, und endlich die Wissenschaftliche Deputation für das Medizinalwesen mit Prüfung der erstatteten Gutachten betraut.

Die Straf-Prozessordnung enthält in § 157 folgende kriminal-polizeiliche Bestimmung:

»Sind Anhaltpunkte dafür vorhanden, dass jemand eines nicht natürlichen Todes gestorben ist, oder wird der Leichnam eines Unbekannten gefunden, so sind die Polizei- und Gemeindebehörden zur sofortigen Anzeige an die Staatsanwaltschaft oder an den Amtsrichter verpflichtet. Die Beerdigung darf nur auf Grund einer schriftlichen Genehmigung der Staatsanwaltschaft oder des Amtsrichters erfolgen.« Der Richter hat in solchen Fällen zu entscheiden, ob für die Beweisführung eine blosse Leichenschau, oder die Oeffnung der Leiche (Obduktion) stattfinden soll. Nach § 87 der Straf-Prozessordnung findet die richterliche Leichenschau unter Zuziehung eines Arztes, die Leichenöffnung im Beisein des Richters von zwei Aerzten, unter welchen sich ein Gerichtsarzt, der aber nicht der behandelnde Arzt sein darf, befinden muss, statt. (Vergleiche übrigens S. 13 und S. 161.)

Behufs der Besichtigung oder Eröffnung einer schon beerdigten Leiche ist die Ausgrabung statthaft. Die Leichenöffnung (§ 89 ebendaselbst) muss sich, soweit der Zustand der Leiche dies gestattet, stets auf die Oeffnung der Kopf-, Brust- und Bauchhöhle erstrecken (§ 90). Bei Oeffnung der Leiche eines neugeborenen Kindes ist die Untersuchung insbesondere auch darauf zu richten, ob dasselbe nach oder während der Geburt gelebt habe, und ob es reif oder wenigstens fähig gewesen sei, das Leben ausserhalb des Mutterleibes fortzusetzen (§ 91).

Liegt der Verdacht einer Vergiftung vor, so ist die Untersuchung der an und in der Leiche oder sonst gefundenen verdächtigen Stoffe durch einen Chemiker oder durch eine für solche Untersuchungen bestehende Fachbehörde vorzunehmen. Der Richter kann anordnen, dass diese Untersuchung unter Mitwirkung oder Leitung eines Arztes stattzufinden habe. Ueber die Leichenschau ist ein Befund aufzunehmen und von dem zugezogenen Gerichtsarzt zu unterschreiben.

Die Obduktion findet nach Massgabe des für das Verfahren der Gerichtsärzte bei den medizinisch-gerichtlichen Untersuchungen menschlicher Leichname unter dem 6. Januar 1875 von der Wissenschaftlichen Deputation angenommenen, unter dem 13. Februar desselben Jahres von dem Minister der Medizinal-Angelegenheiten zur Nachachtung veröffentlichten Regulativs statt.

Aus demselben werden hier nur nur einige allgemeine Bestimmungen angeführt:

Die Vertretung der Gerichtsärzte ist zulässig, doch soll der Vertreter womöglich ein pro physicatu geprüfter Arzt sein. Obduktionen dürfen in der Regel vor Ablauf von 24 Stunden nach dem Tode nicht vorgenommen, wegen vorhandener Fäulniss in der Regel nicht unterlassen, oder von den gerichtlichen Aerzten nicht abgelehnt werden. Es folgt die Aufzählung der zur Obduktion erforderlichen Instrumente. Die Obduktion soll im Allgemeinen bei Tageslicht und nur ausnahmsweise bei künstlichem Licht stattfinden, eine gefrorene Leiche vor der Obduktion aufgethaut werden.

Die Gerichtsärzte sollen bei Erhebung der Leichenbefunde stets den gerichtlichen Zweck vor Augen haben und alle erheblichen Befunde, bevor sie in das Protokoll aufgenommen werden, dem Richter vorzeigen.

Die Obduzenten sind verpflichtet, sich über die näheren Umstände des Todes, der Auffindung der Leiche etc. zu unterrichten, und sollen unter Umständen mikroskopische Untersuchungen im Obduktionslokale vornehmen.

Darauf folgen die Bestimmungen über die einzelnen Abschnitte der Obduktion, welche in eine äussere Besichtigung — Inspektion, — und eine innere Besichtigung — Sektion — der vorher genannten drei Körperhöhlen zerfällt; erforderlichen Falles ist auch der Rückenmarkskanal zu öffnen.

Bezüglich der Einzelheiten bei der Ausführung der Sektion wird auf das Regulativ selbst verwiesen und nur noch bemerkt, dass bei Verdacht einer Vergiftung die innere Besichtigung mit der Bauchhöhle beginnen soll, während sonst mit dem Kopf angefangen und mit der Bauchhöhle geendigt wird, falls nicht ein besonderer Grund, welcher im Protokoll anzuführen ist, eine anderweitige Reihenfolge begründet.

Für die Ermittelung der Reife und der Entwickelungszeit der Neugeborenen sind besondere Vorschriften gegeben, ebenso für die Ermittelung der stattgehabten Athmung.

Ueber die bei der Obduktion erhobenen Befunde diktirt der Physikus ein genaues Protokoll, welches nach Beendigung der Obduktion abgeschlossen und auf Grund dessen ein kurzes vorläufiges Gutachten, ohne Angabe der Gründe, sofort abgegeben wird. In demselben ist zuerst die auf Grund des Befundes ermittelte Todesursache, oder wenn eine solche nicht gefunden ist, das negative

Ergebniss aufzunehmen, nächstdem das Gutachten auf die Frage der verbrecherischen Todesursache zu richten, und endlich haben sich die Gerichtsärzte über weitere wichtige Punkte event. auf Befragen des Richters gutachtlich kurz zu äussern.

In Fällen, welche weitere technische Untersuchungen erheischen, oder in welchen zweifelhafte Verhältnisse vorliegen, ist ein besonderes, begründetes Gutachten nach Einsicht der Akten vorzubehalten. Ein solches ist auf Erfordern des Richters stets und wohlbegründet, aber bündig und klar zu erstatten, und zwar in einer Weise, dass dasselbe auch für den Nichtarzt verständlich und überzeugend ist, daher unter Fernhaltung aller fremdsprachlichen Ausdrücke. Der Obduktionsbericht muss, wie das Obduktions-Protokoll, von beiden Obduzenten unterschrieben werden.

Sämmtliche derartige Verhandlungen und Berichte werden von der veranlassenden Gerichtsbehörde dem zuständigen Regierungs-Präsidenten baldthunlichst in Abschrift übersandt und hier von dem Regierungs-Medizinalrathe des Bezirkes darauf geprüft, ob das von den Obduzenten abgegebene Gutachten dem Inhalte der Verhandlung entspricht oder mit demselben in Widerspruch steht, oder ob so wesentliche Mängel oder Unrichtigkeiten in der Verhandlung oder dem Bericht enthalten sind, dass daraus ein nachtheiliger Einfluss auf die gerichtliche Untersuchung oder das Prozessverfahren zu besorgen ist. Erhebt der Regierungs-Medizinalrath derartige Bedenken, so ist der Regierungs-Präsident verpflichtet, von jenen Bedenken sofort dem zuständigen Gericht und nach einem Erlass des Ministers der Medizinal-Angelegenheiten vom 9. Februar 1882 (Ministerialblatt S. 29) dem Medizinal-Kollegium der Provinz Kenntniss zu geben. Letzteres prüft seinerseits die Bedenken, giebt von seiner Ansicht dem Regierungs-Präsidenten Kenntniss und benachrichtigt gleichzeitig mit thunlichster Beschleunigung die zuständige Gerichtsbehörde und den Minister der Medizinal-Angelegenheiten.

Durch den letztgedachten Erlass sind auch die Medizinal-Kollegien, sowie die Wissenschaftliche Deputation für das Medizinalwesen veranlasst worden, falls sie bei der gleich zu erwähnenden Superrevision von Sektionsverhandlungen Bedenken erheben, davon in derselben Weise an die betheiligten Behörden Mittheilung zu machen.

Bis zum Jahre 1887 gelangten sämmtliche bei den Regierungs-Präsidenten eingelaufenen Sektionsverhandlungen und Obduktionsberichte durch Vermittelung jener Behörden vierteljährlich an das zuständige Provinzial-Medizinal-Kollegium, wurden hier auf ihre Vollständigkeit, Richtigkeit der Gutachten und daraufhin geprüft, ob sie den Bestimmungen des Regulativs vom 6. Januar 1875 gemäss abgefasst waren. Das Medizinal-Kollegium reichte die Sammlung mit seinen gutachtlichen Bemerkungen dem Minister der Medizinal-Angelegenheiten zur weiteren Superrevision durch die Wissenschaftliche Deputation ein.

Die Bemerkungen beider wissenschaftlichen Behörden über die vorliegenden Verhandlungen wurden dann den Obduzenten zur Nachachtung für künftige Fälle mitgetheilt.

Durch Erlass des Ministers der Medizinal-Angelegenheiten vom 16. September 1887 ist dieses Revisionsverfahren dahin abgeändert worden, dass jene Verhandlungen regelmässig nur durch die Medizinal-Kollegien geprüft und begutachtet werden, der Wissenschaftlichen Deputation dagegen, abgesehen von jenen schon erwähnten zweifelhaften Einzelfällen, nach Ermessen des Ministers nur hin und wieder bald aus dieser, bald aus jener Provinz zur nochmaligen Prüfung zugehen, um auf diese Weise den ferneren Geschäftsgang zu kontroliren.

Ausser der oben geschilderten obligatorischen Zuziehung von Gerichtsärzten bei Tödtungen kommt es zu deren Vernehmung auch häufig bei Körperverletzungen; letztere können aber auch durch Privatärzte begutachtet werden.

Für die amtsärztlichen Gutachten sind durch Ministerial-Erlass vom 20. Januar 1853 und 11. Februar 1856 (Ministerialblatt 1853 S. 2, von 1856 S. 61) bestimmte Formen vorgeschrieben, sei es, dass es sich um Gutachten über Verletzungen oder um Gutachten über Gesundheitszustände bestimmter Personen handelt. Darnach sollen in den amtsärztlichen Gutachten stets angegeben sein: die Veranlassung zur Ausstellung, die Angaben des Untersuchten, sowie der Angehörigen desselben, die Wahrnehmungen des Gutachters und die von demselben erhobenen objektiven Befunde, sowie am Schlusse die Versicherung, dass das auf Grund der vorstehenden wahrheitsgemässen Erörterungen abgegebene Gutachten gewissenhaft und befundsgemäss erstattet sei.

Die Prüfung zweifelhafter Geisteszustände liegt dem Gerichtsarzt auf Erfordern der Polizeibehörde oder des Gerichtes ob, sobald es sich im ersteren Falle darum handelt, gemeingefährliche Kranke unterzubringen, im anderen Falle seitens des Strafgerichtes darüber Entscheidung zu treffen, ob eine Person noch strafverfolgungsfähig ist oder ob an derselben eine Freiheitsstrafe (§ 487 der Strafprozessordnung) oder ein Todesurtheil (§ 485) vollstreckt werden darf; endlich für die Frage der Zurechnungsfähigkeit, ob eine Person zur Zeit der Begehung der strafbaren Handlung sich in einem Zustande von Bewusstlosigkeit oder krankhafter Störung der Geistesthätigkeit befand, durch welche ihre freie Willensbestimmung ausgeschlossen war (§ 51 des Reichsstrafgesetzbuchs).

Ein ferneres Gebiet der gerichtsärztlichen Thätigkeit ist im bürgerlichen Rechtsstreit gegeben; hier erfolgt die Auswahl der zuzuziehenden Sachverständigen und die Bestimmung ihrer Anzahl für die Erörterung der Seelenzustände durch das Prozessgericht. Dasselbe kann sich nach § 369 der Civilprozessordnung auf die Ernennung eines einzigen Sachverständigen beschränken; es kann auch an Stelle der zuerst ernannten Sachverständigen andere ernennen. Sind für gewisse Arten von Gutachten öffentliche Sachverständige bestellt, so sollen andere Personen nur dann gewählt werden, wenn besondere Umstände es erfordern.

In denjenigen Staatstheilen, in denen das Allgemeine Landrecht Gültigkeit hat, unterscheidet man zwischen »Rasenden und Wahnsinnigen« oder »Blödsinnigen« in Gemässheit des I. Theiles, Titel I, §§ 27, 28 und 29.

»Rasende und Wahnsinnige heissen jene, welche des Gebrauches ihrer Vernunft gänzlich beraubt sind.«

»Menschen, welchen das Vermögen, die Folgen ihrer Handlungen zu überlegen, ermangelt, werden blödsinnig genannt« (§ 29). »Rasende und Wahnsinnige werden nach von dem Unterschiede des Alters abhängendem Rechte den Kindern, Blödsinnige aber den Unmündigen gleichgeachtet.« Und ebendaselbst Titel IV, § 23, betreffend Willenserklärung: »Rasende und Wahnsinnige sind den Kindern unter 7 Jahren gleich zu achten.«

Dass vorstehende landrechtliche Unterscheidung der Geisteskranken wissenschaftlich unhaltbar ist, sei nur erwähnt; der Entwurf des neuen bürgerlichen Reichsgesetzbuches erklärt absichtlich »Geisteskrankheit« gar nicht.

Wenn Grossjährige für geisteskrank erklärt sind, erhalten sie einen Vormund (§ 81 der Vormundschafts-Ordnung vom 5. Juli 1875); die vorgedachte Erklärung erfolgt im Entmündigungsverfahren, welches durch die mehrerwähnte Civilprozessordnung einheitlich geregelt ist. Die Entmündigung findet nur auf Antrag durch Beschluss des zuständigen Amtsgerichtes nach Anhörung von Sachverständigen statt (§ 593 der Civilprozessordnung). Die Entmündigung darf nicht ausgesprochen werden, bevor das Gericht einen oder mehrere Sachverständige über den Geisteszustand des zu Entmündigenden gehört hat (§ 599 ebendaselbst). Der zu Entmündigende ist, wenn dies irgend ausführbar ist, persönlich unter Zuziehung der Sachverständigen zu vernehmen.

Die Gerichtsärzte haben in Preussen das Recht, den zu Entmündigenden mehrmals, bis zu drei Mal, und unter besonderen Verhältnissen und erschwerenden Umständen auch noch öfter zu untersuchen, bevor sie in einem vom Richter anzuberaumenden und in der Wohnung des zu Entmündigenden abzuhaltenden Termin nach einer längeren Unterredung mit dem Provokaten ihr Gutachten über den Geisteszustand desselben zu Protokoll geben. In schwierigen Fällen steht es ihnen zu, sich ein motivirtes Gutachten vorzubehalten, wie der Richter immer das Recht hat, ein solches zu fordern.

Die zum Zwecke der Entmündigung aufgenommenen Verhandlungen und die dazu erstatteten ärztlichen vorläufigen oder begründeten Gutachten werden in gleicher Weise, wie die Obduktionsverhandlungen etc. abschriftlich den Regierungs-Präsidenten übersandt und von diesen vierteljährlich ebenfalls an die Medizinal-Kollegien zur Prüfung und Begutachtung, wie weiteren Behandlung bei zweifelhaften Gutachten nach Massgabe der bereits angeführten Bestimmungen übermittelt.

Bemerkt wird schliesslich, dass in denjenigen Landestheilen, in welchen das gemeine oder das rheinische Recht zur Zeit noch Geltung haben, eine genaue gesetzliche Definition verschiedener Arten der geistigen Störung nicht besteht.

Die Entmündigung kann im Wege der Klage angefochten und unter Umständen eine Aufhebung des Entmündigungsbeschlusses erstritten werden.

Im Falle der Genesung erfolgt auf Antrag des Entmündigten oder seines Vormundes oder des Staatsanwalts die Wiederaufhebung der Entmündigung (Civil-Prozessordnung § 616).

2. Das Gesundheitswesen in Bayern.

Bearbeitet

im

Königlich Bayerischen Staatsministerium des Innern.

Die dermalige Organisation des Medizinalwesens in Bayern hat als Grundlage und Ausgangspunkt die Königliche Allerhöchste Verordnung vom 8. September 1808, das Medizinalwesen betreffend, oder, wie es in Bayern kurz genannt wird: »das organische Edikt über das Medizinalwesen,« als dessen Schöpfer der damalige Medizinal-Referent Dr. Simon von Haeberl zu rühmen ist. — Dieses Edikt ordnet in vier »Titeln« die gesammte Ausübung der Heilkunde durch Aerzte, Wundärzte, Landärzte, Apotheker, Hebammen, Thierärzte, sodann die Aufgaben der Stadt- und Land-Gerichtsärzte, welche in einigen Punkten heute noch gültig sind, dann die Geschäfte der Medizinalräthe bei den Kreis-Kommissariaten und schliesslich die oberste Leitung des Medizinalwesens im Königlichen Geheimen Ministerium des Innern. Der Ausbau des organischen Ediktes durch Einzelbestimmungen, Allerhöchste Verordnungen und Ministerial-Entschliessungen währte dann etwa 8 Jahre lang und fand durch die Allerhöchste Verordnung vom 7. Januar 1816, die Einrichtung des Hebammenwesens betreffend, in der Hauptsache einen Abschluss, selbstverständlich, ohne der weiteren, zeitmässigen Ausbildung feste Schranken zu setzen. In den nächsten Jahrzehnten entwickelten sich auch im Vollzuge des organischen Ediktes die Details des Gesundheitswesens mehr oder weniger vollständig, so die Schutzpockenimpfung, das Apothekenwesen (1842), die Ausbildung des niederärztlichen Personals, die freie Wahl des Niederlassungsortes für die Aerzte u. s. w.

Mit der Wirksamkeit der Reichsverfassung traten jene Aenderungen ein, die sich aus dem ersten Theil meist ergeben, als bekannt vorauszusetzen und hier zu übergehen sind. Die Gestalt und Organisation der in Bayern bestehenden Instanzen und Stellen im Medizinalwesen wurde indess hierdurch nicht berührt. Dasselbe wird in nachfolgenden, aufwärts steigenden Instanzen verwaltet:

1. in erster Instanz durch die Distriktspolizeibehörden, Bezirksämter und durch die unmittelbaren Magistrate der grösseren Städte, in der königlichen Haupt- und Residenzstadt München durch die königliche Polizeidirektion, das sanitätstechnische Organ ist in berathender Eigenschaft der königliche Bezirksarzt. Jedem Bezirksamte ist ein Bezirksarzt zugetheilt, desgleichen den Magistraten und Polizeibehörden der grösseren Städte, so dass zur Zeit 166 Bezirksärzte diesen Dienst versehen. Diese sind pragmatisch angestellte Staatsbeamte, deren festes Gehalt von 1800 bis 2880 Mark des Jahres sich bewegt;

2. in zweiter Instanz durch die resp. Kreisregierungen, Kammern des Innern, deren jeder ein Kreis-Medizinalrath mit dem Range eines Regierungsrathes beigegeben ist und dazu noch ein aus 4—5 Mitgliedern bestehender Kreis-Medizinal-Ausschuss, nämlich drei Aerzte, ein pharmazeutisches, ein thierärztliches Mitglied und ein Verwaltungsbeamter;

3. in dritter Instanz durch das königliche Staatsministerium des Innern unter Einvernehmen des Ober-Medizinal-Kollegiums.

Durch Allerhöchste Verordnung vom 24. Juli 1871 wurden der Ober-Medizinal-Ausschuss und die Kreis-Medizinal-Ausschüsse neu organisirt und ihr Geschäftskreis genau umschrieben.

Verwaltung des Heil- und Gesundheitswesens.

A. Heilwesen.

Heilpersonal.

Im Anschluss an die oben genannte Allerhöchste Verordnung vom 24. Juli 1871 erschien unter dem 10. August 1871 die Allerhöchste Verordnung, die Aerztekammern betreffend, welche die den

58 Bezirksvereinen angehörigen Aerzte in provinzialer Korporation zur Berathung in wichtigeren Fragen des Sanitätswesens und in Standesfragen beizieht und ferner bestimmt, dass je ein Delegirter den Sitzungen des erweiterten Ober-Medizinal-Ausschusses, deren eine alljährlich stattzufinden hat, als berathendes Mitglied anwohnt.

Diese Einrichtung und diese Regelung des ärztlichen Vereinswesens hat sich in ihrem nunmehr achtzehnjährigen Bestande vortrefflich bewährt, so dass weder die Staatsregierung noch auch der ärztliche Stand diese Art der Mitwirkung und Vertretung der Aerzte missen möchten. Den Aerztekammern sind Ehrengerichte beigegeben, welche in solchen Streitigkeiten zur gutachtlichen Aeusserung zu veranlassen sind.

An jeder der drei Landesuniversitäten besteht ein Medizinal-Comité, welches in Kriminalfällen Obergutachten abzugeben hat in jenen Fällen, in welchen die Gutachten der ersten Instanz, d. i. der Land-Gerichtsärzte, deren es in Bayern 28 giebt, als nicht genügend erachtet werden. Die Thätigkeit der Medizinal-Comité's ist geregelt durch Allerhöchste Verordnung vom 29. September 1878 und Ministerial-Entschliessung vom 3. Mai 1880. Neben den genannten Kategorien von Amtsärzten fungiren noch an den Sitzen der Amtsgerichte die bezirksärztlichen Stellvertreter und zwar solche mit fixer Jahresremuneration (26) und solche, welche für jede Amtshandlung mit der taxgemässen Gebühr honorirt werden. Beiden Arten von Stellvertretern wird auch das Impfgeschäft innerhalb ihres Amtsgerichtsbezirkes übertragen.

Ausserdem sind in Bayern 249 Bahnärzte thätig, welchen die ärztliche Dienstleistung bei dem Personal des Bahnbetriebes obliegt. Das Institut der Bahnärzte hat sich als vortrefflich bewährt und eine hohe Ausbildung in seiner Organisation erreicht. Der bahnärztliche Dienst bildet bereits einen ganz wesentlichen Theil der Gesundheitspflege und bietet auch den Aerzten solide Existenzverhältnisse durch entsprechende Honorirung ihrer Leistungen. Ein Bahn-Oberarzt führt die technische Leitung und Aufsicht des ganzen Institutes.

Schliesslich ist noch beizufügen, dass viele Aerzte als Kassen-, Krankenhaus-, Armen-, Versicherungs-, Knappschafts-, Strafanstalts- und Erziehungsanstalts-Aerzte theils in festen Anstellungen, theils gegen kündbare Gehaltsbezüge eine ausgedehnte Thätigkeit entwickeln, so dass unter den 1987 Aerzten, welche Bayern am 1. April 1890 zählte, die meisten mit öffentlichen Funktionen betraut sind, eine Thatsache, welche für die zukünftige Entwickelung des Gesundheitswesens von ausserordentlicher Wichtigkeit ist. Die Vertretungen der Kreise gewähren im Ganzen unter der Position des Etats, welche den Namen führt »Remunerationen für Aerzte in armen Gegenden« einen Gesammtbetrag von 50 200 Mark, damit auch in armen Gegenden die Niederlassung von Aerzten ermöglicht wird.

Die Theilnahme der nicht ärztlichen Elemente an der Förderung der örtlichen Gesundheitspflege ist durch Ministerial-Entschliessung vom 15. Juni 1875, die Aufstellung von Gesundheits-Kommissionen betreffend, geregelt.

Für jene Aerzte, welche als Bezirks- oder Land-Gerichtsärzte angestellt werden wollen, besteht eine besondere Prüfung, für welche die Königliche Allerhöchste Verordnung vom 6. Februar 1876, betreffend die Prüfung für den ärztlichen Staatsdienst, massgebend ist. Diese Prüfung war früher auch für die Vorrückung der Unterärzte zu Stabsärzten eingeführt; dermalen ist sie durch besondere Kurse in Hygiene, Operationen, Verbänden und improvisirter Hülfeleistung ersetzt. Diese Kurse werden in einem eigenen Lehr- und Uebungsgebäude des grossen Militärlazarethes zu München abgehalten.

Die Statistik des ärztlichen Personals im Civildienste giebt folgendes Bild:

1 Ober-Medizinalrath, Referent im Königlichen Staatsministerium des Innern,

1 Zentral-Impfarzt, Leiter der Zentral-Impfanstalt,

8 Kreis-Medizinalräthe, Referenten bei den Kreisregierungen, Kammern des Innern,

28 Land-Gerichtsärzte (Justizdienst),

155 Bezirksärzte I. Klasse,

11 Bezirksärzte II. Klasse (an Amtsgerichtssitzen),

101 bezirksärztliche Stellvertreter, darunter 26 mit fixer Jahresremuneration,

249 Bahnärzte.

Gesammtzahl der Aerzte am 1. April 1890: 1987, unter welchen die Praxis ausübenden Militärärzte inbegriffen sind.

Auf je 100 000 Einwohner berechnet treffen im Königreich 35,9, in den unmittelbaren Städten 90,3, in den Bezirksämtern dagegen nur 24,3 Aerzte. Der absoluten Zahl nach zählen von den grösseren Städten: München 342, Würzburg 64, Nürnberg 82, Augsburg 57 und Bamberg 33 Aerzte.

Das niederärztliche Personal besteht nach Aufnahme vom 1. Januar d. J. aus:

76 Badern älterer Ordnung,

2 Magistri chirurgiae,

20 Chirurgen,

2232 Badern neuer Ordnung nach der Allerhöchsten Verordnung vom 26. Juni 1884,

4679 Hebammen,

624 Apothekern,

223 Dispensiranstalten-Besitzern.

Drei Unterstützungsvereine sind bestrebt, die materielle Wohlfahrt der erwerbsunfähig gewordenen Aerzte, dann deren Relikten zu schützen:

1. der seit 1852 bestehende Pensions-Verein für Wittwen und Waisen bayerischer Aerzte, mit dem Sitze in München;
2. der Verein zur Unterstützung invalider hülfsbedürftiger Aerzte in Bayern, mit dem Sitze in Nürnberg, und
3. der Sterbe-Cassa- oder Unterstützungs-Verein der Relikten bayerischer Aerzte, mit dem Sitze in München.

Heilanstalten.

In Bayern bestehen Heilanstalten nach dem Stande des Jahres 1888:

I. mit öffentlichem Charakter:

387 Krankenhäuser mit zusammen 12 876 Betten und einer Jahresfrequenz von 99 517 Personen.

13 Irrenanstalten, hierunter 10 Kreis-Irrenanstalten, 2 städtische Irrenanstalten, 1 selbständige, d. i. nicht mit einer Kreis-Irrenanstalt verbundene Irren-Klinik (Würzburg), mit zusammen 4264 Betten und einer Jahresfrequenz von 5394 Kranken.

3 Augenheilanstalten (Universitäts-Augenkliniken) mit zusammen 138 Betten und einer Gesammtfrequenz von 1939 Personen.

5 Entbindungsanstalten, hierunter 3 Universitäts- und 2 Kreis-Entbindungsanstalten, mit zusammen 252 Betten und einer Gesammtfrequenz von 1509 Entbundenen.

II. Mit privatem Charakter:

18 Krankenhäuser mit zusammen 512 Betten und einer Gesammtfrequenz von 2943 Personen.

2 Privat-Irrenanstalten mit zusammen 52 Betten und einer Gesammtfrequenz von 53 Kranken.

11 Augenheilanstalten mit zusammen 164 Betten und einer Gesammtfrequenz von 2141 Personen.

1 Frauenheilanstalt von Dr. Sandner in München.

1 Heilanstalt für Sprachkranke.

3 chirurgische Privatkliniken.

6 orthopädische Heilanstalten.

Dazu kamen noch:

10 Kretinen- und Blödenanstalten.

7 Kreis-Taubstummenanstalten.

1 Zentral-Blindeninstitut.

1 Anstalt für krüppelhafte Kinder,
dann 18 Krankenabtheilungen in Zuchthäusern und Gefangenanstalten mit zusammen 646 Betten und einer Jahresfrequenz von 5209 Detenten.

Einige Wasserheilanstalten.

Die Zahl der Apotheken in Bayern beträgt 624, von denen die Mehrzahl auf Grund persönlicher Konzessionen betrieben werden. Die Zahl der Dispensiranstalten im Betriebe von Aerzten auf dem platten Lande und von Anstalten beträgt 223. Das Apothekenwesen ist geregelt durch die Königliche Allerhöchste Verordnung vom 27. Januar 1842, die Apothekenordnung für das Königreich Bayern betreffend, dann durch die Königliche Allerhöchste Verordnung vom 25. April 1877, die Zubereitung und Feilhaltung von Arzneien betreffend, insoweit nicht durch reichsgesetzliche Bestimmungen anderweitige Anordnungen getroffen sind.

Die Apotheken werden alljährlich von den Bezirksärzten visitirt und in jedem sechsten Jahre von den Kreis-Medizinalräthen und den den Kreis-Medizinalausschüssen beigegebenen pharmazeutischen Sachverständigen revidirt.

Das Hebammenwesen ist mit Rücksicht auf die durch die Einführung der Gewerbeordnung für den Norddeutschen Bund vom 21. Juni 1869 nothwendig gewordenen Aenderungen einer Revision unterstellt und durch Allerhöchste Verordnungen vom 23. April 1874, betreffend die Hebammenschulen und die Prüfung der Hebammen, und betreffend die gewerblichen Verhältnisse der Hebammen, neu geregelt worden. Die letztgenannte Verordnung stellt fest, dass neben jenen Hebammen, welche sich behufs Ausübung ihres Berufes aus freier Wahl im Königreiche niederlassen wollen, nach gewissen Bestimmungen Gemeinde- oder Distrikts-Hebammen aufgestellt werden können, wie dieses bis zum Jahre 1874 durchgehends der Fall war. Von den 4679 Hebammen sind 2816 Distrikts- und 1863 freipraktizirende Hebammen.

Die Ausbildung der Hebammen geschieht an den öffentlichen Hebammenschulen in München, Würzburg, Erlangen und Bamberg in einem viermonatlichen Unterrichtskurse, deren jeder eine gewisse Frequenzziffer nicht überschreiten darf. Durch eine besondere Instruktion vom 3. Dezember 1875 sind die Befugnisse und Verpflichtungen der Hebammen genau vorgezeichnet, in § 7 derselben ist das zu beobachtende antiseptische Verfahren vorgeschrieben.

Die Krankenpflege wird sowohl in den öffentlichen wie privaten Krankenanstalten sowie in der Privatpflege zum grössten Theil von Krankenschwestern, welche Ordensverbindungen angehören, geübt. Es sind dabei betheiligt: von katholischen Orden die barmherzigen Schwestern und die Franziskanerinnen, sowie die barmherzigen Brüder, evangelischerseits die Diakonissen. Neben diesen religiösen Krankenpflege-Genossenschaften übt der bayerische Frauenverein unter dem rothen Kreuz unter dem Protektorate Ihrer Königlichen Hoheit der Frau Prinzessin Ludwig von Bayern Krankenpflege sowohl im eigenen Krankenhause zu München (Türken-Strasse 35), als in mehreren Krankenanstalten des links- und rechtsrheinischen Bayerns, als auch in der Privatpflege. Der Verein besteht z. Z. aus 240 Zweigvereinen. Im Mobilmachungsfalle hat der Frauen-Verein alle in der Kriegssanitäts-Ordnung als »weibliche Krankenpflegerinnen« bezeichneten weiblichen Pflegekräfte, dann das weibliche Begleit- und Dienstpersonal für die Lazarethzüge und Erfrischungsstationen zu stellen.

Der Neubau eines grösseren »Rothen-Kreuz-Spitales« zu München ist eben im Beginnen.

B. Oeffentliche Gesundheitspflege.

Die Entwickelung der öffentlichen Gesundheitspflege nahm in Bayern einen rascheren Fortgang seit dem Jahre 1854 durch die Aufmerksamkeit, welche man, durch Pettenkofers Untersuchungen veranlasst, den Studien über die Cholera zuwandte. Einen weiteren

Schritt vorwärts brachte in die Methode und in die Lehre, in die
Verbreitung zu Aerzten, Beamten, Stadtverwaltungen und Bürger-
schaft die Errichtung eines hygienischen Institutes bei der Königlichen Universität München im Jahre 1875, der ersten Anstalt
dieser Art in Deutschland. Kräftig gefördert wird das Gesundheitswesen in Erkenntniss, Würdigung und im Vollzuge durch die Errichtung des Reichs-Gesundheitsamtes, dessen Wirksamkeit durch
alle deutschen Lande als eine im hohen Grade wohlthätige erkannt
wird. Es ist nicht mehr zweifelhaft, dass durch das Zusammenwirken dieses Amtes mit den hygienischen Instituten die Besse-
rungen im öffentlichen Gesundheitswesen rascher vor sich gehen
werden, als bisher. In Bayern hat auch die Universität Würzburg
im Laufe des letzten Jahres ein hygienisches Institut erhalten mit
der dazu gehörigen Lehrstelle.

I. Uebertragbare Volkskrankheiten.

Von den Blattern ist Bayern aus der östlichen Richtung her
am meisten gefährdet und hat deshalb sein Augenmerk hauptsächlich auf Verhütung der Blattern-Invasion von dorther zu lenken.
Während Jahre vergehen, bis in der Pfalz oder in Unterfranken
Blattern-Erkrankungen in nennenswerther Häufigkeit vorkommen,
sind die östlichen Grenzbezirke von Oberfranken, Oberpfalz, Ober-
und Niederbayern stets gefährdet. Obwohl nun in Bayern seit
nunmehr 87 Jahren die Schutzpockenimpfung im Vollzuge sorgfältig
gepflegt und durch entsprechende Verordnungen ausgebaut wurde,
so ist der denkbar höchste Blatternschutz doch erst durch das
Reichs-Impfgesetz vom 8. April 1874, zu welchem die bayerische
Vollzugsverordnung vom 26. Februar 1875 erlassen wurde, erreicht
worden. Die vordem bestandene Lücke in der Durchführung der
Schutzpockenimpfung ist nunmehr durch die Einführung der zwangs-
weisen Revaccination ausgefüllt worden.

Eine ganz erhebliche Vervollkommnung erreichte das Impfwesen durch die allmähliche Durchführung der Impfung mit Thier-
Lymphe. In Bayern ist die Herstellung von Thier-Lymphe und die
Abgabestelle derselben in eine an der Lindwurmstrasse No. 4 neu
errichtete, allen Anforderungen entsprechende »Zentral-Impfanstalt
für das Königreich Bayern« verlegt worden. Von hier aus werden
alljährlich an alle öffentlichen Impfärzte des Landes circa 400 000
Portionen Kälber-Lymphe versendet und in einem Depot, Adler-
Apotheke, solche auch an die praktischen Aerzte abgegeben. Zur

Zeit, mit dem Jahre 1889, war die Impfung mit Thier-Lymphe allgemein durch das ganze Königreich durchgeführt und zwar mit vollkommen befriedigendem Erfolge. Dabei wird behufs ununterbrochener Regeneration guter Kälber-Lymphe ein kleiner Stock humanisirter Lymphe fortgepflanzt. Die animale Lymphe hat sich bereits eingebürgert und ihre mannigfachen Vortheile sind überall, in erster Linie von den mit der öffentlichen Impfung beschäftigten Aerzten anerkannt.

Im Jahre 1888 wurden mit Thier-Lymphe geimpft von 146 499 Erstimpflingen 133 966; von 128 826 Wiederimpflingen 120 643, erstere mit einem Erfolge von 96,7 pCt., letztere mit einem Erfolge von 94,7 pCt. Zur Gesammtimpfung von 275 325 Menschen wurden 422 303 Portionen Lymphe von 103 Kälbern stammend verwendet. Ausnahmsweise ward von Aerzten Thier-Lymphe von Aehle (Hamburg), Elberfelder, Strassburger, Mailänder, Genfer, Leipziger, Berliner, Wiesbadener, Frankenberger, Bernburger und Stuttgarter Lymphe verwendet. Die Stadt Nürnberg führt ihre Impfung mit vom Medizinalrath Bezirksarzt Dr. Merkel selbstgezüchteter Lymphe durch.

Die Massnahmen zum Schutze gegen Eintritt und Verbreitung der asiatischen Cholera sind bestimmt durch den Ministerial-Erlass vom 6. August 1883, Massregeln gegen die Verbreitung der asiatischen Cholera betreffend, welchem in Anlage eine Instruktion zur Vornahme der Desinfektion beigegeben ist. Eine Verordnung der Generaldirektion der Verkehrsanstalten vom 22. Juli 1884, die Choleragefahr betreffend, regelt die Ueberwachung des Personen-Verkehrs zu Cholerazeiten und zugleich die erforderliche eventuelle ärztliche Hülfeleistung an den Haupstationen. Desgleichen bestehen Bestimmungen zu Massregeln beim Auftreten der Cholera in Gefängnissen und Strafanstalten, sowie hinsichtlich des Transportes von Choleraleichen.

Hinsichtlich der Verhütung des Kindbettfiebers ist das Erspriesslichste geschehen durch den Unterricht der Hebammen in der Antisepsis, durch die zeitweise Abstinenz derselben von der Praxis und durch die Anzeigepflicht.

Nicht nur aus den Entbindungsanstalten ist diese ehemals so mörderische Krankheit ganz verschwunden, sondern auch in der Privatpraxis der Städte und des platten Landes ist sie eine Seltenheit geworden.

In steter Abnahme befindet sich der Flecktyphus, und zwar

in ziemlicher Gleichmässigkeit durch das ganze rechtsrheinische Bayern.

Vorkehrungen gegen Beschädigungen durch Nahrungs-, Genussmittel und Gebrauchsgegenstände.

Zur möglichst vollkommenen Ausführung des Reichsgesetzes vom 14. Mai 1879, betreffend den Verkehr mit Nahrungsmitteln, Genussmitteln und Gebrauchsgegenständen, sind in Bayern durch die Königliche Allerhöchste Verordnung vom 27. Januar 1884 an den drei Landes-Universitäten zu München, Würzburg und Erlangen vom 1. Mai 1884 an je eine Untersuchungsanstalt für Nahrungs- und Genussmittel errichtet, dann die Untersuchungsanstalten zu Nürnberg und Fürth (vom 1. Juli 1884 ab) und für die Pfalz die landwirthschaftliche Kreis-Versuchsstation zu Speyer als öffentliche Untersuchungsanstalten für Nahrungs- und Genussmittel im Sinne des § 17 des Nahrungsmittelgesetzes anerkannt. Die Thätigkeit und Wirksamkeit der genannten Anstalten, sowohl der Königlichen als der gemeindlichen, hat sich als eine ganz vortreffliche bewährt, so dass gesagt werden darf, dass ohne die Existenz derselben der Vollzug des Nahrungsmittelgesetzes weit unvollkommener geblieben wäre. In hohem Grade gefördert wird das Leben und Gedeihen der Untersuchungsanstalten durch die Arbeiten und Berathungen der »freien Vereinigung bayerischer Vertreter der angewandten Chemie«, welche in ihren jährlich einmal stattfindenden Berathungen neue Aufgaben zur Besprechung stellt und ein thunlichst gleichmässiges Prüfungsverfahren der Nahrungs-, Genussmittel und Gebrauchsgegenstände zu empfehlen und aufrecht zu erhalten bemüht ist.

Als eine sehr gute Einrichtung, durch welche auch ausserhalb der grossen Städte und Universitäten das Interesse für Nahrungsmittel-Untersuchungen erregt wird, hat sich die sogenannte »ambulatorische« Thätigkeit der bayerischen Untersuchungs-Anstalten bewährt.

Der Ausweis der Geschäfte der genannten öffentlichen Untersuchungs-Anstalten für das Jahr 1889 weist 9256 untersuchte Proben auf, welche zu 1501 Beanstandungen Anlass gaben. Von den Aufträgen kamen 235 von Gerichten und Staatsanwaltschaften, 7871 von sonstigen Behörden, einschliesslich der Gemeindebehörden, und 1150 von Privaten. 70 Gutachten wurden ohne Untersuchung abgegeben; 95 mal war persönliche Vertretung bei den Gerichten nöthig, ambulatorisch-kommissarische Besuche auswärtiger Gemeinden fanden 407 statt. Die Vorstände der Untersuchungs-Anstalten sind an den drei Landesuniversitäten Professoren der angewandten Chemie oder der Hygiene, ihnen zugetheilt ist die nöthige Anzahl von Assistenten, welche nach erprobter Dienstführung durch einige Jahre in die Rechte von pragmatischen Beamten eintreten. Der bestehende Tarif wird demnächst einer zeitgemässen Revision unterzogen werden.

Die meisten Städte mit einer Einwohnerzahl von über 10 000 Seelen erfreuen sich der gesundheitswirthschaftlichen Vortheile von Schlachthäusern nach den Erfordernissen der Jetztzeit. Besonders treffliche Einrichtungen hierfür befinden sich in München, Regensburg, Fürth, Würzburg, Erlangen, Bayreuth, Speyer.

Die Trichinenschau ist durch ober- oder ortspolizeiliche Vorschrift als obligatorische Massnahme eingeführt in den Städten Nürnberg, Anspach und Hof, in den übrigen Theilen Bayerns besteht sie in fakultativer Weise. Die Fleischbeschau befindet sich in den Städten und grösseren Orten in den Händen approbirter Thierärzte.

Was die Assanirungswerke anlangt, so sind nach dieser Richtung hin in den letzten zwei Jahrzehnten grosse Fortschritte zu verzeichnen. Sie beziehen sich hauptsächlich auf Wasserversorgung, Verbesserung der Abfuhr und der Abortgruben, Herstellung von Kanalisationen. Die grossen Städte, wie München, Augsburg, Würzburg, Nürnberg und einige mehr, sind eifrig bestrebt, alle flüssigen Abfälle auf dem Wege entsprechend gebauter Kanäle thunlichst rasch aus dem Stadtgebiete zu entfernen. Eine Streitfrage bildet nun noch die gleichzeitige Ableitung der Faekalien in die Flüsse: eine Frage, welche je nach Lage des Ortes, Menge und Geschwindigkeit des vorüberfliessenden Flusses, Beschaffenheit des Untergrundes, Möglichkeit der Anlage von Rieselfeldern, Nachfrage nach städtischem Dünger u. s. w. durchaus pro loco jedesmal nach genauer Prüfung aller Einzelheiten zu entscheiden sein wird.

Die Abfuhr geschieht in vielen Städten durch sogenannte »geruchlose Behälter«, in einigen Städten, z. B. Augsburg, ist das System der fosses mobiles in ziemlicher Ausdehnung in Gebrauch.

Bei der grossen Sterblichkeit der Kinder im ersten Lebensjahre in Bayern, besonders im südlichen Theile des Königreichs,

ist die Aufgabe der Herabsetzung der Kindersterblichkeit eine fort-
dauernde. Wenn auch die Abminderung derselben allmählich vor
sich geht, so bedarf es doch der vereinten Kräfte, um diese allmähliche Besserung zu erhalten und Rückfälle zu verhüten. Auch
im Bilde der Verstorbenen, welche nicht ärztlich behandelt wurden,
stellen die im Säuglingsalter Verstorbenen ein sehr grosses Kon-
tingent.

Als ein grosser Fortschritt in der künstlichen Ernährung der
Kinder im ersten Lebensjahre, denen die Mutterbrust aus irgend
welchem Grunde versagt ist, muss die Soxhlet'sche sterilisirte Milch
in der Anwendung, wie sie der Erfinder durch seinen Apparat verbreitet hat, bezeichnet werden. Es ist damit besonders in den volk-
reichen Städten grosse Abhülfe gegen die Schäden, welche die verschiedenen Handelsmilchsorten gestiftet haben, geleistet.

Eine gleichfalls erspriessliche Wirkung behufs Abminderung der
Kindersterblichkeit im Säuglingsalter übt die im Ministerial-Amts-
blatte 1887 No. 26 veröffentlichte Anweisung zur polizeilichen
Ueberwachung des Verkehrs mit Milch mit der dazu erlassenen Bekanntmachung vom 5. März 1888, den Verkehr mit Milch, hier die
amtliche Prüfung und Beglaubigung der Laktodensimete betreffend,
welche erstere hier abgedruckt werden.

Mit Bezug auf die im Gesetz- und Verordnungsblatte S. 365 ff.
veröffentlichte oberpolizeiliche Vorschrift vom 15. Juli l. Js. folgt
nachstehend eine Anweisung zur polizeilichen Ueberwachung des
Verkehrs mit Milch nebst zwei Anlagen.

Bei der hohen Bedeutung, welche die Kuhmilch als Nahrungsmittel im Allgemeinen, sowie insbesondere als Ernährungsmittel
für Kinder im ersten Lebensjahre hat, darf erwartet werden, dass
die Distrikts- und Ortspolizeibehörden der Ueberwachung der Beschaffenheit der zum Verkaufe bestimmten Milch jederzeit ihre volle
Aufmerksamkeit zuwenden.

Die nachstehende Anweisung ist dazu bestimmt, den Polizeibehörden wie den Sachverständigen als Anleitung zu dienen.

Hierbei wird jedoch bemerkt, dass das in dieser Anweisung —
insbesondere im Abschnitt A — erörterte, in seiner Anwendung
durch den Besitz von Instrumenten bedingte polizeiliche Unter-
suchungsverfahren sich nur in grösseren Gemeinden, besonders in
grösseren Städten, zur Durchführung eignen wird.

Denjenigen Gemeinden, welche ihre Polizeibediensteten in der
entsprechenden Vornahme der Kontrole der Nahrungs- und Genuss-

mittel im Allgemeinen, sowie insbesondere in der Kontrole der Milch und in der Handhabung der hierzu dienlichen Instrumente unterweisen zu lassen wünschen, wird hierzu durch die im Vollzuge der Ziffer 2 Abs. 2 der Ministerial-Bekanntmachung vom 2. Februar 1884 (Gesetz- und Verordnungsblatt S. 49) zu veranstaltenden Unterrichtskurse demnächst Gelegenheit geboten werden. In dieser Beziehung bleibt weitere Bekanntmachung vorbehalten.

Anweisung zur polizeilichen Ueberwachung des Verkehrs mit Milch. [1]

Ein endgültiges Urtheil über die Beschaffenheit der Milch lässt sich an der Verkaufsstelle in der Regel nicht gewinnen. Die Untersuchung der Milch theilt sich daher im Allgemeinen in eine vorläufige, an der Verkaufsstelle auszuführende, und in eine endgültige, vom Sachverständigen vorzunehmende. In besonderen Fällen tritt noch die Stallprobe hinzu.

A. Vorläufige Untersuchung an der Verkaufsstelle.

1. Hauptaufgabe der mit der vorläufigen Milchuntersuchung Betrauten ist, eine möglichst grosse Anzahl von Verkäufern zu kontroliren und, sobald sich Veranlassung hierzu ergiebt, Proben zu entnehmen.

2. Zunächst ist die Milch auf äusseres Ansehen, Färbung, Geruch und Geschmack zu prüfen. Zu diesem Zwecke ist der Inhalt des Milchgefässes gründlich zu mischen, was dadurch geschehen kann, dass die Milch in ein anderes Gefäss ausgegossen, dann in das erste Gefäss wieder zurückgegossen und dieses Verfahren zwei- bis dreimal wiederholt wird, oder dass man einen Schöpflöffel mehrmals im Gefässe auf- und niederbewegt.

Sodann wird das dem Laktodensimeter beigegebene Standglas mittels des Schöpflöffels bis zur Marke gefüllt.

Diese Milch wird hierauf weiter behandelt.

Milch, welche schmutzig, schleimig, röthlich, blaufleckig oder sonst auffallend gefärbt erscheint, einen saueren oder sonst ungewöhnlichen oder Ekel erregenden Geruch oder Geschmack hat, oder

---

[1] Ueber den Gebrauch der in diesen Vorschriften erwähnten Instrumente geben die denselben von den Autoren beigegebenen Gebrauchsanweisungen hinreichenden Aufschluss. Diese Anweisungen sind auf das Genaueste zu beachten.

die Bildung eines Bodensatzes erkennen lässt, ist mit Beschlag zu belegen und das Gefäss mit seinem ganzen Inhalte behufs weiterer Untersuchung an den Sachverständigen abzugeben.

3. Hat die unter Ziffer 2 beschriebene Prüfung eine Veranlassung zur Beanstandung nicht ergeben, so wird das spezifische Gewicht der in das Standglas gegossenen Milch dadurch bestimmt, dass man ermittelt, wie viel Grade ein nach Quevenne's Prinzip graduirtes Laktodensimeter angiebt. Die Grade dieser Laktodensimeter sind dem Ueberschusse des spezifischen Gewichtes über 1 in dem Sinne gleich, dass ein Grad ein Tausendstel dieses Ueberschusses darstellt. Beispielsweise drückt sich das spezifische Gewicht 1,029 durch 29 Grade Quevenne aus.

Hierbei dürfen nur solche Laktodensimeter gebraucht werden, welche das wirkliche spezifische Gewicht der Milch für 15 Grad Celsius angeben, Gradabstände von mindestens 5 Millimetern haben und noch eine weitere Theilung der Grade besitzen[1]), und welche auf ihre Richtigkeit amtlich geprüft und beglaubigt sind.

Hinsichtlich dieser Prüfung und Beglaubigung wird demnächst eine weitere Bekanntmachung folgen.

Die Fortdauer der Richtigkeit der geprüften Laktodensimeter ist von Zeit zu Zeit einer Kontrole zu unterstellen.

Da für die Beurtheilung der Milch dasjenige spezifische Gewicht massgebend ist, welches dieselbe bei 15 Grad Celsius besitzt, so ist für diese Feststellung stets die Ermittelung der Milchtemperatur mit einem durch amtliche Stempelung beglaubigten Thermometer nach Celsius zu besorgen und die Reduktion der bei der gefundenen Temperatur abgelesenen Gradzahl des Laktodensimeters auf 15 Grad Celsius mittels der für das benutzte Laktodensimeter gültigen Reduktionstabelle erforderlich.

4. Zeigt das Laktodensimeter in voller (ganzer) Milch bei einer Temperatur von 15 Grad Celsius weniger als 30 Grade oder mehr als 34 Grade, so liegt Veranlassung vor, eine Probe zu nehmen.

5. Liegt das spezifische Gewicht der als Vollmilch geprüften Milch bei einer Temperatur von 15 Grad Celsius zwischen 30 und 34 Graden, so kann die Prüfung mittels des Feser'schen Laktoskopes

---

[1]) Den obenbezeichneten Anforderungen entsprechen insbesondere das von Recknagel konstruirte Laktodensimeter aus Hartgummi, sowie das Milcharäometer von Soxhlet.

vorgenommen werden; diese Prüfung wird sich aber wegen der voraussichtlich sehr grossen Zahl dieser Fälle auf diejenige Milch zu beschränken haben, welche durch eine bläuliche oder wässerige Farbe des Randes im Standglase die Vermuthung eines allzugeringen Fettgehaltes erregt.

Giebt das Feser'sche Laktoskop nur 3 pCt. oder weniger Fett an, so ist eine Probe zu entnehmen.

6. Zeigt Milch, welche als **abgerahmt** bezeichnet ist, weniger als 33 Grad, so ist eine Probe zu entnehmen.

7. Hat ein Theil einer Milchlieferung zur Probeentnahme Veranlassung gegeben, so sind auch von den übrigen Theilen derselben Lieferung ohne weitere Untersuchung Proben zu entnehmen.

8. Als Probe soll nicht weniger als $\frac{1}{2}$ Liter genommen und in eine bereit gehaltene leere und reine Flasche von farblosem Glase eingefüllt werden. Die Flasche ist sofort mit einem unbenutzten, reinen Korke zu verschliessen, zu versiegeln, ausreichend zu bezeichnen (am besten benutzt man Flaschen, welche durch Einbrennen einer schwarzen Nummer ein für allemal bezeichnet sind) und so bald als möglich an den Sachverständigen abzuliefern.

9. In jedem Falle einer polizeilichen Beanstandung ist in dem nach vorliegendem Formular zu führenden Verzeichnisse entsprechende Vormerkung zu machen.

In der Spalte »Bemerkungen« sind alle diejenigen Verhältnisse zu erwähnen, welche für das weitere Verfahren von Einfluss sein können und nicht schon in den vorausgehenden Spalten angegeben sind.

Dem Sachverständigen ist gleichzeitig mit der Probe ein von dem untersuchenden Polizeibeamten zu unterzeichnender wortgetreuer Auszug aus dem Verzeichnisse mitzutheilen. Zu diesem Behufe ist den mit der Vornahme der Milchuntersuchungen betrauten Polizeibeamten der nöthige Vorrath von losen Blättern, welche mit einem der Beilage entsprechenden Vordrucke versehen sind, auszuhändigen.

B. Untersuchung durch den Sachverständigen.

Als Sachverständige haben zunächst die öffentlichen Untersuchungsanstalten für Nahrungs- und Genussmittel gemäss §§ 2 und 13 der Allerhöchsten Verordnung vom 27. Januar 1884, Untersuchungsanstalten für Nahrungs- und Genussmittel betreffend (Gesetz- und Verordnungsblatt S. 43), zu dienen, soweit nicht deren Heranziehung durch zu grosse örtliche Entfernung mit Rücksicht auf die zu befürchtende Verderbniss der Milch unthunlich erscheint.

Die Untersuchung durch den Sachverständigen umfasst folgende Arbeiten:

1. Beurtheilung der äusseren Beschaffenheit der Milch nach Viskosität, Farbe, Geruch und Geschmack, Prüfung ihrer Reaktion, mikroskopische Untersuchung der durch auffallend hohes spezifisches Gewicht, durch Gerinnen beim Kochen und durch eigenthümlichen Geschmack als Colostrum (Biestmilch) verdächtigen Milch.

2. Eine sofortige Wiederholung der Bestimmung des spezifischen Gewichtes bei einer zwischen 13 und 17 Grad Celsius liegenden Temperatur mittels eines gläsernen, amtlich beglaubigten Normal-Laktodensimeters dient zur Kontrole des äusseren Dienstes und der dabei verwendeten Instrumente.

3. Endgültige Bestimmung des spezifischen Gewichtes, nachdem die Milch wenigstens drei Stunden lang auf einer Temperatur unter 5 Grad Celsius erhalten war und sodann wieder auf 15 Grad Celsius erwärmt wurde.

4. Bestimmung des prozentischen Fettgehaltes nach der aräometrischen Methode von Soxhlet.

5. Sofern nach Lage der Sache, um für die Beurtheilung der Frage, ob eine Fälschung in Mitte liegt, die erforderliche Grundlage zu gewinnen, und nach Massgabe der Bestimmungen in § 6 der oberpolizeilichen Vorschrift vom 15. Juli 1887 (Gesetz- und Verordnungsblatt S. 365 ff.), die Vornahme der Stallprobe veranlasst erscheint, ist dieselbe durch den Sachverständigen bei der Polizeibehörde in Anregung zu bringen.

C. Stallprobe.

Die »Stallprobe« besteht darin, dass in der Stallung, aus welcher die beanstandete Milch stammt, alle Kühe, welche zur Gewinnung von Verkaufsmilch dienten, unter polizeilicher Aufsicht gemolken und aus der hierbei gewonnenen Milch Proben zum Zwecke der Untersuchung und der Vergleichung mit der beanstandeten Milch entnommen werden.

Die Stallprobe muss thunlichst bald, längstens innerhalb dreier Tage nach Beanstandung der Milch, vorgenommen werden und ist nach Massgabe der anliegenden Anweisung in Ausführung zu bringen.

Anlage I zur Anweisung für die polizeiliche Ueberwachung des Verkehrs mit Milch.

Verzeichniss

über polizeiliche Milchuntersuchungen zu . . . .

Fortlaufende No.	Name des Polizeibeamten	Tag und Stunde der Untersuchung	Name und Wohnort des Milchverkäufers a) des Viehbesitzers, b) des Unterhändlers	Aeussere Bezeichnung des Milchgefässes (Volle—abgerahmte Milch)	Menge der im Gefäss enthaltenen Milch Liter	Preis für das Liter ₰	Temperatur (Celsius)	Unmittelbarer Befund nach dem Laktodensimeter	Laktodensimeter reduzirt	Befund nach Feser's Laktoskop Prozente	No. der Probeflasche	Bemerkungen

Anweisung

zur Vornahme von Stallproben.

1. Die Stallprobe ist unter polizeilicher Leitung und zwar zu der im betreffenden Stalle üblichen Melkzeit — womöglich zur gleichen Tageszeit, während welcher die beanstandete Milch gemolken wurde — vorzunehmen.

2. Die Stallprobe wird zunächst durch folgende Erhebungen eingeleitet:

    a) Anzahl der im Stalle vorhandenen milchenden Kühe;
    b) Anzahl der Kühe, welche von dem Besitzer als diejenigen bezeichnet werden, von welchen die beanstandete Milchlieferung herrührt;
    c) Zahl der täglichen Melkzeiten;
    d) Art der Fütterung unter besonderer Berücksichtigung eines etwa inzwischen stattgehabten Futterwechsels;
    e) Rasse, Nähr- und Gesundheitszustand der aufgestellten Kühe nebst Angabe der Zeit, welche seit dem letzten Kalben derselben verflossen ist.

3. Nach Bereitstellung der nöthigen Geräthschaften beginnt das Melken unter Aufsicht der Kontrolorgane.

Die zum Melken und zur Milchsammlung dienenden Gefässe sind vor der Verwendung umzustürzen, um das etwa in ihnen enthaltene Wasser zu entleeren.

4. Jede einzelne Kuh ist vollständig auszumelken und haben die anwesenden Kontrolorgane sich hiervon bei jeder Kuh zu überzeugen.

5. Für die Probeentnahme ist die am Lieferungstage der beanstandeten Milch eingehaltene Sammlungsweise massgebend; hierbei können hauptsächlich folgende Verfahrensarten in Betracht kommen:

    a) Die Milch sämmtlicher Kühe wird in einem Sammelgefässe gründlich gemischt und gemessen.
    In diesem Falle ist nur eine Probe zu entnehmen.

I.   17

  b) Die Milch von mehreren Kühen wird partienweise gesammelt und gemischt.

   Hier ist von jeder Mischpartie eine Probe zu nehmen.

  c) Die Milch wird, was in grösseren Stallungen und bei Anwendung des Milchkühlers die Regel bildet, unmittelbar in die Transportkannen gefüllt.

   Hier ist von jeder einzelnen Transportkanne eine Probe zu entnehmen.

Bei den unter b und c genannten Sammelarten ist darauf zu sehen, dass die Melkung der Kühe in der bisher üblichen Reihenfolge vorgenommen wird.

In der Tabelle (s. Ziffer 8) ist die Anzahl der Kühe zu verzeichnen, welche die Sammelmengen für die einzelnen Mischproben geliefert haben.

6. Nach gründlicher Durchmischung der einzelnen für die Probeentnahme bestimmten Sammelmengen ist die zur Probe bestimmte Milchmenge (mindestens $\frac{1}{2}$ Liter) in einer mit der treffenden Probenummer versehenen Flasche in ein Gefäss mit frischem Brunnenwasser zum Abkühlen auf 15 bis 18 Grad Celsius einzustellen.

Ist letztere Temperatur erreicht, so ist nach wiederholter Mischung das spezifische Gewicht mit dem amtlich beglaubigten Laktodensimeter zu bestimmen und mit der jeweilig beobachteten Temperatur vorzumerken. Diese Bestimmung des spezifischen Gewichtes der gemolkenen Milch an Ort und Stelle darf niemals unterbleiben, da möglicherweise die Proben auf dem Transporte durch Zerbrechen der Gefässe oder durch Gerinnen verunglücken können.

Sodann sind die einzelnen abgekühlten Proben von mindestens je $\frac{1}{2}$ Liter in den zugehörigen numerirten Flaschen sicher mit reinen Korken zu verschliessen und für weiteren Transport in Sägespähnen oder feinem Strohhäcksel sorgfältig zu verpacken, die Verpackung zu versiegeln und möglichst rasch dem betreffenden Sachverständigen zur weiteren Untersuchung zu übermitteln.

7. Dem Besitzer sind auf Verlangen Proben von dem gleichen Inhalte wie die zu Amtshanden genommenen versiegelt zurückzulassen.

8. Die nöthigen Aufzeichnungen sind während der Stallprobe nach dem nachstehenden Schema zu machen.

Stallprobe

bei: *Joseph Huber, Gutsbesitzer in Zellstadt, No. 16.*
Vorgenommen durch: *Polizeioffiziant Merkl.*
Zeit: *am 10. November 1886 von Morgens 6—7 Uhr.*
Zahl der vorhandenen Kühe: *10.*
Zahl der Kühe, welche die beanstandete Milch geliefert haben: *10.*
Im Stalle übliche Melkzeiten: *Morgens 6 Uhr und Abends 6 Uhr.*
Milchsammlungsmethode: *Nach stattgefundener Kühlung in einzelnen Transport-
kannen.*

No. der Milchproben	Von wie viel Kühen	Gemolk. Quantum in Litern	Rasse der Kühe	Laktationsperiode der Kühe	Art des Verkaufs		Ergebniss der Untersuchung		Bemerkungen über: a) Nähr- u. Gesundheitszustand der Kühe, b) Art und Menge ihrer Fütterung, c) sonstige erhebliche Umstände
					Preis für das Liter	an wen?	Spezif. Gew.	Temp. n. Cels.	
1	2	15	*Allgäuer*	*neu- melkend*	12 ₰	*Milch- händler J. Meier in Weissen- stadt.*	31¹/₂	12	a) *Sämmtliche Kühe sind gesund und wohlgenährt.* b) *Heu und Gsott.*

Unterschrift des Kontrolorganes.

Mit der Ausführung vorstehender Bestimmungen werden aber
die Bemühungen zur Vermehrung des Selbststillens ohne Unter-
brechung fortgesetzt. Auch das Haltekinderwesen bessert sich allmählich durch verschärfte polizeiliche Aufsicht.

Die Schulgesundheitspflege ist geregelt
1. für die öffentlichen Schulen durch die Entschliessung des
königlichen Staats-Ministeriums des Innern für Kirchen- und

Schul-Angelegenheiten vom 16. Januar 1867, die Gesundheitspflege in den Schulen betreffend, und

2. für die öffentlichen und privaten Erziehungs-
   Institute durch die Entschliessung desselben Staats-
   Ministeriums vom 3. März 1874 (Generelle Bestimmungen
   über die Errichtung der öffentlichen und privaten Erziehungs-Institute — Alumnen, Seminarien, Pensionate —
   mit besonderer Rücksicht auf die Gesundheitspflege, mit
   der dazu gehörigen Ministerial-Entschliessung vom 20. Dezember 1874, Erziehungs-Institute betreffend).

Der Vollzug der genannten Entschliessungen hat gezeigt, wie-
viel im Schulgesundheitswesen verbessert werden konnte und eine
Reihe von Entschliessungen und Verfügungen der Aufsichtsbehörden
haben die früheren Zustände in der Schulgesundheitspflege wesentlich zur Besserung umgestaltet, abgesehen davon, dass die städtischen
Schulbehörden in musterhafter Weise die Schulhygiene selbständig
gepflegt und gehoben haben.

Auch behufs Verhütung der Weiterverbreitung ansteckender
Krankheiten sind durchweg entsprechende Verfügungen getroffen,
zu deren Bethätigung die Amtsärzte in erster Linie mitzuwirken
haben.

Die Ausübung der gerichtlichen Medizin geschieht durch
28 Land-Gerichtsärzte in der ersten, durch die Medizinal-Comités
an den Universitäten in zweiter Instanz. Die Zahl der ärztlichen
Amtshandlungen ging im Jahre 1885 ein wenig zurück, steigt aber
von da ab wieder erheblich, so dass für das Jahr 1886 z. B. auf
100 000 Einwohner 1258 gerichtlich-medizinische und medizinisch-
polizeiliche Fälle treffen.

Auf 100 000 Einwohner treffen ferner 1886

    1111 Untersuchungen an Lebenden,
      24   „   „ Leichen,
      61   „   „ Sachen und
      62 grössere Gutachten.

Was die Untersuchungen an Leichen betrifft, so wurden 48,2 %
derselben sezirt, und zwar die meisten Getödtete (84,9 %), dann
durch Gewalt getödtete Neugeborene (74,6 %), die wenigsten Selbst-
morde (19,2 %). Die Leichen von Verunglückten wurden in
30,2 der Fälle einer Sektion unterzogen.

---

3. Das Gesundheitswesen in Württemberg.

Bearbeitet

im

Königlich Württembergischen Medizinal-Kollegium.

Das württembergische Medizinalwesen.

In Württemberg haben sich von jeher die verschieaenen Gebiete der Medizinal-Polizei besonderer Aufmerksamkeit seitens der Regierung zu erfreuen gehabt. Schon aus sehr früher Zeit stammen Verordnungen, die zum Theil bis in unser Jahrhundert Geltung gehabt haben, wie z. B. eine Brotschau-Ordnung vom Jahre 1627, eine Bier-Ordnung vom Jahre 1676, eine Zinn-Ordnung vom Jahre 1713, das Verbot der Beerdigung ausserhalb des Kirchhofes vom Jahre 1582, das Verbot gegen das Bestehen von Beinhäusern und Grüften vom Jahre 1687, die Anordnung der Verlegung von Abdeckereien an abgelegene Orte vom Jahre 1745 u. s. f. Im Jahre 1755 wurde eine Medizinal-Ordnung erlassen, deren II. Titel über die Apotheker bis zum Erscheinen der neuen Apotheker-Ordnung (im Jahre 1884) noch vielfach gültig war.

Den Ausgangspunkt für die neuere Medizinal-Gesetzgebung in Württemberg bilden die Instruktion für das Königliche Medizinal-Departement vom 23. Juni 1807, die General-Verordnung vom 3. Juni 1808, die Abstellung mehrerer medizinisch-polizeilicher Missstände betreffend, und die General-Verordnung vom 14./22. März 1814, die Organisation der Medizinal-Verfassung betreffend; die Einrichtung der Medizinal-Bezirksstellen gründet sich jetzt noch auf diese Verordnungen. Schon 1803 erschien ein die Kuhpockenimpfung betreffendes Reskript, welches die Ausführung der

Impfung ordnet; durch General-Verordnung vom 16. April wurden öffentliche Impfungsanstalten und unentgeltliche Impfung eingeführt, die zwangsweise allgemeine Schutzpockenimpfung durch Gesetz vom 25. Juni 1818.

Das Epidemienregulativ von 1797 wurde durch die Ministerial-Verfügung vom 14. Oktober 1830, betreffend die Massregeln bei den der unmittelbaren Fürsorge des Staates unterliegenden Krankheiten, ersetzt; letztere Verfügung ist bis heute massgebend geblieben, und erst die neue Krankenkassengesetzgebung hat es nothwendig gemacht, eine durchgreifende Aenderung der Verfügung in Aussicht zu nehmen. Den Geisteskranken wurde früh die nöthige Aufmerksamkeit seitens des Staates geschenkt; ein Generalreskript, das die Anschaffung von englischen Hemden (statt der seitherigen Fesseln und Ketten) für jeden Amtsbezirk anordnet, ist vom Jahre 1798, die Staats-Irrenheilanstalt Winnenthal wurde 1834 eröffnet, die Staats-Irrenpflegeanstalt Zwiefalten im Jahre 1839 einer gründlichen Umgestaltung unterworfen und durch Verfügung vom 15. Juli 1836 den Bezirks-Medizinalbehörden die Beaufsichtigung des Zustandes und der Behandlung der in ihrem Bezirk befindlichen Geisteskranken zur Pflicht gemacht; durch Erlass vom 21. Juni 1853 wurde die Errichtung von Irrenlokalen für die temporäre Unterbringung Geisteskranker in jedem Bezirk angeordnet. Die Einrichtung von Bezirks- und Ortskrankenanstalten ist von jeher Sache der Amtskörperschaften und Gemeindebehörden gewesen, wird aber staatlich überwacht und pekuniär durch Staatsbeiträge unterstützt. Auch Privatunternehmungen in dieser Hinsicht, wie Kinderheilanstalten, Heil- und Pflegeanstalten für schwachsinnige Kinder hat der Staat stets seine Unterstützung zukommen lassen. Die im Jahre 1847 eröffnete Heilanstalt Mariaberg für Kretinen ist nächst der Anstalt zu Hubertusburg in Sachsen die erste in Deutschland gegründete Idiotenanstalt.

Die Einführung des Leichenschauinstitutes in den Gemeinden des Königreiches datirt vom Jahre 1821; die gesetzliche Ordnung erfolgte in dem Jahre 1839 und 42.

Das Hebammenwesen erfuhr eine durchgreifende Regelung durch das Gesetz vom 22. Juli 1836, durch welches jede Gemeinde des Königreiches verpflichtet wird, in ihrer Mitte die nöthige Zahl von Hebammen anzustellen und die Unterrichtskosten für dieselben zu bestreiten.

Mit dem Eintritt Württembergs in den Verband des Deutschen Reiches und mit dem Inkrafttreten der Gesetze des Norddeutschen Bundes (1. Januar 1871) hat sich eine wesentliche Umgestaltung des württembergischen Medizinalwesens vollzogen (vergl. I). Indessen ist der Zuständigkeit der Landesbehörden im Gebiet des Medizinalwesens immer noch ein grosser Spielraum übrig geblieben.

Die folgende Darstellung wird sich im wesentlichen auf die Organisation der württembergischen Medizinal-Behörden, auf die Ausführungsbestimmungen für die Reichs-Medizinalgesetze und auf die Landesgesetzgebung in den von der Reichsgesetzgebung noch nicht ausgebauten Gebieten des Medizinalwesens erstrecken.

I. Organisation der Medizinal-Behörden in Württemberg.

1. Das Ministerium des Innern.

Die oberste Medizinal-Behörde des Königreichs bildet das Ministerium des Innern. Dem Geschäftskreise desselben ist durch das fünfte Edikt vom 18. November 1817 § 30 die Initiative und der Vorschlag zu den Gesetzen und Verordnungen, welche die Medizinal-Polizei treffen, die Leitung des Medizinalwesens und die Vorkehrungen für Erhaltung der Gesundheit von Menschen und Hausthieren, sowie die Oberaufsicht über alle Krankenhäuser zugeschieden.

Als oberste Behörde hat es für die Besetzung der ärztlichen Dienststellen zu sorgen und über die Geschäftsführung und das Verhalten der Medizinal-Beamten die oberste Aufsicht zu führen. In Ausführung der reichsgesetzlichen Bestimmungen auf dem Gebiete der Gesundheitspolizei bildet es die höchste zuständige Landes-Behörde (Zentral-Behörde) und kommt ihm die oberste Leitung und Beaufsichtigung der einschlägigen Massregeln zu.

Einzelne, das Medizinalwesen berührende Gegenstände fallen indessen in den Geschäftskreis anderer Ministerien, in den des Ministeriums des Kirchen- und Schulwesens, z. B. die Oberaufsicht über die Landes-Universität und die technische und thier-

ärztliche Hochschule zu Stuttgart, auch über die Anstalten für die
Bildung von Aerzten, Apothekern und Thierärzten; sodann in den
Geschäftskreis des Justiz-Ministeriums — abgesehen von den medizinisch-gerichtlichen Gegenständen — die Oberaufsicht über die
höheren Strafanstalten und gerichtlichen Gefängnisse auch nach
ihren gesundheitspolizeilichen Beziehungen, daher auch im Strafanstalts-Kollegium sich ein ärztlicher Referent befindet.

2. Das Medizinal-Kollegium.

Das Medizinal-Kollegium ist durch das fünfte Edikt vom 18. November 1817 errichtet worden, nachdem an seiner Stelle, zum Theil
mit wesentlich abweichenden Ressortverhältnissen, das Medizinal-
Departement 1805—1811 und die Sektion des Medizinalwesens
1811—1817 bestanden hatte. Durch Verordnung vom 21. Oktober
1880 (Regierungsblatt von 1881 S. 3) ist diese Behörde neuorganisirt
worden.

Nach den neuen Bestimmungen bildet das Medizinal-Kollegium in Unterordnung unter das Ministerium des Innern die
Zentralbehörde für die Beaufsichtigung und technische
Leitung des Medizinalwesens und der öffentlichen Gesundheitspflege. Demselben kommen die Befugnisse eines Landeskollegiums zu. Das Medizinal-Kollegium besteht unter der Geschäftsleitung eines Vorstandes (Direktors)

1. aus ordentlichen administrativen und technischen Mitgliedern,
von welch' letzteren in der Regel zwei dem Amte ihre volle Thätigkeit zu widmen und auf die Ausübung der Praxis zu verzichten
haben,

2. aus ausserordentlichen Mitgliedern, welche für einzelne technische Geschäftsaufgaben auf bestimmte Zeit und zwar in der Regel
auf die Dauer von 4 Jahren ernannt werden.

Zur Theilnahme an der Berathung wichtigerer Gegenstände von
allgemeiner Bedeutung können mit Genehmigung des Ministeriums
die Ausschussmitglieder des ärztlichen und thierärztlichen oder
pharmazeutischen Landesvereins oder einzelne dieser Ausschussmitglieder zugezogen werden.

Auch bleibt dem Vorstand des Ministeriums vorbehalten, den
Berathungen, wo ihm solches angemessen erscheint, anzuwohnen.

Das Medizinal-Kollegium ist theils berathende, theils verwaltende, aufsichtsführende und verfügende Behörde.

Die wichtigsten der in seinen Gesichtskreis fallenden Obliegenheiten sind:

Die Begutachtung oder vorherige Bearbeitung der auf dem Gebiet der öffentlichen Gesundheitspflege oder des Medizinalwesens ergehenden Gesetze, Verordnungen und Verfügungen, sowie die Stellung von Anträgen auf Verbesserung und Ergänzung der bestehenden gesundheitspolizeilichen Vorschriften;

die medizinisch-technische Berathung des Ministeriums des Innern und der Kollegialbehörden des Departements des Innern;

die medizinisch-technische Berathung der übrigen Ministerien und der denselben untergeordneten Verwaltungskollegien;

die Erstattung von Obergutachten für das Oberlandesgericht und die Oberstaatsanwaltschaft, sowie für die Landesgerichte und Staatsanwaltschaften des Neckar- und Jagstkreises (wegen der übrigen Kreise — Schwarzwald- und Donaukreis — siehe unten No. 4);

die Begutachtung der Bewerbungen um Stellen des ärztlichen Staatsdienstes;

die Bearbeitung der jährlichen. Physikatsberichte für die Zwecke der Landesstatistik;

die Begutachtung der Pläne für Bezirks- und Gemeindekrankenhäuser[1]), die Gesuche um Staatsbeiträge für solche Anstalten, sowie die Begutachtung der Konzessionsgesuche für Privat-Kranken-, Privat-Entbindungs- und Privat-Irrenanstalten;

die Oberleitung des gesammten technischen, administrativen und ökonomischen Betriebes der Staats-Irrenanstalten, der Landes-Hebammenschule nebst der mit der letzteren verbundenen Gebäranstalt;

die Zuweisung von Staatspfleglingen in die eine Staatsunterstützung geniessenden Privat-Irren- und Privat-Krankenanstalten;

die Oberleitung der Zentral-Impfanstalt in Stuttgart und der anderen staatlichen Impfstoffgewinnungsanstalten;

---

[1]) In neuerer Zeit ist dem Medizinal-Kollegium für diese Geschäftsaufgabe ein besonderer bautechnischer Referent bestellt.

die Erkenntniss über den Eintritt und die Beendigung der unmittelbaren Staatsfürsorge bei Epidemien und die Erstattung von thierärztlichen Obergutachten in den Fällen der §§ 14 und 16 des Reichsgesetzes über die Abwehr und Unterdrückung von Viehseuchen vom 23. Juni 1880;

die technische Ueberwachung der Amtsführung der Oberamtsärzte und Oberamtsthierärzte, sowie die Vornahme regelmässig wiederkehrender Visitationen der Physikate und des Zustandes der öffentlichen Gesundheitspflege in den einzelnen Physikatsbezirken;

die technische Oberaufsicht über die vorschriftsmässige Besorgung des Impfgeschäftes;

die technische Oberaufsicht über die Apotheker und Apotheken, sowie über den Verkehr mit Arzneimitteln, Giften und ärztlichen Geheimmitteln und die Leitung periodischer Apothekenvisitationen;

die Theilnahme an den Prüfungen der Aerzte, Thierärzte, Apotheker und Hebammen;

die Sorge für die Aufrechterhaltung der vorschriftsmässigen Organisation des ärztlichen, thierärztlichen und pharmazeutischen Landesvereines und der Ausschüsse derselben;

die Erlassung allgemeiner technischer Weisungen an die dem Medizinal-Kollegium untergeordneten, im Staatsdienste angestellten Aerzte, sowie an die für die öffentlichen Impfungen bestellten Aerzte und Wundärzte.

Die Geschäftsbehandlung des Medizinal-Kollegiums ist eine kollegialische, vorbehaltlich der Zulässigkeit, einfache oder dringliche Gegenstände im Büreauwege zu erledigen. Sämmtlichen Mitgliedern des Medizinal-Kollegiums und ebenso den zur Sitzung herbeigezogenen Ausschussmitgliedern des ärztlichen, thierärztlichen und pharmazeutischen Landesvereins kommt gleiches und volles Stimmrecht in allen der Kollegialberathung unterstellten Angelegenheiten zu.

Zur Bearbeitung der die Staats-Krankenanstalten, die Landes-Hebammenschule und das Irrenwesen betreffenden Geschäfte, zur Mitwirkung bei der Hebammenprüfung, sowie zur Zuweisung von Staatspfleglingen in die eine Staatsunterstützung geniessenden Privat-Irren- und Privat-Krankenanstalten (Anstalten für Verkrümmte, Schwachsinnige, Epileptische), zur Anweisung der hierdurch entstehenden Kosten und zur Oberaufsicht über die bestimmungsgemässe

Verwendung der an Privat - Krankenanstalten geleisteten Staatsbeiträge besteht eine eigene Abtheilung mit der Bezeichnung: »Königliches Medizinal-Kollegium, Abtheilung für die Staats-Krankenanstalten.« Zur Erledigung sämmtlicher in das Gebiet der Thierheilkunde fallenden Geschäfte des Medizinal-Kollegiums ist bei demselben eine besondere Abtheilung unter dem Namen: »Königliches Medizinal-Kollegium, thierärztliche Abtheilung« gebildet.

In den Etat für 1889/90 sind folgende Gehalte für die Kollegialmitglieder eingestellt: Für eine vollbeschäftigte Medizinalrathsstelle 5 200 Mark, für die nicht vollbeschäftigten Mitglieder: 2 Oberrathsstellen à 2 800 Mark, 3 Rathsstellen à 2 200 und 1 à 2 000 Mark, je mit 5 % Aufbesserung und 9 % Wohnungsgeldzuschuss; als Funktionsvorlage für Vornahme der bakteriologischen Untersuchung 500 Mark.

---

3. Die Kreisregierungen.

Den vier Kreisregierungen, welche auf dem Gebiet der inneren Staatsverwaltung in Unterordnung unter das Ministerium des Innern die Mittelstellen zwischen letzterem und den 64 Oberämtern des Landes bilden, liegen nach der Königlichen Verordnung vom 15. November 1889 (Regierungsblatt S. 321) je für ihren Kreisbezirk die Fürsorge für das öffentliche Gesundheitswesen und die Handhabung der medizinal- und veterinärpolizeilichen Vorschriften ob, soweit hierfür nicht nach Massgabe der Königlichen Verordnung vom 21. Oktober 1880 (Regierungsblatt von 1881 S. 3) die Zuständigkeit des Medizinalkollegiums begründet ist, ebenso die Vorschläge wegen Besetzung erledigter Stellen bei den Oberamtsphysikaten, die allgemeine Dienstaufsicht über die Oberamtsärzte und die Verhängung von Strafen wegen Ungehorsams und Ungebühr gegen dieselben. Zur Ertheilung der Konzession an Unternehmer von Privat-Kranken-, Privat-Entbindungs- und Privat-Irren-Anstalten sind die Kreisregierungen zuständig, ebenso in erster Instanz zur Genehmigung der in dem § 16 der Gewerbeordnung erwähnten Anlagen und zur Untersagung der ferneren Benutzung gewerblicher Anlagen jeder Art. Vor der Zurücknahme der Approbation eines Arztes, Zahnarztes, Thierarztes oder Apothekers oder der Entziehung der Befugniss zum Betrieb des Hebammengewerbes ist eine Aeusserung des Medizinalkollegiums einzuholen.

Die medizinisch-technische Berathung der Kreisregierungen, bei welcher besondere Kreismedizinalrathsstellen seit 1880 nicht mehr bestehen, steht dem Medizinalkollegium zu, doch bleibt den Kreisregierungen in einfachen oder besonders dringlichen Fällen vorbehalten, sich des technischen Rathes des Oberamtsarztes der Kreisstadt zu bedienen.

4. Die medizinische Fakultät in Tübingen.

Derselben liegt die Erstattung gerichtlich-medizinischer Gutachten für die Landgerichte und Staatsanwaltschaften des Schwarzwald- und Donaukreises in Strafsachen, in Ehesachen und in Entmündigungssachen ob.

Der Dekan der medizinischen Fakultät ist Vorsitzender der Kommission für die ärztliche Vorprüfung, welche Kommission ebenso wie diejenige für die ärztliche und zahnärztliche Prüfung, einschliesslich der Vorsitzenden der beiden letzteren, jährlich vom Ministerium des Innern nach Anhörung der medizinischen Fakultät ernannt wird.

5. Die Oberamtsärzte (Oberamtsphysikate), Unteramtsärzte und Oberamtswundärzte.

Für jeden Oberamtsbezirk ist ein Oberamtsarzt als öffentlicher Gesundheitsbeamter angestellt und hat als solcher das Oberamt in der Handhabung der Gesundheitspolizei zu berathen und zu unterstützen. Zu gleicher Zeit ist der Oberamtsarzt — neben dem Oberamtswundarzt — der ordentliche Gerichtsarzt des betreffenden Oberamtsbezirks. Nach der Generalverordnung vom 14./22. März 1814 hat der Oberamtsarzt innerhalb des Oberamtsbezirkes die öffentlichen, in das Medizinalwesen einschlagenden Geschäfte zu besorgen, insbesondere bei Legalfällen und Epidemien; ferner liegt ihm die Aufsicht über alle Medizinalanstalten, das medizinische Personal und die Apotheker, die Visitation der Apotheken nach Massgabe der bestehenden Bestimmungen, sowie die Leitung der Schutzpockenimpfung im ganzen Oberamtsbezirke ob. Er hat alle Berichte und Gutachten in medizinisch-polizeilichen Angelegenheiten, sowie einen jährlichen Physikatsbericht zu erstatten. Bei Amtsverrichtungen in auswärtigen Orten hat er den Hausarmen, sowie den Kranken in Armenhäusern und Spitälern, soweit in denselben kein besonderer Arzt bestellt ist, und den unvermöglichen kranken Gefangenen die ärztliche Hülfe zu leisten; hierzu kommt die Verbindlichkeit zu unentgeltlicher Behandlung kranker Landjäger und die Verpflichtung zur Untersuchung von Transportgefangenen. Weitere von Amtswegen zu verrichtende Geschäftsaufgaben sind die regelmässigen Visitationen der Amtsgemeinden in Absicht auf öffentliche Gesundheitspflege, die medizinalpolizeilichen Visitationen der Gelehrten- und Realschulen, die Instruktion neubestellter Leichenschauer, die Vorprüfungen von Hebammenschülerinnen, die polizeilich angeordneten Untersuchungen an Kranken und Verdächtigen, Blinden und Taubstummen, die Visitation von Gefängnissen und Privat-Irren-Anstalten.

In Civilsachen und in Verwaltungsrechtsstreitigkeiten sind die Oberamtsärzte die öffentlich bestellten Sachverständigen am Ort ihres Wohnsitzes; in Strafsachen, und zwar ohne Unterschied, vor welches Gericht diese gehören, sind sie neben den Oberwundärzten die mit der Wahrnehmung gerichtlich-ärztlicher Verrichtungen einfür allemal betrauten Beamten.

Die Oberamtsärzte beziehen eine pensionsberechtigte Staatsbesoldung (drei Gehaltsklassen von 940, 1050 und 1150 Mark und 6 % bis 9 % Wohnungsgeldzuschuss), sowie ausserdem aus der Kasse der Amtskörperschaft ein Wartgeld von 200 bis 300 Mark, den Geldbetrag einer Pferderation (500 Mark) und ein Aversum für Schreibmaterial. Für gewisse Geschäfte (z. B. Legalinspektionen und Sektionen, Besorgung der Epidemien, Untersuchung von Gemüths- und Geisteskranken, Untersuchungen an Personen und Gegenständen zu gerichtlichen Zwecken, Schutzpockenimpfung) erhalten die Oberamtsärzte besondere Belohnungen innerhalb des Wartbezirkes nach den dafür bestimmten Sätzen. Bei auswärtigen Geschäften erhalten sie an Stelle von Reisekosten eine Entschädigung von 15 Mark für den ganzen und von 10 Mark für den halben Tag.

Die Oberamtsärzte sind auf Lebenszeit angestellte Staatsbeamte. Ihre Ernennung geschieht durch den König auf Vortrag des Ministers des Innern.

Durch die Generalverordnung vom 14./22. März 1814 wurde mit Rücksicht auf die räumliche Ausdehnung mancher Oberamtsbezirke die Bildung besonderer Distrikte für Unteramtsärzte zugelassen, denen ein Theil der Obliegenheiten der Oberamtsärzte zugewiesen ist, insbesondere die Besorgung der Epidemien und derjenigen Legalfälle, welche das Oberamt ihnen überträgt, die ärztliche Berathung der Hausarmen und der Kranken in Armenhäusern und Spitälern, die Aufsicht über sämmtliche Medizinalanstalten, Armenhäuser, Hospitäler, Apotheken. Die Zahl der Unteramtsarztstellen hat sich allmählich vermindert und ist jetzt, nachdem durch die Eisenbahn auch die weiter entfernten Amtsorte leicht zu erreichen sind, bis auf 3 zurückgegangen.

Die Ernennung der Unteramtsärzte geschieht durch den König. Der Unteramtsarzt erhält aus der Amtskörperschaftskasse eine Pferderation und einen Gehalt von 4—500 Mark.

Die Oberamtswundärzte werden nach § 73 des Verwaltungsedikts vom 1. März 1822 von der Amtsversammlung aus den für solche Stellen geprüften Kandidaten gewählt und durch die Kreisregierung bestätigt. Wundärzte III. Abtheilung sind von Oberamtswundarztstellen unbedingt ausgeschlossen; solche II. Abtheilung können nur zugelassen werden, wenn kein Wundarzt I. Abtheilung oder kein auf dem ganzen Gebiete der Heilkunst geprüfter Arzt als Bewerber aufgetreten ist; der nach 1872 approbirte Arzt hat überdies noch den Nachweis der Erstehung der Prüfung für den ärztlichen Staatsdienst oder für die öffentliche Anstellung als Gerichtswundarzt (Königliche Verordnung vom 17. Juli 1876) zu erbringen.

Die Oberamtswundärzte sind neben den Oberamtsärzten in allen Strafsachen, ohne Unterschied, vor welches Gericht sie gehören, die öffentlich bestellten Gerichtsärzte. In denjenigen Fällen, in welchen nach den Gesetzen zwei Gerichtsärzte zuzuziehen sind, ist neben dem Oberamtsarzte als zweiter Arzt der Oberamtswundarzt zuzuziehen. Bei Körperverletzungen ist, abgesehen von schweren Körperverletzungen, die Untersuchung und Begutachtung dem Oberamtswundarzt aufzutragen. Die Vertretung des verhinderten Oberamtsarztes sowohl in seinen gerichtsärztlichen Verrichtungen als auch in Civilsachen und Verwaltungsrechtsstreitigkeiten kommt dem Oberamtswundarzte zu, sofern derselbe innerer Arzt ist. Dem Oberamtswundarzte liegt weiterhin die unentgeltliche wundärztliche Behandlung der Landjäger und der unvermöglichen Gefangenen ob.

Die Oberamtswundärzte beziehen einen fixen Gehalt aus der

Amtskörperschaftskasse und je nach dem Anstellungsvertrag und den ihnen auferlegten Dienstleistungen Gehalte aus den Gemeinde- und Stiftungskassen.

II. Verwaltung des Gesundheitswesens in Württemberg.

A. Heilwesen.

1. Förderung und Ueberwachung des Heilwesens.

a. Heilpersonal.

Vor dem Inkrafttreten der Reichs-Gewerbeordnung war die Ausübung der Heilkunde in Württemberg an eine staatliche Ermächtigung gebunden. Die öffentlich ermächtigten Medizinalpersonen waren:

I. Aerzte, deren Ermächtigung entweder die gesammte Heilkunde (innere, äussere Heilkunde und Geburtshülfe) umfasste, oder durch Ausschluss der äusseren Heilkunde oder der Geburtshülfe eingeschränkt werden konnte.

II. Wundärzte (ohne Ermächtigung zur Ausübung der inneren Heilkunde), deren es drei verschiedene Abtheilungen gab. Die Ermächtigung der I. und II. Abtheilung konnte die Ausübung der Geburtshülfe mit umfassen.

III. Zahnärzte, und zwar entweder

a. Aerzte oder Wundärzte I. und II. Abtheilung, welche zugleich die Zahnheilkunde betrieben, oder

b. Personen, welche eine zahnärztliche Prüfung beim Medizinalkollegium bestanden hatten.

Seit Einführung der Reichs-Gewerbeordnung zerfallen die Personen, welche sich mit der Behandlung kranker Menschen abgeben, für Württemberg in drei Klassen:

1. solche, welche für das ganze Deutsche Reich approbirt sind;

2. solche, welche nur für Württemberg öffentlich ermächtigt sind, nämlich Wundärzte II. und III. Abtheilung, erstere in der Regel mit Ermächtigung zur Ausübung

der Geburtshülfe, sogenannte niedere Geburtshelfer. (Diese Klasse von unterärztlichem Personal, das früher auf dem platten Lande eine nicht unwichtige Rolle spielte, erhielt seit der Einführung der Reichs-Gewerbeordnung keinen Zuwachs mehr);

3. solche, welche ohne Approbation oder landesgesetzliche Ermächtigung das Heilgewerbe ausüben, das sogenannte »nichtapprobirte Heilpersonal«. Zu dieser Klasse gehören in Württemberg auch die in anderen Bundesstaaten geprüften Heildiener, Heilgehülfen, Bader, welche sich in Württemberg mit der Behandlung kranker Menschen befassen.

Eine Beeidigung des ärztlichen Personals findet nicht mehr statt. Aerzte, Wundärzte und Zahnärzte haben sich bei ihrer erstmaligen Niederlassung, sowie bei jeder Aenderung ihres Niederlassungsortes dem Oberamtsarzte des betreffenden Bezirks binnen 14 Tagen unter Vorlegung des Approbationsscheins anzumelden. Dies trifft auch bei den Militärärzten zu, sofern sie Privatpraxis auszuüben beabsichtigen. Die Oberamtsärzte haben fortlaufende Uebersichten und Verzeichnisse über die öffentlich ermächtigten Medizinalpersonen zu führen. Sowohl die öffentlich ermächtigten Medizinalpersonen, als auch alle diejenigen, welche sich, ohne approbirt zu sein, gewerbsmässig mit der Ausübung der Heilkunde beschäftigen, sind verpflichtet, dem Oberamtsarzte auf dessen Verlangen die demselben zu seiner Geschäftsführung als Medizinal-Polizeibeamter erforderlichen Aufschlüsse zu ertheilen und bei allgemeinen medizinalpolizeilichen Vorkehrungen den Anordnungen des Oberamtsarztes nachzukommen.

Sämmtliche Geburtshelfer, auch diejenigen, welche nicht zu den approbirten Aerzten und Wundärzten gehören, sind zur Führung von geburtshülflichen Tagebüchern verbunden. Die öffentlich ermächtigten Aerzte verfügen über alle in den Apotheken gehaltenen Arzneistoffe, während dies bei den Zahnärzten nur in Ausführung der Zahnheilkunde, bei den niederen Wundärzten (und Geburtshelfern) nur innerhalb ihrer eingeschränkten Befugnisse zum äusserlichen Gebrauch der Fall ist. Soweit letztere kranke Menschen auch innerlich behandeln wollen, sind sie mit Ausnahme einiger weniger Mittel auf den Gebrauch der in den Handverkauf fallenden Arzneimittel beschränkt; lediglich auf die Handverkaufsartikel angewiesen sind die nichtapprobirten Personen.

Verboten ist die Behandlung von Krankheiten — abgesehen von Nothfällen — den Apothekern, so lange sie eine Apotheke betreiben, und den Hebammen. Den homöopathischen Aerzten kann in widerruflicher Weise die Dispensirbefugniss ertheilt werden, welche aber erlischt, sobald an dem Wohnort des damit beliehenen Arztes eine allen wesentlichen Anforderungen der homöopathischen Heilart entsprechende, homöopathische Apotheke oder Dispensiranstalt errichtet worden ist.

Die **Anzeigepflicht** der Medizinalpersonen bei ansteckenden Krankheiten ist durch landesgesetzliche Bestimmungen geregelt, indem nach Verfügung vom 5. Februar 1872 die Aerzte zur unverweilten Anzeige von dem Ausbruch der Menschenpocken, der asiatischen Cholera und der Wuthkrankheit verbunden sind, sobald ihnen der Krankheitsfall zur Behandlung übergeben worden ist.

Bezüglich einer staatlich anerkannten **Standesvertretung** des ärztlichen und pharmazeutischen Personals ist durch Verfügung vom 30. Dezember 1875 bestimmt: Die approbirten Aerzte, Thierärzte und Apotheker des Landes sind befugt, jede Berufsklasse für sich, zur Vertretung ihrer gemeinsamen Interessen einen Verein zu bilden, der, wenn und so lange er den nachfolgenden Anforderungen entspricht, von der Regierung als das Organ des betreffenden Standes anerkannt wird. Der ärztliche Landesverein gliedert sich in 8 Bezirksvereine, welche die einzelnen Ortsvereine in sich aufzunehmen haben. Die Bezirksvereine haben die Aufgabe, das wissenschaftliche Streben bei den Mitgliedern durch regelmässige Zusammenkünfte, Vorträge, Besprechungen, Einrichtungen von Lesezirkeln, Bibliotheken etc. zu fördern, die Berufsinteressen zu wahren, sowie diejenigen Angelegenheiten, welche in dem Ausschusse des Landesvereins zur Berathung zu bringen sind, oder welche sie selbst in diesem Ausschusse zur Besprechung bringen wollen, zum Zwecke der Instruktion ihrer Ausschussdelegirten einer Vorberathung zu unterziehen. Auch können sie selbständig Anträge an die betreffenden Unterbehörden des Landes bringen, wie auf Veranlassung der letzteren sachverständige Gutachten an dieselben abgeben. Die Auflösung eines Bezirksvereins erfolgt jedenfalls, wenn die Zahl seiner Mitglieder unter ein Drittel der Zahl der im Vereinsbezirke ansässigen Aerzte gesunken ist. Es bleibt den Aerzten eines Bezirks, in welchem ein Verein nicht zu Stande gekommen ist oder sich wieder aufgelöst hat, überlassen, später die Konstituirung eines Bezirksvereins zu beantragen, wenn mindestens ein Drittel der Aerzte des Bezirks sich zum Eintritt in den neu zu bildenden Verein bereit erklärt hat. Ausserdem können sich die in einem Bezirk wohnenden Aerzte, in welchem kein Verein besteht, demjenigen Bezirksvereine anschliessen, welcher nach der Lage ihres Wohnortes ihre Betheiligung an den Vereinszwecken am ehesten zulässt.

Die einzelnen Bezirksvereine haben auf die Dauer von 3 Jahren Delegirte und für jeden derselben einen Stellvertreter aus ihrer Mitte zu wählen, und diese Delegirten oder deren Stellvertreter bilden den Ausschuss des ärztlichen Landesvereins. Diesem Ausschuss liegt ob, sich mit Fragen und Angelegenheiten zu befassen und darüber in Berathung zu treten, welche entweder die ärztliche Wissenschaft und Kunst als solche, oder das Interesse der öffentlichen Gesundheitspflege betreffen oder auf die Wahrung und Vertretung der bürgerlichen und Berufsinteressen der Aerzte sich beziehen. Von dem Ministerium des Innern und dem Medizinal-Kollegium wird dem Ausschusse Veranlassung gegeben, sich über beabsichtigte organisatorische oder soziale Massregeln, welche das Interesse des ärztlichen Standes berühren, sowie über Anordnungen in Betreff der öffentlichen Gesundheitspflege gutachtlich zu äussern. Zur Berathung wichtiger Gegenstände der bemerkten Art wird der Ausschuss, und zwar in der Regel alljährlich, eingeladen, an den Verhandlungen hierüber im Ministerium des Innern und im Medizinal-Kollegium theilzunehmen.

Dem Ausschuss steht übrigens auch zu, nach seinem pflichtgemässen Ermessen von sich aus und unaufgefordert in Sachen der Medizinal-Verfassung und Medizinal-Verwaltung Anträge zu stellen, auf vorhandene Mängel und Uebel aufmerksam zu machen und wünschenswerthe Verbesserungen in Vorschlag zu bringen.

Zu den beamteten Aerzten sind zu zählen die im Medizinal-Kollegium angestellten Ober-Medizinalräthe, Medizinalräthe und Medizinalassessoren, die an den Bezirksstellen funktionirenden Oberamtsärzte und Oberamtswundärzte, die Direktoren und Sekundärärzte der Staats-Irrenanstalten, der Vorstand der Hebammenschule und der Zentral-Impfarzt, im weiteren Sinne auch die ärztlichen Professoren der medizinischen Fakultät an der Landesuniversität.

Nach der Königlichen Verordnung vom 17. Juli 1876 haben Aerzte, welche die Befähigung zu der Stelle eines Medizinal-Referenten bei Kollegialbehörden, des Vorstandes einer Staats-Irrenanstalt, der Stelle eines Oberamtsarztes sowie derjenigen eines Gerichtswundarztes (Oberamtswundarztes) erlangen wollen, sich einer besonderen Prüfung zu unterziehen. Diese »Prüfung für den ärztlichen Staatsdienst oder für die öffentliche Anstellung als Gerichtsarzt« wird vor einer von dem Ministerium des Innern jährlich zu ernennenden Kommission (in der Regel aus den ärztlichen Mitgliedern des Medizinal-Kollegiums) abgelegt. Den Gesuchen um Zulassung zur Prüfung ist neben dem Approbationsschein der Nachweis einer mindestens zweijährigen Berufsausübung nach erlangter Approbation und der Nachweis, dass der Kandidat mindestens 3 Monate in einer psychiatrischen Klinik oder Irrenanstalt praktizirt hat, beizulegen. Die Prüfung zerfällt in 3 Abschnitte, nämlich a) einen schriftlichen Theil, b) einen praktischen Theil, und c) eine mündliche Schlussprüfung. Für die schriftliche Prüfung sind zwei wissenschaftliche Arbeiten, die eine aus dem Gebiete der gerichtlichen Medizin, die andere aus dem Gebiete der öffentlichen Gesundheitspflege (Medizinalpolizei, medizinische Statistik, Hygiene, Irrenwesen) zu liefern.

In der praktischen Prüfung hat der Kandidat a) den Zustand eines Verletzten und eines Geisteskranken zu untersuchen und sofort darauf die Berichte unter Klausur zu fertigen, b) ein ihm vorgelegtes Leichenobjekt zur mikroskopischen Untersuchung zu präpariren, mit dem Mikroskop zu untersuchen und mündlich zu demonstriren, c) an einer Leiche die Leichenschau und Leichenöffnung vorzunehmen und den Befund nebst Gutachten zu Protokoll zu diktiren. — Die mündliche Schlussprüfung soll sich auf das ganze Gebiet der gerichtlichen Medizin, der öffentlichen Gesundheitspflege und der Medizinal-Gesetzgebung erstrecken.

Die zur Errichtung von Privat-Kranken-, Privat-Entbindungs- und Privat-Irrenanstalten (vergl. S. 19) erforderliche Konzession der höheren Verwaltungsbehörde wird in Württemberg von der Kreisregierung ertheilt, welche ein Gutachten des Medizinal-Kollegiums einzuholen hat. Hinsichtlich des Betriebes der Anstalten gelten die landesgesetzlichen Vorschriften. Die Ministerial-Verfügung vom 18. Oktober 1873, betreffend den Betrieb und die Ueberwachung der Privat-Irrenanstalten, schreibt im Wesentlichen folgendes vor:

Jedem konzessionirten Inhaber einer Privat-Irrenanstalt steht die Aufnahme von Kranken nach eigenem Ermessen zu, er hat aber von jeder Aufnahme dem Oberamtsarzt unter Vorlegung der erforderlichen Nachweisungen innerhalb der ersten 8 Tage nach erfolgter Aufnahme Anzeige zu erstatten. — Zu einer Aufnahme sind erforder-

lich: a) die Beurkundung und Beschreibung der Geisteskrankheit durch einen approbirten deutschen Arzt; kann
ein solches ärztliches Zeugniss über den Kranken nicht beigebracht
werden, so ist die Aufnahme nur statthaft, wenn die Geistesstörung
aus dem Verhalten des Kranken unzweifelhaft hervorgeht und die
Aufnahme unter sonst unverdächtigen Umständen nachgesucht wird;
in Fällen dieser Art hat sich jedoch der Oberamtsarzt innerhalb
8 Tagen nach erhaltener Anzeige von der Aufnahme durch persönliche, nöthigenfalls zu wiederholende Untersuchungen des Kranken
von dem Vorhandensein der Geisteskrankheit bei demselben Ueberzeugung zu verschaffen. Auch bei den übrigen neuaufgenommenen
Kranken ist es dem Oberamtsarzt anheimgestellt, sie nach erhaltener
Anzeige von ihrem Eintritt in der Anstalt persönlich zu untersuchen,
sobald ihm deren Aufnahme nicht anstandslos erscheint; b) der
Nachweis über Heimath und gesetzlichen Unterstützungsnachweis;
c) die Zustimmung der gesetzlichen Vertreter des Kranken. — In
Privat-Irrenanstalten, in welchen Kranke zur Heilung aufgenommen
werden wollen, muss die Behandlung derselben durch einen approbirten
Arzt stattfinden. Für Privat-Irrenanstalten, in welchen nur solche
Kranke aufgenommen werden wollen, bei welchen eine Aussicht auf
Heilung nicht mehr vorhanden ist, muss der regelmässige Besuch
eines approbirten Arztes gesichert sein. — Die Ueberwachung des
Betriebes der Privat-Irrenanstalten liegt dem Medizinal-Kollegium,
Abtheilung für die Staats-Krankenanstalten, unter Beihülfe der
Oberamtsärzte ob, welche Behörde die Anstalten in regelmässigen
Zeiträumen theils durch ihre Mitglieder, theils durch den betreffenden
Oberamtsarzt visitiren lässt und die zur Beseitigung der vor-
gefundenen Mängel erforderlichen Verfügungen trifft, und bei be-
harrlicher Nichtbefolgung der dem Anstaltsinhaber gemachten Auf-
lagen bei der Kreisregierung die Zurücknahme der Konzession auf
Grund des § 53 der Gewerbeordnung in Antrag zu bringen hat. —
Der Aufsichtsbehörde ist jeder Selbstmord und jede zur Ausführung
gekommene Flucht von Kranken zur Kenntniss zu bringen, auch
nach dem Schlusse eines jeden Kalenderjahres ein Namensverzeichniss
der in der Anstalt befindlichen Kranken mit den in den Rubriken
des Aufnahmeregisters aufgezeichneten Notizen und Angaben der
im Laufe des letzten Jahres neueingetretenen und ausgetretenen oder
sonst abgegangenen Kranken vorzulegen. — Durch Bekanntmachung
vom 26. März 1890 wurde vom Ministerium des Innern eine auch
die hygienischen Verhältnisse dieser Anstalten eingehend berück-

sichtigende Dienstanweisung für die Visitatoren der Privat-Irren-anstalten ertheilt. — Die staatliche Aufsicht über die übrigen Privat-Krankenanstalten und die Privat-Entbindungsanstalten geschieht ständig durch die Oberamtsphysikate, auch sind für diese Anstalten regelmässige Visitationen durch den Oberamtsarzt bei Gelegenheit der in regelmässigem sechsjährigen Turnus wiederkehrenden Gemeinde-Medizinal-Visitationen und durch höhere Medizinalbeamte bei den in achtjährigem Turnus wiederkehrenden Medizinal-Visitationen in den Oberamtsbezirken vorgeschrieben.

b. Apotheker und Apothekerwesen.

Abgesehen von den reichsgesetzlichen Vorschriften über den Bildungsgang, die Prüfungs-Ordnung und die Approbation der Apotheker, sowie über die Abgrenzung des Verkehrs mit Arznei-mitteln in und ausserhalb der Apotheken und über den Verkehr mit Arzneimitteln in den Apotheken, wird die Beaufsichtigung über die Apotheken und deren Personal lediglich nach Massgabe der Landesgesetze gehandhabt.

Nach Tit. II § 1 der Medizinal-Ordnung vom 16. Oktober 1755 ist der Apotheker, ehe er den Betrieb einer Apotheke übernimmt, auf die Apotheker-Ordnung zu beeidigen.

Bezüglich der Errichtung und Verlegung, sowie des Besitzes von Apotheken ist zu bemerken, dass schon seit Erlass vom 31. Juli 1834 und definitiv gemäss der Verordnung vom 4. Januar 1843 keine Real-Gerechtigkeiten mehr verliehen, sondern bei Errichtung neuer Apotheken nur noch persönliche Konzessionen ertheilt werden. In Hinsicht auf die Verleihung neuer Apotheken-berechtigungen und den Besitz von dinglichen Apothekenberech-tigungen schreibt die Königliche Verordnung vom 4. Januar 1843 vor: Die Konzession zur Errichtung einer neuen Apotheke wird nur als persönliche Befugniss an einen von der zuständigen Staatsbehörde nach vorgängiger Prüfung zur selbständigen Führung einer Apotheke für befähigt erkannten Kandidaten verliehen. Der Wittwe eines personalberechtigten Apothekers ist, so lange sie sich nicht wieder verheirathet, die Fortsetzung der Apotheke auf ihre Rechnung durch einen persönlich befähigten Geschäftsführer ge-stattet. — Zu gänzlicher Auflösung des auf persönlicher Befugniss beruhenden Apothekergewerbes wird der Wittwe, im Fall sie sich wieder verheirathet, oder im Fall ihres Absterbens ihren Erben eine Frist von 6 Monaten eingeräumt. — Hinterlässt der persönlich berechtigte Apotheker keine Wittwe, so kommt den etwa vorhandenen Kindern desselben eine Frist von 3 Jahren, anderen Erben aber eine Frist von 6 Monaten von seinem Todestage an zur Aufhebung der ihnen erblich angefallenen Apotheke zu.

Wird zur Ersetzung einer erloschenen Berechtigung einem anderen Apotheker die Konzession verliehen, so ist derselbe verbunden, die von der aufgehobenen Apotheke herrührenden Gefässe, Geräthe und Arzneivorräthe, soweit sie nach dem Erkenntniss von Sachverständigen untadelhaft sind, um den von letzteren festzusetzenden Anschlag, sofern die Eigenthümer es verlangen, käuflich zu übernehmen.

Auch eine dingliche Apotheken-Berechtigung darf nur von einem approbirten Apotheker besessen und ausgeübt werden. Ausnahmen hiervon finden statt: 1. bei den Hof- und standesherrlichen Apotheken, 2. in Betreff anderer Apotheken bei der Wittwe eines Apothekers für die Zeit ihres Wittwenstandes und bei einem Sohn, wenn er sich bereits dem Apothekergewerbe gewidmet hat, während seiner Minderjährigkeit. In allen anderen Fällen hat der nicht approbirte Besitzer seine dingliche Apothekenberechtigung an einen Apotheker zu veräussern.

Einem und demselben Apotheker ist es nicht erlaubt, zu gleicher Zeit mehr als eine Apothekenberechtigung zu besitzen und auszuüben. Die dingliche und persönliche Gewerbsbefugniss darf durch einen persönlich befähigten Geschäftsführer ausgeübt werden, solange der Besitzer durch Krankheit oder Altersschwäche verhindert ist, oder solange ihm seine gesetzliche Befähigung zur Apotheke entzogen ist.

Nach dem Erlass vom 21. August 1837 kann eine Konzession nur an einen einzelnen, approbirten Apotheker ertheilt werden. Eine Association zweier oder mehrerer Apotheker zum Besitz einer Apotheke ist daher nur möglich durch gemeinschaftliche Erwerbung einer Realapotheke.

Neben eingehenden Vorschriften über die Beschaffenheit und Einrichtung der Räumlichkeiten und über die Behälter und Geräthschaften, welche in den Apotheken vorhanden sein sollen, trifft die Verfügung mehrere Anordnungen über die Aufbewahrung der Arzneimittel, über die an die Beschaffenheit der letzteren zu stellenden Anforderungen, über die Geschäftsführung, insbesondere über die Zubereitung der Heilmittel, und über die Signatur derselben, sowie endlich über die Annahme und Ausbildung der Lehrlinge. In letzterer Hinsicht ist hervorzuheben, dass die Zahl der Lehrlinge die Zahl der in den betreffenden Apotheken beschäftigten Gehülfen in der Regel nicht übersteigen soll und dass der Apotheker gehalten ist, von jeder Annahme eines Lehrlings unter Vorlegen eines Nachweises über die Vorbildung desselben dem Oberamtsphysikat Anzeige zu machen. Ferner hat der Lehrherr für die Ausbildung der Lehrlinge durch praktische Anweisung und Uebung in der pharmazeutischen Technik, sowie durch gründlichen theoretischen Unterricht in der Pharmazie und deren Hülfswissenschaften Sorge zu tragen. Der Lehrling hat für seine pharmazeutisch-chemischen Arbeiten ein fortlaufendes Journal zu führen.

Die Einrichtung und der Betrieb der Apotheken, sowie die Zubereitung und Feilhaltung der Arzneien in den Apotheken sind durch die Ministerial-Verfügung vom 1. Juli 1885 geregelt.

Bei längerer Abwesenheit von einer Woche bis zu zwei Monaten oder bei Krankheit hat jeder Apothekenvorstand Anzeige zu erstatten und die Art der Stellvertretung anzugeben. Zu Stellvertretern dürfen in der Regel nur approbirte Apotheker bestellt werden. Zu einer zwei Monate übersteigenden Abwesenheit ist die Erlaubniss der Kreisregierung nöthig.

Apotheker dürfen mit Aerzten oder solchen Personen, welche, ohne Aerzte zu sein, die Heilkunst ausüben, über die Zuwendung von Arznei-Verordnung weder Verträge abschliessen, noch denselben dafür besondere Vortheile gewähren.

Zum Betrieb von Nebengeschäften ist die Erlaubniss der Kreisregierung nöthig; die Erlaubniss zum Handel mit Kolonial- und Materialwaaren, sowie zum Ausschank geistiger Getränke ist jedoch unter allen Umständen von der Bedingung abhängig, dass das Nebengeschäft in einem vollständig von dem Apothekengeschäft getrennten Lokale betrieben werde.

Den Apothekern ist verboten, irgendwelche Stoffe oder Zubereitungen als Heilmittel gegen Krankheiten oder körperliche Beschwerden öffentlich anzukündigen oder bei der Abgabe von Signaturen als solche anzupreisen oder sich — Fälle der dringlichen Noth ausgenommen — mit der Berathung und Behandlung kranker Menschen und Thiere zu befassen.

Die Apotheken stehen unter Aufsicht des Oberamtes und der diesem vorgesetzten Polizei-Behörden, sowie unter der technischen Aufsicht des Oberamts-Physikates und des Medizinal-Kollegiums.

Ausserdem werden die Apotheken regelmässigen Visitationen nach Massgabe der hierfür bestehenden besonderen Vorschriften unterworfen.

Die Einrichtung und den Betrieb homöopathischer Apotheken und Dispensatorien ordnet die Verfügung des Ministeriums des Innern vom 25. Juli 1883. Nach derselben ist die Ertheilung der Dispensirbefugniss an einen homöopathischen Arzt ausgeschlossen, wenn sich an dessen Wohnort oder in dessen nächster Umgebung eine homöopathische Apotheke befindet. Ebenso erlischt die bereits ertheilte Dispensirbefugniss, wenn am Wohnort des homöopathischen Arztes eine homöopathische Apotheke errichtet wird. Homöopathische Apotheken können von Apothekeninhabern als besondere Abtheilung ihrer Apotheke errichtet werden, doch ist dies in der Regel nur statthaft, wenn die Apotheke mehr als einen Vorstand hat oder in ihr neben dem Vorstand wenigstens ein Gehülfe angestellt ist, von welchen Personen eine vorzugsweise die Besorgung der homöopathischen Apotheke zu übernehmen hat.

Die gleiche Wirkung, welche an die Errichtung und Anerkennung einer homöopathischen Apotheke geknüpft ist, wird auch der Errichtung und Anerkennung eines mit der Apotheke verbundenen homöopathischen Dispensatoriums eingeräumt, wenn dasselbe in einem besonderen, von den anderen Räumlichkeiten der Apotheke getrennten Gelass untergebracht ist.

Die homöopathischen Apotheken und Dispensatorien werden einer in der Regel alle 4 Jahre zu wiederholenden Visitation durch einen homöopathischen Arzt und einen Pharmazeuten, deren Bestellung durch das Ministerium des Innern erfolgt, unterworfen. Ergiebt sich, dass den geltenden Vorschriften nicht nachgekommen ist und wird denselben von dem Apothekenvorstand trotz erfolgter Warnung der Aufsichtsbehörde von Neuem zuwidergehandelt, so kann den am gleichen Ort oder in dessen nächster Umgebung ansässigen homöopathischen Aerzten von dem Ministerium des Innern die Dispensirbefugniss in widerruflicher Weise verliehen werden.

Die Vorschriften über die Vornahme von Apothekenvisitationen ertheilt die Verfügung des Ministeriums des Innern vom 1. Juli 1885 (Regierungsblatt S. 322). Nach denselben sind sämmtliche Apotheken mit Einschluss der Dispensiranstalten, sowie die ärztlichen Handapotheken und zwar in der Regel alle 4 Jahre nach näherer Anordnung des Ministeriums des Innern durch pharmazeutische Visitatoren unter Mitwirkung der Oberamtsärzte einer eingehenden periodischen Visitation zu unterstellen. Vom Ministerium kann Vornahme einzelner Visitationen durch einen höheren Medizinalbeamten und einen pharmazeutischen Visitator angeordnet werden. Das Visitationsprotokoll ist an das Medizinal-Kollegium einzusenden, welches dasselbe nach erfolgter Prüfung mit den erforderlichen Anträgen der Kreisregierung zur weiteren Verfügung übergiebt.

Bei ungünstigem oder schlechtem Ergebniss der Visitation können ausserordentliche Visitationen auf Kosten der Besitzer etc. auf den Antrag des Medizinal-Kollegiums durch die Kreisregierungen jeder Zeit angeordnet werden. Die Kosten der periodischen Visitationen sind von der Staatskasse zu tragen. Die Oberamtsärzte haben überdies alle Apotheken des Bezirkes in angemessenen Zwischenräumen zu besuchen und das Erforderliche zur Abstellung der etwa vorgefundenen Mängel einzuleiten.

Die Dienstanweisung für die Apothekenvisitationen giebt die Bekanntmachung des Ministeriums des Innern vom 1. Juli 1885 (Regierungsblatt S. 327).

Die Verordnung und Abgabe von Arzneimitteln und chemischen Präparaten zu Heilzwecken regelt die Verfügung des Ministeriums des Innern vom 30. Dezember 1875 (Regierungsblatt von 1876 S. 13), welche insbesondere darüber Anordnung trifft, welche Stoffe und chemischen Präparate zu Heilzwecken nur auf Grund vorschriftsmässiger Rezepte von approbirten Aerzten, von Zahnärzten, Wundärzten und Thierärzten verabfolgt werden dürfen. Von den Apothekern dürfen die von ihnen nicht selbst angefertigten Arzneimischungen, insbesondere die als Handartikel vorkommenden sogenannten Patentarzneien, Spezialitäten und ärztlichen Geheimmittel nur feil gehalten und abgegeben werden, nachdem von ihnen dem Medizinal-Kollegium der Nachweis über deren wirkliche Bestandtheile geliefert und von dem letzteren bestimmt ist, ob derartige Zubereitungen nur auf Grund ärztlicher Anordnung, oder auch ohne solche (im Handverkauf) abgegeben werden dürfen. Der ergangene Bescheid darf von dem Apotheker in keiner Weise zur Anpreisung der Wirksamkeit der Arzneimischung benutzt werden.

Bezüglich der wundärztlichen Nothapotheken bestimmt die Ministerial-Verfügung vom 31. Dezember 1875, dass Wundärzte II. Abtheilung, wenn sie nicht am Sitz eines Arztes oder einer Apotheke wohnen, gewisse Arzneimittel behufs Verwendung in dring-

lichen Fällen vorräthig halten und gegen Bezahlung an Kranke ab-
geben dürfen. Denjenigen Wundärzten, welche sich homöopathischer
Arzneimittel bedienen, ist es gestattet, verschiedene homöopathische
Verdünnungen vorräthig zu halten und in Nothfällen an Kranke
abzugeben. Der Oberamtsarzt hat sowohl bei der erstmaligen, als
auch bei jeder folgenden Anweisung zum Bezug der fraglichen
Arzneimittel zu bestimmen, in welchen Quantitäten die einzelnen
Präparate vorräthig gehalten werden dürfen.

Den Verkauf, die Aufbewahrung, Versendung und Verwendung von Giften ordnet die Verfügung des Ministeriums des
Innern vom 12. Januar 1876 (Regierungsblatt S. 21). In einer Anlage sind die Gifte aufgeführt, deren Verkauf auch ausserhalb der
Apotheken, oder nur in den Apotheken gestattet ist. Die ersteren
sind namentlich Arsenik und arsenikhaltige Farben (z. B. Schwein-
furtergrün), ungereinigtes Bittermandelöl, Cyankalium, Phosphor
(gelber) und die giftigen Quecksilberverbindungen. — Wer mit diesen
Giften Handel treiben will, hat, wenn er nicht konzessionirter Apotheker ist, von seinem Vorhaben dem Oberamte seines Wohnorts
Anzeige zu machen. Letzteres hat hierüber eine Bescheinigung zu
ertheilen, welche der Gifthändler aufzubewahren hat. Ausserdem
sind bei dem Verkauf, sowie bei der Aufbewahrung und Verwendung von Giften, die nachstehenden Vorschriften zu beobachten, zu
deren Befolgung auch diejenigen verpflichtet sind, welche zu sanitären, wissenschaftlichen, gewerblichen und sonstigen wirthschaftlichen Zwecken Gifte im Besitze haben.

Giftwaaren sind stets so aufzubewahren, dass eine Vermischung
oder Verwechselung mit Genussmitteln nicht stattfinden kann. Jeder
Vorrath muss verschlossen und für unberufene Personen unzugäng-
lich gehalten werden. Die Behälter sind mit deutlichen, den Inhalt
genau bezeichnenden Ueberschriften und dem Beisatz »Gift« zu
versehen.

Gifte dürfen, abgesehen vom Grosshandel, nur an Personen abgegeben werden, welche solcher für erlaubte wissenschaftliche, gewerbliche oder sonstige wirthschaftliche Zwecke bedürfen und dem
Verkäufer in dieser Hinsicht vollkommen bekannt sind. Das Feilhalten und der Verkauf der zum Zweck der Vergiftung von lästigen
oder schädlichen Thieren (Mäusen, Ratten, Wanzen, Motten) dienenden giftigen Zubereitungen ist nur den Apothekern gestattet. Die
Apotheker dürfen die Gifte nur an ihnen persönlich bekannte Personen abgeben und haben dem Empfänger überdem eine gedruckte

Belehrung über die beim Gebrauche der Gifte anzuwendende Vorsicht einzuhändigen. (Durch Ministerial-Erlass vom 10. März 1886 ist der Text dieser Belehrung festgestellt.) Jeder Verkäufer hat ein Giftbuch zu führen, in welches jede Abgabe von Giftwaaren eingetragen und der Empfang vom Käufer bescheinigt werden muss.

Die Versendung von Giftwaaren darf nur in fester Verpackung mit Aufschrift des Namens des Giftes unter dem Beisatz »Gift« und die Verladung zum Transport nur abgesondert von Verzehrungsgegenständen geschehen. Dabei sind die weiteren Vorschriften über die Versendung metallischer Gifte auf dem Neckar und Bodensee, Reichsvorschriften über die Beförderung von Giften durch die Eisenbahn etc. zu beachten.

Das Legen von Arsenik und Strychnin im Freien ist Privatpersonen verboten, desgleichen die Verwendung von arsenikhaltigen Mitteln zur Vertilgung von Mäusen, Fliegen etc. in den Häusern. Dagegen ist behufs Vernichtung der Feldmäuse, sowie der Ratten und Mäuse in den Häusern die Anwendung von Phosphorpasten gestattet, ausserdem auch von mit Strychnin vergifteten Samen zur Ratten- und Mäusevertilgung in den Häusern. Nur bei ausserordentlicher Vermehrung der Feldmäuse kann das Oberamt nach Rücksprache mit dem Oberamtsarzt und unter Anwendung der vorgeschriebenen Vorsichtsmassregeln zur Verwendung von Arsenik und Strychnin die Erlaubniss geben.

Die Handhabung der giftpolizeilichen Vorschriften liegt den Bezirks- und Ortspolizeibehörden unter Beihülfe des Oberamtsphysikats ob. Die Oberämter haben die Anzeigen vom Beginn des Giftwaarenhandels zur Kenntniss des Oberamtsarztes und der Ortspolizeibehörden zu bringen. Der Oberamtsarzt hat gelegentlich der ihm obliegenden Apotheken- und Gemeinde-Medizinal-Visitationen dem Giftverkauf und der Aufbewahrung der Gifte in den Apotheken und bei den Gifthändlern seine besondere Aufmerksamkeit zu widmen.

c. Hebammen.

Die Prüfungszeugnisse für die Hebammen (§ 30 der Gewerbeordnung) werden von der an der Landeshebammenschule bestehenden Prüfungskommission ausgestellt (§ 5 der Kollegiums-Verfügung vom 9. November 1883).

Nach dem Gesetz vom 22. Juli 1836 (Regierungsblatt S. 312) liegt jeder Gemeinde ob, dafür zu sorgen, dass in ihrer Mitte immer eine den örtlichen Bedürfnissen entsprechende Zahl von Hebammen vorhanden ist. Für diesen Zweck sind nöthigenfalls auf Kosten der Gemeinde Frauenspersonen in der Geburtshülfe unterrichten zu lassen und Wartegelder für obrigkeitlich bestellte Hebammen aus den örtlichen Kassen zu verabreichen. Die Wahl steht dem Stiftungsrathe zu. Wählbar sind alle Frauenspersonen, welche einen unbescholtenen Ruf haben und sich über ihre Bildungsfähigkeit oder über die bereits erlangte Befähigung zur Ausübung des Hebammengewerbes ausweisen können. Der Unterricht einer Hebamme darf nur in einer öffentlichen Hebammenschule stattfinden. Für die Unterhaltung solcher Schulen wird von dem Staate gesorgt; die Ertheilung des Unterrichts in denselben ist unentgeltlich, während für die übrigen Bedürfnisse der Schülerinnen ein Aversalsatz von der Gemeinde zu leisten ist.

Durch Ministerial-Verfügung vom 23. August 1862 wurde für den Unterricht der Hebammen des Landes die mit der Gebäranstalt des Katharinenhospitals verbundene Landeshebammenschule in Stuttgart bestimmt. Die Oberleitung und Beaufsichtigung der Landeshebammenschule kommt dem Medizinal-Kollegium, Abtheilung für die Staatskrankenanstalten, unter Zuziehung eines Mitgliedes des Stuttgarter Stiftungsrathes zu.

Die mit der Landeshebammenschule verbundene Gebäranstalt dient hauptsächlich zum praktischen Unterricht der Hebammenschülerinnen. Die Aufnahme in die Gebäranstalt erfolgt theils unentgeltlich, theils gegen einen ermässigten oder vollständigen Kostenersatz, sie findet in der Regel 2—3 Wochen vor dem muthmasslichen Eintritt der Entbindung statt, kann jedoch zu Zwecken des Unterrichts in einzelnen Fällen noch früher bewilligt werden. Die Zeit des Aufenthaltes in der Anstalt nach der Geburt währt im Sommer 10—14 Tage, im Winter 14—21 Tage.

Der Unterricht wird von zwei Hauptlehrern und zwei Lehrhebammen ertheilt. An demselben können die Schülerinnen auf Rechnung ihrer Heimathgemeinden oder auf ihre eigenen Kosten sich betheiligen. Ein vollständiger Lehrkursus in der Landeshebammenschule dauert gegenwärtig 150 Tage; solcher Kurse finden jährlich zwei statt.

Ueber die vorläufige Zulassung zum Besuche der Schule erkennen die Vorsteher derselben, nachdem eine Vorprüfung hinsichtlich der Bildungsfähigkeit durch den Oberamtsarzt stattgefunden hat. Bei dem Eintritt findet eine Nachprüfung der Bildungsfähigkeit statt, nach deren Ergebniss die beiden Hauptlehrer über die endgültige

Zulassung entscheiden, die jedoch von einer vierzehntägigen Probezeit abhängig gemacht werden kann. Am Schlusse eines jeden Lehrkurses wird von den Hauptlehrern der Anstalt in Gegenwart eines Mitgliedes der medizinischen Aufsichtsbehörde eine Prüfung der Schülerinnen vorgenommen. Diejenigen, welche hierbei zureichende Kenntnisse und Fertigkeit zeigen, werden zur Ausübung der Hebammenkunst ermächtigt und es wird ihnen darüber ein von den betreffenden Hauptlehrern der Hebammenschule und dem zur Prüfung abgeordneten Mitglied der medizinischen Aufsichtsbehörde beglaubigtes Zeugniss ausgestellt. Der Prüfung unterliegen auch diejenigen Frauenspersonen, welche ohne die Stuttgarter Hebammenschule besucht zu haben, die Ermächtigung zur Ausbildung der Hebammenkunst in Württemberg zu erhalten wünschen. Bei dem Austritt aus der Anstalt werden die Schülerinnen auf Verlangen mit den zur Ausübung der Hebammenkunst erforderlichen Geräthschaften versehen. Beim Antritt ihrer Berufsausübung werden die Hebammen beeidigt. Bei ihrer erstmaligen Niederlassung in einem Bezirk, sowie bei jeder Aenderung ihres Niederlassungsortes haben sie sich unter Vorweis ihrer Prüfungszeugnisse bei dem Oberamtsarzte des betreffenden Bezirkes anzumelden und unterstehen der Beaufsichtigung desselben.

Die durch Erlass des Ministeriums des Innern vom 6. Mai 1884 genehmigte Dienstanweisung für die Hebammen, von der jede Hebamme ein Exemplar zur Nachachtung erhält, berücksichtigt die der Antisepsis entsprechende Behandlung des Wochenbettes.

Eine Belehrung über den Gebrauch der Karbolsäure, die Reinigung und Desinfektion der Hände mit 5 %/$_0$ iger Karbolsäure etc. ist der Dienstanweisung angefügt. Die Hebamme hat sich reinlich zu halten, darf sich namentlich nicht als Leichensägerin, Totenschauerin oder Krankenwärterin gebrauchen lassen, oder Kinderleichen zu Grabe tragen, und soll den Umgang mit Personen, welche sie der Gefahr einer Ansteckung aussetzen, vermeiden.

Den Hebammen ist verboten, bei Besorgung von Geburten die Grenze der Hülfeleistung, zu welcher sie ermächtigt sind, zu überschreiten; sie sind verpflichtet, bei schweren Geburten oder sobald Regelwidrigkeiten oder gefährliche Zufälle eintreten, ohne Verzögerung die Berufung des Geburtshelfers zu veranlassen. Bei scheintodt zur Welt gekommenen Kindern haben die Hebammen sogleich die Wiederbelebungsmittel vorzunehmen, und wenn ihre Bemühungen in kurzer Zeit nicht einen guten Erfolg haben, die Berufung des Arztes zu veranlassen. Es gehört ferner zu den Obliegenheiten der Hebammen, das Befinden der Wöchnerin und des Kindes in den ersten Wochen nach der Entbindung zu überwachen. Bei Erkrankung der Mutter und in Fällen von Augenentzündung des Neugeborenen hat die Hebamme sofortige ärztliche Hülfe zu veranlassen.

Alle Hebammen haben über die von ihnen innerhalb des Landes besorgten Geburten fortlaufende, sämmtliche Gemeinden ihres Wirkungskreises umfassende Tagebücher zu führen, in welche die Geburtsfälle, mit fortlaufenden Ziffern versehen, einzutragen sind. Längstens bis zum 15. Januar jeden Jahres haben sämmtliche Hebammen ihre Tagebücher mit unterschriftlicher Beurkundung derselben dem Oberamtsarzte abzuliefern. Fälle von Abtreibung oder Tödtung der Leibesfrucht, welche zur Kenntniss der Hebamme in Ausübung ihres Berufes kommen, ist sie verpflichtet, sofort der Ortsobrigkeit anzuzeigen.

Durch Verfügung des Ministers des Innern vom 12. Juli 1872, betreffend die Fortbildung der Hebammen in ihrem Berufe, sind die durch den Oberamtsarzt vorzunehmenden Hebammen-Repetitionskurse eingeführt worden, denen jede obrigkeitlich bestellte Hebamme längstens alle drei Jahre beizuwohnen hat. Anderen Hebammen bleibt es unbenommen, sich beim Oberamtsarzte zur Theilnahme an dem Kurse zu melden. Zu einem Kurse sollten in der Regel nicht mehr als 8 Hebammen einberufen werden. Ueber jeden Kurs hat der Oberamtsarzt dem Oberamte einen Erfundbericht zu übergeben und hiermit die Anträge auf Beseitigung der wahrgenommenen Mängel zu verbinden.

Durch Ministerial-Erlass vom 25. November 1884 ist dahin entschieden worden, dass in Württemberg nur diejenigen Frauenspersonen zum Betrieb des Hebammengewerbes befugt sind, welche nach den bestehenden Vorschriften von der zuständigen württembergischen Prüfungsbehörde ein Zeugniss erhalten haben, also nicht auch in anderen deutschen Bundesstaaten geprüfte Hebammen.

Durch Verfügung des Ministers des Innern vom 19. August 1887 ist die Zulassung der in der Nähe der württembergischen Grenze wohnhaften, einem anderen deutschen Bundesstaate angehörigen Hebammen zur Ausübung ihrer Berufsthätigkeit in Württemberg auf Grund des Bundesrathsbeschlusses vom 3. Mai 1887 geregelt.

Die Zahl der zur Zeit in Württemberg ansässigen Hebammen beträgt 2530.

d. Heildiener.

Die Ausübung der kleinen Chirurgie (Aderlass, Schröpfen) und die Assistenz bei chirurgischen Operationen stand vor dem Inkrafttreten der Gewerbeordnung in Württemberg den beiden niedrigsten Abtheilungen der Wundärzte (III. und IV. Abtheilung oder Klasse) zu.

Nachdem mit Freigabe der ärztlichen Praxis auch die Ausübung der kleinen Chirurgien Niemand mehr verwehrt war, blieb den gedachten niederen Wundärzten in dieser Hinsicht nur noch das Vorrecht, sich »Wundarzt« nennen zu dürfen. Der allmähliche Abgang dieser Chirurgie wurde reichlich ersetzt durch frühere Lazarethgehülfen, eingewanderte »in anderen Bundesstaaten geprüfte« Heildiener, Heilgehülfen, Bader etc. oder endlich durch solche, welche ohne weiteren Befähigungsnachweis dem Publikum ihre Dienste als Heilgehülfen etc. antrugen.

e. Krankenpfleger.

Schon in der Medizinal-Ordnung vom 16. Oktober 1755, die Krankenwärter betreffend, ist in § 19—21 die Aufstellung von Krankenwärtern männlichen und weiblichen Geschlechtes besonders in den Städten und wo thunlich auch in den Dörfern gegen ein jährliches Wartegeld angeordnet. Vorschriften für die Ausbildung von weltlichen Krankenwärtern sind nicht gegeben. Auch die Ausbildung der evangelischen Diakonen und Diakonissen und der katholischen Ordensbrüder und Schwestern in den betreffenden Krankenhäusern entzieht sich der Kontrole des Staates, ebenso wie die Befähigung derselben zur Krankenpflege.

Im Jahre 1854 ist ein evangelisches Diakonissenhaus in Stuttgart ins Leben gerufen worden, welches nach den Statuten den Zweck hat, Diakonissen für christliche Krankenpflege in öffentlichen Anstalten und in Familien heranzubilden. Im Jahre 1886 wurde ein weiteres Diakonissenhaus in Hall (mit einem Staatsbeitrag von 12 000 Mark) errichtet, das sich ebenfalls die Ausbildung von Diakonissen zur Aufgabe macht. Endlich werden an dem Krankenhause zu Heilbronn in sechsmonatlichen Kursen seit 1872 auf Kosten der Zentralleitung des Wohlthätigkeitsvereins Krankenpflegerinnen ausgebildet, die sich entweder auf eigene Rechnung in Stadt und Land niederlassen oder von den Gemeinden- oder Amtsversammlungen als Orts- oder Bezirks-Krankenpflegerinnen angestellt werden.

Fast gleichzeitig mit den evangelischen Diakonissen (1854) hat auch der katholische Orden der **barmherzigen Schwestern** in Württemberg Eingang gefunden, in Gmünd ein Mutterhaus gegründet und seither an vielen Orten Filialinstitute gegründet, namentlich auch in Stuttgart.

B. Oeffentliche Gesundheitspflege.

Seit dem Jahre 1876 werden in Württemberg regelmässige oberamtsärztliche Gemeinde-Medizinal-Visitationen im Anschlusse an die altwürttembergische Einrichtung der Ruggerichte vorgenommen. In dem Erlasse des Ministeriums des Innern vom 20. Oktober 1875, durch welchen die Gemeinde-Visitationen in Absicht auf Gesundheitspflege angeordnet worden sind, werden die Königlichen Kreisregierungen angewiesen, dafür Sorge zu tragen, dass jede Gemeinde binnen sechs Jahren wenigstens einmal visitirt werde. Es haben ferner die Königlichen Oberämter die Einladung des Ortsschulinspektors und der betreffenden Lehrer, sowie des im Orte ansässigen Arztes und des etwa erforderlichen Bauverständigen zur Mitwirkung bei der Untersuchung der Schule zu besorgen und sind die vom Oberamtsarzte schriftlich zu stellenden Anträge bezüglich der Schule durch das Oberamt dem Bezirksschulinspektor unter Bezeichnung der auf Grund derselben getroffenen Anordnungen in Abschrift mitzutheilen. Das Gleiche hat bezüglich dessen, was die Kirchen betrifft, gegenüber dem Dekan zu geschehen.

Die dem Erlasse beigefügte Instruktion weist das Oberamt und Oberamtsphysikat an, sich darüber zu verständigen, in welchem Zeitpunkte die medizinalpolizeiliche Untersuchung beginnen soll; dieselbe ist, soweit nöthig, im Beisein des Oberamtmannes und des Ortsvorstehers vorzunehmen; über die Zuziehung eines Bauverständigen hat im Bedürfnissfalle das Oberamt zu bestimmen. Die entdeckten Mängel hat der Oberamtsarzt vorläufig kurz aufzuzeichnen und solche vor seiner Abreise mit dem Oberamtmann und den übrigen bei der Visitation anwesend gewesenen Personen namentlich in Absicht auf die Art und Weise der Abhülfe zu besprechen. Die schriftlichen Anträge hat der Oberamtsarzt zur weiteren Behandlung durch die zuständigen Behörden dem Oberamte zu übergeben. Bei diesen Anträgen ist davon auszugehen, dass in allen Gemeinden das, was unzweifelhaft gesundheitsschädlich ist, beseitigt werden muss, dass aber im Uebrigen nach Massgabe der ökonomischen Kräfte der betreffenden Gemeinde die Abstellung von Missständen bewerkstelligt werde.

Die gesundheitspolizeilichen Visitationen haben sich hierbei zu erstrecken auf:

1. Die Schulen. Dieselben sind womöglich zur Zeit des Unterrichtes zu untersuchen und hat der Oberamtsarzt dabei sein Hauptaugenmerk auf die Umgebung der Schulgebäude, Trockenheit der Wände, Luftraum, vorschriftsmässige Beschaffenheit der Fussböden, des Wandanstrichs, der Fenster und Rouleaux, die Beheizung, Ventilation, Subsellien und Abtritte und endlich die Reinlichkeit und richtige Körperhaltung der Kinder zu richten.

2. Die Kirchen, namentlich hinsichtlich der Raumverhältnisse, Ventilation, Reinhaltung, Trockenheit der Wände und des Bodens, ob sich Bretter oder Strohmatten unter den Sitzen, besonders der Kinder, befinden u. s. w.

3. Die örtlichen Kranken- und Armenhäuser, sowie die öffentlichen Badeanstalten und Badeeinrichtungen (Flussbäder).

4. Die Begräbnissplätze, besonders in Betreff der Umtriebszeit, ob die Gräber die gehörige Tiefe haben und die Verwesung durch Bodenart oder Grund- oder atmosphärisches Wasser nicht behindert werde, endlich auf Ordnung und Nummerirung der Gräber und Gräberreihen.

5. Die örtlichen Gefängnisse auf Reinhaltung, Lufterneuerung u. s. f.

6. Wasenplätze und Kleemeistereien, namentlich auf etwaige Infizirung des Bodens und Grundwassers durch dieselben.

7. Oeffentliche Brunnen und das denselben entströmende Wasser nach Qualität und Quantität, Beschaffenheit der Brunnenstuben, Röhrenleitungen, Brunnentröge und Cisternen, ob keine schädlichen Zuflüsse aus Sümpfen, Friedhöfen, Abtritten und Dungstätten stattfinden u. s. w.

8. Ortsreinlichkeit, namentlich bezüglich eines genügenden Abflusses unreinen Abwassers von den Ortswegen und der Beschaffenheit der Abtrittsgruben und Dungstätten, und Verwahrung oder Entfernung der letzteren.

9. Andere Anlässe zur Gefährdung der Gesundheit der Gemeindebewohner, wobei neben Berücksichtigung der schädlichen

Einflüsse, welche die verschiedenen Gewerbebetriebe, Fabriken etc. auf die Arbeiter (Kinder) oder die Umgebung ausüben können, immer auch Nachfrage angestellt werden soll, ob nicht geisteskranke Personen im Orte sind oder körperlich erkrankte Armen, die einer amtlichen Fürsorge bedürfen, ebenso ob nicht eine Vernachlässigung der sogenannten Kost- und Haltekinder vorliege.

Durch diese gesundheitlichen Visitationen, die sich in regelmässigem Turnus über sämmtliche Gemeinden des Landes erstrecken, ist in Bezug auf Verbesserung der örtlichen Gesundheitspolizei schon viel geschehen, wie sie auch den grossen Vortheil gewähren, dass der Oberamtsarzt die gesundheitlichen Zustände seines ganzen Bezirkes stets aus eigener Anschauung kennen lernt.

Die Medizinal-Visitationen in den Oberamtsbezirken durch höhere Medizinalbeamte (ärztliche Referenten des Medizinal-Kollegiums) sind durch Verfügung des Ministeriums des Innern vom 1. Juli 1885 (Regierungsblatt S. 331) geordnet. In den einzelnen Oberämtern ist in der Regel alle acht Jahre eine Visitation in Absicht auf die Medizinalpolizei und öffentliche Gesundheitspflege vorzunehmen. Die Visitation hat sich zu erstrecken:

a) in der Oberamtsstadt: 1. auf die öffentlichen und privaten Schulen und Erziehungsinstitute, 2. die Kirchen, 3. die öffentlichen und privaten Krankenhäuser, die Heil- und Verpflegungsanstalten, 4. die Armen-, Waisen-, Rettungs- und Besserungshäuser, Versorgungs- und Armenbeschäftigungsanstalten, Herbergen, Volksküchen, 5. die Bäder, 6. die Begräbnissplätze, 7. die Gefängnisse und Strafanstalten, 8. die Wasenplätze und den Kleemeisterei-Betrieb, 9. die öffentliche Wasserversorgung, 10. die öffentliche Salubrität in Beziehung auf Boden und Luft, Abtrittwesen, Schmutzwasser, Dungstätten, Ablagerungsplätze für den abgeführten Unrath, Jauchebehälter, Strassen, Plätze, stehende und fliessende Gewässer, Einrichtung für Abfuhr und Kanalisation, 11. die Handhabung der Arzneimittel- und Giftpolizei, sowie die Nahrungsmittelpolizei, 12. den Zustand und Betrieb von Fabriken und lästigen Anlagen, 13. etwaige sonstige Zustände und Einrichtungen, welche Anlass zu Gesundheitsgefährdungen geben können.

b) innerhalb des Oberamtsbezirkes auf 1. die Art und Weise der Vornahme der oberamtsärztlichen Gemeinde-Visitationen in Absicht auf Medizinalpolizei und öffentliche Gesundheitspflege, wobei zwei Bezirksgemeinden einer solchen Visitation zu unterziehen sind, 2. der Vollzug des öffentlichen Impfgeschäftes in zwei Impfterminen, einschliesslich der Impfstoff-Gewinnungs-anstalten, 3. die Art und Weise der Abhaltung eines Hebammen-repetitionskursus, 4. die Versorgung des Oberamtsbezirkes mit dem nothwendigen Heil- und Hülfspersonal einschliesslich der Gemeinde-Krankenpflege durch Diakonen und Krankenpflege-rinnen u. s. f.

c) in Bezug auf die Medizinal-Verwaltung: die eingehende Prüfung der Registratur und formellen Geschäftsführung des Oberamtsphysikats.

Ueber das ganze Visitationsgeschäft hat der Visitator ein Protokoll aufzunehmen und über das Gesammtergebniss einen schriftlichen Bericht an das Medizinal-Kollegium zu erstatten, welches den Bericht mit seinen Anträgen der zuständigen Kreisregierung zur weiteren Behandlung übergiebt.

1. Uebertragbare Volkskrankheiten.

Die Vorkehrungen zum Schutze gegen Beschädigungen durch übertragbare Volkskrankheiten beruhen noch auf Landesgesetzgebung.

Durch Ministerial-Verfügung vom 5. Februar 1872 ist für die Menschenpocken, die asiatische Cholera und die Wuthkrankheit die Anzeigepflicht eingeführt. Zur Anzeige sind verbunden und unterliegen im Falle der Unterlassung der gesetzlichen Strafe: die Angehörigen des Kranken oder diejenigen Personen, welche die Pflege des Kranken übernommen haben. Bei den nicht zum ärztlichen Personal gehörigen Personen findet jedoch eine Strafe nicht statt, wenn sie den Krankheitsfall einem öffentlich ermächtigten inländischen Arzt zur Behandlung übergeben haben, auf den alsdann die Anzeigepflicht übergeht.

Nach dem Ministerial-Erlass vom 29. Oktober 1883 hat der Oberamtsarzt, sobald der Ausbruch der Pocken im Orte festgestellt ist, hiervon dem Medizinal-Kollegium sofort Bericht zu erstatten, worauf ihm die Formulare zur Erstattung von Seuchenberichten, sowie Zählkarten zugeschickt werden, die er ausgefüllt wieder in Vorlage zu bringen hat. Seitens des Medizinal-Kollegiums ist auf den 1. April jeden Jahres dem Ministerium des Innern eine vollständige Bearbeitung des gewonnenen statistischen Materials des vorhergehenden Kalenderjahres vorzulegen.

19*

Umfangreichere Epidemien von Flecktyphus, Abdominaltyphus, Ruhr, Diphtherie und Scharlach sind von den Ortsvorständen den Oberämtern anzuzeigen, und von diesen und den Oberamtsphysikaten gemeinschaftlich dem Ministerium des Innern zu berichten. Hieran haben sich in Zwischenräumen von 14 Tagen Fortgangsberichte und ein Schlussbericht anzuschliessen. Wenn in rascher Folge mehrere Fälle von Cholera und Flecktyphus auftreten, oder wenn eine Pockenepidemie, oder eine umfangreichere Epidemie von Abdominaltyphus, Ruhr, Diphtherie und Scharlach in einem Garnisonsorte ausbricht, so ist hiervon von dem Oberamt oder Ortsvorstand der Militärbehörde sofort Anzeige zu machen.

Nach der im Wesentlichen noch in Kraft stehenden Ministerial-Verfügung vom 14. Oktober 1830, betreffend die medizinisch-polizeilichen Massregeln bei den der unmittelbaren Fürsorge des Staats unterliegenden Krankheiten, tritt eine solche Fürsorge ein, wenn entweder 1. einzelne von einer das Leben anderer Menschen unmittelbar gefährdenden Krankheit befallen oder bedroht sind oder 2. in einem Ort mehrere Personen gleichzeitig oder in kurzer Aufeinanderfolge von einer epidemischen Krankheit derart ergriffen werden, dass das Bedürfniss einer Unterstützung der Unbemittelten und eine Erleichterung der Gemeindekasse in ihren hieraus erwachsenden Leistungen eintritt. Ueber die Anordnung gedachter Fürsorge befindet das Medizinal-Kollegium. Die Familienväter, die ausübenden Aerzte, Wundärzte, Geburtshelfer und Hebammen, die Schullehrer und die Aufseher öffentlicher Anstalten sind schuldig, von den fraglichen Erkrankungen der Ortspolizei Anzeige zu machen. Der Ortsvorstand hat an das Oberamt zu berichten; letzteres setzt den Oberarzt in Kenntniss und dieser hat je nach der Sachlage geeignete Anträge beim Medizinal-Kollegium zu stellen. Ist die Krankheit soweit beendet, dass die Nothwendigkeit medizinalpolizeilicher Massregeln wegfällt, so hört die unmittelbare Staatsfürsorge wieder auf, und der übersichtliche Endbericht des behandelnden Arztes ist unverweilt dem Medizinal-Kollegium vorzulegen. — In der Regel hat der Oberamtsarzt die Leitung der Krankenbehandlung zu übernehmen; ausserhalb des Wohnsitzes hat er einen Wundarzt des Ortes oder in der Nachbarschaft zuzuziehen und mit den nöthigen Anweisungen zu versehen. Diese Wundärzte haben auch unaufgefordert von auffallenden Veränderungen im Gange der Krankheit, von Neuerkrankten und besonders wenn polizeiliche Einschreitungen nöthig werden, dem Arzte alsbaldige Anzeige zu machen. Die aufgewachsenen Kosten werden zu zwei Drittheilen von der Staatskasse getragen. Das letzte Drittheil, sowie der Aufwand für weitere örtliche polizeiliche Massregeln fällt auf die Gemeindepflege.

1. Menschenpocken. Was die Hauptmassregeln zum Schutze gegen diese Krankheit, die Kuhpockenimpfung anbelangt, so erschien schon unter dem 5. Januar 1803 ein dieselbe betreffendes Reskript, durch welches mittelst ausschliesslicher Berechtigung der Aerzte und tauglichen Wundärzte die erforderliche Ordnung in der Ausführung der Impfung aufrecht zu erhalten gesucht wurde.

Durch Generalverordnung vom 16. April 1814 wurden öffentliche Impfungsanstalten und unentgeltliche Impfung für Kinder von Armen angeordnet. Mit gesetzlichem Zwang wurde die Impfung durch Gesetz vom 25. Juni 1818 eingeführt.

Aus der Verfügung des Ministers des Innern vom 28. April 1888, betreffend die Vollziehung des Reichsimpfgesetzes vom 8. April 1874, ist folgendes hervorzuheben:

Der Oberamtsarzt ist ordentlicherweise der Impfarzt für sämmtliche in seinem Oberamt gebildete Impfbezirke. Derselbe kann aber durch die Kreisregierung von der Besorgung einzelner, unter besonderen Umständen auch aller Impfbezirke entbunden werden. Die Kreisregierung hat dann für den betreffenden Impfbezirk einen anderen approbirten Arzt oder berechtigten Wundarzt als Impfarzt anzustellen. Derselbe muss entweder bereits früher als öffentlicher Impfarzt angestellt gewesen sein oder die Prüfung für den ärztlichen Staatsdienst abgelegt haben oder den Nachweis erbringen, dass er mindestens zwei öffentlichen Vaccinations- und ebensovielen Revaccinationsterminen beigewohnt und sich die erforderlichen Kenntnisse über Gewinnung und Konservirung der Lymphe erworben hat.

Bei den öffentlichen Impfungen ist nur die Verwendung animaler Lymphe aus staatlichen Anstalten gestattet. Humanisirte Lymphe darf bei solchen nur mit Erlaubniss des Medizinal-Kollegiums Verwendung finden. Die regelmässige Ueberwachung des Impfgeschäftes geschieht durch die bei den Medizinal-Visitationen der Oberamtsbezirke angeordneten Revisionen der Impftermine, ausserdem können ausserordentliche Revisionen durch das Medizinal-Kollegium vorgeschlagen werden.

Die Kosten für die Beschaffung und Versendung animaler Lymphe werden von dem Staate, die für Hülfeleistungen bei den öffentlichen Impfterminen und für Anschaffung der Formulare etc. von den Gemeinden getragen; ferner haben nach dem Gesetz vom 29. März 1879 die Kosten der öffentlichen den Betheiligten unentgeltlich zu gewährenden Impfungen ohne Rücksicht auf die Heimathangehörigkeit der Impflinge diejenigen Gemeinden zu bezahlen, in deren Impflisten die Impflinge eingetragen sind, wobei die Amtskörperschaften ermächtigt sind, den gesammten die körperschaftlichen Kassen betreffenden Aufwand für öffentliche Impfungen auf die Amtskörperschaftskasse zu übernehmen.

Von den Aerzten sind im Wesentlichen bei der Ausführung des Impfgeschäftes die S. 56 ff. als Entwurf abgedruckten Bestimmungen zu beachten.

Die Verhaltungsvorschriften für die Angehörigen der Impflinge entsprechen dem S. 60 ff. abgedruckten Entwurf. Bezüglich der Gewinnung, Aufbewahrung und Versendung von Thierlymphe sind auch in Württemberg die in der vom Bundesrath genehmigten Anweisung niedergelegten Vorschriften S. 65 ff. massgebend.

Die beiden staatlichen Anstalten zur Gewinnung animaler Lymphe bestehen zu Stuttgart und Cannstatt, die erstere unter der Leitung des Zentralimpfarztes, die letztere unter der des dortigen Oberamtsarztes.

Zu möglichster Vorbeugung gegen das Vorkommen von Ausschlagsepidemien bei der Impfung (impetigo contagiosa) sind die nöthigen Weisungen in dem Ministerial-Erlass vom 20. November 1888 (Amtsblatt S. 339) gegeben.

Bezüglich der polizeilichen Massregeln beim Ausbruch der Menschenpocken ist durch Verfügung des Ministeriums des Innern vom 28. April 1888 angeordnet: Die Ortspolizei hat die Anzeige von dem Ausbruch der Pocken in thunlichst beschleunigter Weise an den Oberamtsarzt zu befördern, der sich alsbald an Ort und Stelle zu begeben und die Art der Erkrankung zu ermitteln hat. Sind von ihm die Pocken festgestellt, so hat er sofort die erforderlichen Weisungen zur Bekämpfung der Krankheit zu ertheilen, auch Nachforschungen nach der Quelle der Einschleppung anzustellen. Dem Oberamt hat der Oberamtsarzt von dem Ergebniss seiner Wahrnehmungen unverzüglich Mittheilung zu machen[1]). Die

---

[1]) Bezüglich des Berichtes an das Medizinal-Kollegium mit Zählkarten siehe oben S. 291.

Kranken sind womöglich in einem Krankenhaus zu isoliren, andernfalls ist dem Kranken und den zur Pflege dienenden Personen der
Verkehr mit Dritten so lange zu untersagen, bis die Gefahr der
Ansteckung anderer vom Oberamtsarzt für beseitigt erklärt wird.
Ausserdem ist sowohl an dem Eingang des Hauses als auch an der
Wohnung des Kranken eine Warnungstafel in einer in die Augen
springenden Weise anzubringen und nöthigenfalls zu erneuern, bis
die Gefahr der Ansteckung beendigt ist. In grösseren Städten
ist täglich ein Verzeichniss derjenigen Wohnungen, in
welchen Pockenkranke liegen, durch die öffentlichen
Blätter bekannt zu geben. Kinder aus solchen Häusern sind
vom Schulbesuch auszuschliessen.

Personen, welche mit Pockenkranken oder Leichen in unmittelbare Berührung gekommen sind — Wärter, Leichenbesorger etc. —
haben sich, ehe sie wieder anderweitig mit Menschen in Berührung
kommen, durch Waschen mit warmem Wasser und Seife und mit
zweiprozentiger Karbollösung, sowie durch Reinigung der Oberkleider und Haare mit Bürsten, welche durch zweiprozentige Karbollösung angefeuchtet sind, zu desinfiziren. Die Reinigung der
Genesenen besteht in einem warmen Vollbad oder in Abwaschung
und Abreibung des ganzen Körpers mit warmem Seifenwasser.
Leib- und Bettwäsche des Kranken ist unter Vermeidung jeglichen
Schüttelns innerhalb des Krankenzimmers in Gefässe mit Kalilauge
einzulegen und in diesen Gefässen zur Wäsche zu geben. Wird ein
Krankenzimmer frei, so sind 1. die werthlosen Gegenstände, wie
Bettstroh, zu verbrennen, 2. Leib- und Bettwäsche in besagter Weise
zur Wäsche zu geben, 3. nicht waschbare Kleider, Decken, Bett-
jacken (nicht aber Ledersachen) mit heissen Wasserdämpfen zu
behandeln, nachdem diese Gegenstände behufs Transportes zu dem
Desinfektionsapparate in Tücher eingeschlagen sind, welche mit
Sublimatlösung 1 : 5000 oder Karbollösung 1 : 200 angefeuchtet
werden. Sind keine geeigneten Desinfektionsapparate vorhanden,
so sind diese Gegenstände mit der gedachten Lösung sorgsam ab-
zuwischen oder abzubürsten. 4. Möbel und Ledersachen werden
ebenfalls mit diesen Lösungen abgescheuert. Polirte Möbel sind mit
Brot und reinen Lappen abzureiben; Brot und Lappen müssen
unmittelbar darauf verbrannt werden. 5. Fussböden und Thüren
werden mit Karbolsäure oder Sublimatlösung oder mit Kalilauge
(10 g grüne Seife und 10 l warmes Wasser) abgescheuert. 6. Zur
Desinfektion der Zimmerwände, Tapeten etc. dient entweder Ab-

reiben mit Brot oder die Entwickelung schwefeliger Säure (15 g Schwefel auf 1 cbm Zimmerraum), wobei nach 6—12 Stunden Thüren und Fenster wieder zu öffnen sind und das Zimmer noch gehörig zu durchlüften ist. Zu Transporten von Kranken dürfen dem öffentlichen Verkehr dienende Fuhrwerke nicht benutzt werden.

Pockenleichen sind in das Leichenhaus zu überführen, wobei der betreffende Theil desselben abzuschliessen ist. Wo keine Leichenhäuser vorhanden sind, sind bei grösseren Epidemien provisorische Baracken auf dem Beerdigungsplatze zu errichten, andernfalls muss der Leichnam im Sterbehaus in einem abschliessbaren Raum aufbewahrt, oder, wenn auch das nicht möglich, schon nach 24 Stunden beerdigt werden. Die Ausstellung solcher Leichen im Trauerhaus ist verboten. Unter allen Umständen sind die Pockenleichen sobald als möglich vom Sterbelager zu entfernen und in den wohlverpichten und wohlverschliessbaren Sarg ohne Umwechselung des Leibweisszeugs und nach Einschlagen in ein mit Sublimatlösung (1 : 5000) getauchtes Leintuch zu verbringen. Der Sarg muss auf den Friedhof, wenn er nicht in unmittelbarer Nähe ist, gefahren werden. Die Leichenbegleitung darf das Trauerhaus nicht betreten und muss in angemessener Entfernung dem Sarge folgen.

Wenn Seitens des Oberamtsarztes der Ausbruch der Pocken in einem Orte konstatirt ist, so hat er sofort an Ort und Stelle die vorläufigen Vorbereitungen zur Einleitung einer ausserordentlichen öffentlichen Impfung zu treffen, in grösseren Orten (mit über 5000 Einwohnern) kann dieselbe auf die Inwohner der betroffenen Gebäude und ihre Umgebung beschränkt werden. Hierbei sind nicht nur die impfpflichtigen Kinder und Schüler, sondern auch Erwachsene, wenn letztere dies verlangen, unentgeltlich zu impfen.

2. Cholera. Zur Verhütung der Einschleppung und Verbreitung der Cholera ist durch Verfügung des Ministeriums des Innern vom 2. August 1884 (Regierungsblatt S. 157) angeordnet:

Zum Behufe der obersten Leitung sämmtlicher wegen der Cholera zu treffenden Massregeln ist als Abtheilung des Ministeriums des Innern eine besondere mit dem Minister in unmittelbarem, vorzugsweise mündlichen Verkehr stehende Kommission niedergesetzt (Cholerakommission). — Innerhalb der Bezirke werden die gegen die Einschleppung und Verbreitung der Cholera zu treffenden Massregeln durch die aus dem Oberamt und Oberamtsarzt be-

stehende Bezirkskommission geleitet. In Orten, welche von der
Cholera unmittelbar bedroht sind, oder in welchen dieselbe ausbricht, werden die bürgerlichen Kollegien im Einvernehmen mit der
Bezirkskommission sogleich aus den hierzu geeigneten Ortseinwohnern
und den im Orte ansässigen, hierzu verpflichteten oder geneigten
Aerzten zu einer Ortskommission zur Anordnung der nöthigen Massregeln berufen, welche von den bürgerlichen Kollegien den nöthigen
Kredit zur Bestreitung der Ausgaben erhält. Vorstand der Ortskommission ist der Ortsvorsteher. In grösseren Orten hat die Ortskommission für einzelne Distrikte Deputationen aufzustellen. Die
Ortskommissionen unterstehen der Aufsicht der Bezirkskommission,
die ihnen erforderlichen Falles die nöthigen Direktiven zu ertheilen
hat. Die Bezirkskommission berichtet an die Cholerakommission
1. telegraphisch über den ersten Ausbruch, 2. schriftlich über
nähere Darlegung der Sachlage, 3. alle 8 Tage über den Fortgang
unter Benützung eines Formulars, 4. über erforderliche Vermehrung
des ärztlichen Personals, 5. über etwaige Anstände und Zweifel,
ausserordentliche Vorkommnisse etc.

Für den Fall der Annäherung oder des Ausbruches der Cholera
sind eingehende Anordnungen über die Seitens der Behörden und
der Aerzte zu ergreifenden Massregeln getroffen, insbesondere über
Reinhaltung der Wohnplätze, Strassen und Kanäle, Schutz
der Brunnen gegen Verunreinigung, Einrichtung von Isolir-
räumen und Desinfektionsanstalten, Desinfektion der Aborte,
Beschaffung von Desinfektionsmitteln, Kontrole des Fremden-
verkehrs, Unterbringung der Erkrankten, Bereitstellung ärztlicher Hülfe, Beschaffung von Arzneimitteln, Beerdigung der
Choleraleichen, Behandlung der von Cholerakranken benutzten Kleider, Wäsche und Möbel, Beseitigung der
Fäkalien, Anstellung von Krankenwärtern und Kranken-
trägern u. s. w. u. s. w.

Ist an einem Ort die Cholera ausgebrochen, so hat der Orts-
vorstand hiervon die Bezirkskommission telegraphisch zu benach-
richtigen, worauf der Oberamtsarzt sofort an Ort und Stelle den
Ausbruch der Krankheit festzustellen und dann die nöthigsten
Weisungen zu ertheilen hat. Der Ortsvorstand hat ein fortlaufendes
Register über die angemeldeten Krankheitsfälle zu führen und der
Bezirkskommission für deren Berichterstattungen das nöthige Material
zu liefern.

Die Ortskommissionen haben sich durch fortgesetzte Besuche

in den einzelnen Häusern der Ortschaft über den Gesundheitszustand der Bevölkerung in Kenntniss zu erhalten, für Ernährung, Kleidung und anderweitige Unterstützung der Armen zu sorgen, auf die sanitären Zustände der Häuser ihr Augenmerk zu richten und auf Abstellung der vorgefundenen Missstände hinzuwirken; sowie in solchen Häusern, wo Cholerafälle vorkommen, stets die nöthigen Belehrungen über Isolirung, Desinfektion etc. zu geben oder die erforderlichen Massnahmen anzuordnen.

Ausserdem bestehen noch Vorschriften über die Wuthkrankheit und über die Krätze.

Anhang. Leichenschau. Die Leichenschau, die Leichenöffnung und das Begräbniss ordnet die Königliche Verordnung vom 24. Januar 1882 (Regierungsblatt S. 33): Für jede Gemeinde sind je nach dem Bedarf ein oder mehrere Leichenschauer von dem Gemeinderath in widerruflicher Weise anzustellen. Zu der Ueberwachung sind zunächst die Oberamtsärzte und Ortsvorsteher berufen. Jeder Sterbefall ist alsbald, und wenn der Tod zur Nachtzeit erfolgte, spätestens am nächsten Morgen dem Leichenschauer anzuzeigen. Vor Ankunft des Leichenschauers darf mit der Leiche keinerlei Veränderung vorgenommen werden. Die Beerdigung darf nach 48 Stunden vorgenommen werden, wenn der Leichenschauer sich von dem Vorhandensein sicherer Zeichen des Todes überzeugt und die Beerdigung unter Ausstellung eines Leichenscheins für zulässig erklärt hat. Beerdigungen vor Ablauf von 48 Stunden sind nur ausnahmsweise zu genehmigen.

Aus der Dienstanweisung für Leichenschauer ist hier hervorzuheben: Der Leichenschauer hat unter anderem die Aufgabe, die Polizeibehörde in der Sorge für Verhinderung der Verbreitung ansteckender Krankheiten durch Verstorbene, deren Kleider und Betten, zu unterstützen.

2. Nahrungs- und Genussmittel.

Bezüglich des Verkehrs mit Milch bestimmt die Verfügung des Ministeriums des Innern vom 24. April 1886 (Regierungsblatt S. 156); Milch von Kühen, welche innerhalb der letzten 5 Tage gekalbt haben, schleimige, bittere, rothe oder blaufleckige Milch darf als Nahrungs- oder Genussmittel für Menschen nicht verkauft oder feilgehalten werden. Das Gleiche gilt von der Milch von Kühen, welche an Maul- und Klauenseuche, Milzbrand, Rauschbrand, Perlsucht, Pocken, bösartigem Katarrhfieber, Tollwuth oder Gelbsucht, an Krankheiten des Euters, jauchiger Gebärmutterentzündung, Ruhr, Pyämie, Septhämie oder Vergiftungen leiden oder wegen einer inneren Krankheit mit giftigen oder ansteckenden Arzneien behandelt werden. In Gefässen von Zink oder Kupfer darf Milch zum Zweck des Verkaufes nicht aufbewahrt oder ausgemessen werden. In Orten, in welchen Handel mit Milch in bedeutenderem Umfange stattfindet, ist polizeiliche Kontrolle darüber einzurichten, dass nicht Milch der oben bezeichneten Art, oder eine sonst die menschliche Gesundheit gefährdende oder verdorbene oder verfälschte Milch, oder abgerahmte Milch, als volle zum Verkauf gebracht oder feilgehalten wird. Der Ministerial-Erlass vom 12. Mai 1886 schreibt das Nähere über die polizeiliche Kontrole der Milch vor. Dieselbe ist jedenfalls in Städten mit mehr als 10 000 Einwohnern einzurichten; die polizeiliche Untersuchung hat im Wesentlichen zunächst nur festzustellen, ob Verdacht vorliegt, dass die Milch gesundheitsgefährlich verdorben, verfälscht oder abgerahmt ist. Bei jedem Verkäufer soll die Untersuchung durchschnittlich alle 4 Wochen einmal unvermuthet stattfinden; dabei ist das äussere Ansehen, Farbe, Geruch und Geschmack der Milch zu prüfen und deren spezifisches Gewicht zu bestimmen (Laktodensimeter von Quevenne-Müller, Recknagel). Finden sich hierbei verdächtige Merkmale, so ist sofern der Verkäufer die Gesundheitsgefährlichkeit oder Verdorbenheit der Milch nicht zugesteht, eine Probe zum Zwecke der technischen Untersuchung zu entnehmen (nicht unter 1 l) und sobald als möglich einer technischen Untersuchungsanstalt oder einem sonstigen sachverständigen Chemiker zu übergeben.

An solchen technischen Untersuchungsanstalten bestehen zur Zeit in Württemberg das chemische Laboratorium der Zentralstelle für Gewerbe und Handel und das der technischen Hochschule, sowie das städtische Laboratorium zu Stuttgart, ferner das chemische Laboratorium zu Tübingen, ausserdem noch kommunale Anstalten in Heilbronn und Cannstatt, sowie mehrere Privatinstitute.

Bei Entnahme der Probe für die technische Untersuchung ist den Verkäufern zu eröffnen, dass ihnen freistehe, innerhalb drei Tagen die Stallprobe zu verlangen, die dann unter polizeilicher Aufsicht vorzunehmen ist.

Den Ortspolizeibehörden grösserer Städte wird empfohlen, sich mit den Ortspolizeibehörden der benachbarten Gemeinden, aus welchen die Milch hauptsächlich in die betreffende Stadt geliefert wird, behufs Einführung einer Kontrole des Milchhandels vom Produktionsort ins Benehmen zu setzen. Eine Belehrung über die Beschaffenheit der Milch ist dem Erlasse angefügt.

Weiter durch lokale Verhältnisse veranlasste Vorschriften über den Verkehr mit Milch sind der ortsstatutarischen Regelung überlassen.

Betreffend die Beaufsichtigung des Verkehrs mit Fleisch schreibt die Verfügung des Ministeriums des Innern vom 21. August 1879 (Regierungsblatt S. 2—43) vor: In Gemeinden, in welchen öffentliche Schlachthäuser bestehen, darf das grosse Vieh nur in diesen geschlachtet werden; auch Schlachten des kleinen Viehes soll in der Regel daselbst stattfinden, wenn nicht überwiegende Schwierigkeiten entgegenstehen. Seitens der Oberämter ist auf die Erstellung öffentlicher Schlachthäuser in den grösseren Gemeinden hinzuwirken. Die Privatschlächtereien und Verkaufslokale der Metzger sind auf Reinlichkeit und das in ihnen zu schlachtende Vieh auf Gesundheit streng zu überwachen. Zur unmittelbaren Handhabung der Aufsicht über das Schlachten und über den Verkehr mit Fleisch ist in jeder Gemeinde eine Fleischschaukommission zu bestellen, in welche wenigstens zwei sachverständige unbescholtene Einwohner, darunter wenn thunlich ein Thierarzt, zu berufen sind. Die Fleischschaukommissionen sind mit einer Instruktion zu versehen und haben Fleischschauregister nach vorgeschriebenen Formularen (Erlass des Ministeriums des Innern vom 29. Dezember 1886, Amtsblatt S. 45), die jährlich einzusenden sind, zu führen.

Der Fleischschau unterliegt alles Fleisch, welches in der Gemeinde ausgehauen oder von auswärts eingebracht wird. Von der Fleischschau ist ein die Beschaffenheit und das Gewicht des Fleisches bezeichnender Schein auszustellen. Die Fleischschau ist in der Regel unmittelbar vor und nach dem Schlachten vorzunehmen.

Das Feilhalten und der Verkauf von Fleisch und Fleischwaaren, welche von den Fleischschauern als verdorben oder als gesundheitsschädlich bezeichnet worden sind, ist verboten. Solches Fleisch darf zur Bereitung von Würsten und anderen Fleischwaaren nicht verwendet werden. Würste, insbesondere Blut- und Leberwürste, bei denen irgend welche äussere Kennzeichen des Verdorbenseins hervortreten, dürfen nicht mehr verkauft werden.

Die Fleischschaukommissionen sind auch verpflichtet, die Schlachtbänke und Verkaufslokale der Metzger von Zeit zu Zeit, jedenfalls zweimal im Monat unvermuthet zu besuchen und zu kontroliren, sowie darüber zu berichten.

Die mikroskopische Untersuchung des Schweinefleisches (auch von eingeführten Schinken und Speckseiten) kann durch ortspolizeiliche Vorschrift angeordnet werden.

Die Ortspolizei kann den Verkauf minderwerthigen Fleisches oder Fleisches von kranken Thieren, welches noch geniessbar ist, auf der Freibank anordnen.

Pferdeschlächtereien unterliegen ebenfalls der Kontrole der Fleischschau; Pferdefleisch und Würste aus Pferdefleisch dürfen nur in besondern Lokalen verkauft und müssen ausdrücklich als Pferdefleisch oder Pferdefleischwürste feilgeboten und abgegeben werden.

---

3. Einrichtungen und Anstalten zur Verbesserung der Bedingungen für die öffentliche Gesundheit (Assanirung).

Für Württemberg ist hier in erster Linie die mit reichlicher Staatsunterstützung und unter Leitung des Staatstechnikers ins Werk gesetzte und jetzt nahezu vollendete Versorgung des wasserarmen schwäbischen Jura mit fliessendem Trink- und Nutzwasser: die sogenannte Alb-Wasserversorgung zu nennen. Von der ersten und Hauptabtheilung der Alb-Wasserversorgung sind zur Zeit neun fertige Gruppen mit 108 Gemeinden und Parzellen und zusammen 42 000 Einwohnern, bei einer Gesammtlänge des über das Hochplateau der Alb gelegten Röhrennetzes von 380 km, täglich mit einem Quantum von 33 600 hl frischen und fliessenden Wassers versorgt. Seit Dezember 1887 ist eine weitere Gruppe: der Heuberg mit 16 Gemeinden und Parzellen und zusammen 7500 Einwohnern bei einer Gesammtlänge des Röhrennetzes von 90 km und einem täglichen Wasserquantum von 4500 hl vollendet, und in neuester Zeit die letzte Gruppe: der Aalbuch oder das Härdtsfeld mit 34 Gemeinden und Parzellen und zusammen 7684 Einwohnern bei einer Gesammtlänge des Röhrennetzes von 90 km und einem täglichen Wasserquantum von 4600 hl in Angriff genommen.

Vom Jahre 1870 an trat die Einrichtung der unentgeltlichen Berathung der Amtskorporationen, Gemeinden und Stiftungen in

Wasserversorgungs-Angelegenheiten durch den Staatstechniker in Kraft, in Folge welcher in weiteren 280 grösseren oder kleineren Gemeinden des Landes Wasserversorgungs-Einrichtungen mit natürlichen Zuleitungen oder mit künstlicher Förderung zur Ausführung gekommen sind. Bezüglich der Reinhaltung von Boden und Luft und der Wasserläufe sind nach Artikel 11 der Neuen allgemeinen Bauordnung vom 6. Oktober 1872 die Gebäudebesitzer nicht befugt, Wasser oder andere Flüssigkeiten auf die Orts- und sonstigen öffentlichen Strassen auslaufen zu lassen, sondern haben die zur Ableitung des Wassers bestimmten öffentlichen Einrichtungen zu benutzen. Uebelriechende, ekelhafte oder schädliche Flüssigkeiten haben die Gebäudebesitzer entweder unterirdisch in gut eingerichteten Kanälen abzuleiten oder auf andere angemessene Weise ohne Belästigung oder Benachtheiligung der Nachbarn und des Publikums zu beseitigen. In Bach- und Flussbetten darf die Ableitung nur in soweit geschehen, als dies ohne erhebliche Gefährdung (gesundheits-)polizeilicher Rücksichten möglich ist. Gemäss Artikel 26 und der betreffenden Vollzugs-Verfügung sind sämmtliche Abtritte im Orte in ihrer ganzen Höhe verschlossen herzustellen und wo nicht andere Vorkehrung dies entbehrlich macht, mit wasserdichten, gehörig bedeckten, leicht und vollständig zu reinigenden Behältern zu versehen, aus welchen die Auswurfstoffe nicht nach der Strasse laufen, noch in Kellerräume oder Brunnengruben dringen können. Nach Artikel 33 der besagten Bauordnung sind Neuanlagen von Düngerstätten, Jauche-Behältern, Lagerplätzen für Abfälle etc. in Strassen und öffentlichen Plätzen verboten, bestehende Einrichtungen dieser Art aber von Strassen und Plätzen überall, wo das möglich ist, zu entfernen; auch sind Düngerstätten etc. immer so zu verwahren, dass die Jauche oder andere Flüssigkeiten weder auf die Strassen und öffentlichen Plätze abfliessen noch die Brunnen verunreinigen können. — Schon durch Verordnung vom 6. Oktober 1808 ist die Abstellung der Kirchhöfe innerhalb der Städte und Dörfer angeordnet. Artikel 31 der neuen allgemeinen Bau-Ordnung enthält die Vorschrift, dass über die Entfernung neuer Bauten von Friedhöfen durch das Ortsbaustatut oder im einzelnen Falle Bestimmung zu treffen sei (als Minimum der Entfernungen wurde in den Entscheidungen des Ministeriums für die Regel 55 m angenommen), nach § 28 der Vollziehungs-Verfügung zur Bauordnung (vom 23. November 1882) ist bei der Bestimmung des Abstandes neuer Gebäude von Friedhöfen und Wasenplätzen namentlich darauf zu achten, dass einerseits diese nicht in einer den nöthigen Luftwechsel hemmenden Weise eingeschlossen werden und anderseits die Bewohner der benachbarten Gebäude nicht von den Verwesungsstoffen und Gräben Schaden leiden. — Brunnen dürfen nicht so nahe bei Friedhöfen und Wasenplätzen angelegt werden, dass eine Vermischung von Verwesungsstoffen mit dem Brunnenwasser möglich ist. — Im Uebrigen sind die Vorschriften zur Vermeidung von gesundheitsgefährlichen Verunreinigungen des Bodens und Grundwassers durch Wasenplätze und Abdeckereien durch die Ministerial-Verfügung, betreffend das Kleemeisterwesen, vom 21. August 1879 gegeben.

Die Kontrolirung der Ausführung dieser Vorschriften geschieht — abgesehen von den lokalen Polizeibehörden — hauptsächlich durch die Bezirksstellen bei Gelegenheit oberamtsärztlicher Gemeinde-Medizinalvisitationen, bei den Medizinalvisitationen in den Oberamtsbezirken durch die Medizinalvisitatoren, denen ein besonderes Augenmerk auf die Assanirung des Bodens zur Pflicht gemacht ist. In den in einzelnen Theilen des Landes noch sehr viel zu wünschen übrig lassenden Zuständen bezüglich des Abtrittwesens sind durch die Medizinalvisitationen schon manche durchgreifendere Verbesserungen zu Stande gekommen. Ein rationelles Schwemmsystem ist in Württemberg nur selten möglich wegen Mangels an schnellströmenden Flüssen, nur in Wildbad ist ein solches durchgeführt. Meist ist man auf das Abfuhrsystem angewiesen und hat dabei die Reinhaltung des Bodens durch dichte Gruben anzustreben. Ein ausgezeichnet funktionirendes Abfuhrsystem besitzt Stuttgart mit Versandt des Latrineninhalts durch die Bahn auch nach ferneren Orten zur Verwendung auf den Feldern. Sowohl in Stuttgart als auch in anderen grösseren Städten, wie Ulm, Heilbronn, Tübingen etc., sind sehr schöne und rationell angelegte Kanalsysteme ausgeführt oder noch in Ausführung begriffen. — Ein bakteriologisches Laboratorium mit je einem Arbeitsplatz für den ärztlichen und thierärztlichen Referenten des Medizinal-Kollegiums ist in den letzten Jahren eingerichtet worden.

4. Kinderpflege und Ernährung.

Vorschriften zur Verhütung einer unvorsichtigen Behandlung neugeborener Kinder aus Anlass der Taufe enthalten die Verordnungen vom 24. August 1810, betreffend die Haustaufen, vom 2. August 1811, betreffend die Haustaufen in Filialen ohne Pfarrkirchen, und der Erlass des katholischen Kirchenrathes vom 7. September 1830, betreffend die Abstellung des noch häufig stattfindenden Gebrauches, Kinder sogleich nach der Geburt taufen zu lassen.

Der Umstand, dass die Sterblichkeit der Kinder in Württemberg, insbesondere in einzelnen Landestheilen eine besonders hohe ist und dies namentlich in Folge der in diesen Gegenden herrschenden Unsitte des Nichtstillens der Kinder, gab schon mehrfach zur amtlichen Erlassung populärer Belehrungen über die Kinderernährung Anlass. Eine solche, »Die Kindersterblichkeit in Württemberg«, ist der Dienstanweisung für die Hebammen angehängt. Auch in letzterer selbst sind die Hebammen angewiesen, darauf hinzuwirken, dass die Wöchnerinnen, wenn immer die Umstände es gestatten, dem Stillen des Kindes sich unterziehen. Wenn auch langsam, so scheinen diese Mahnungen nach und nach eine günstige Wirkung gehabt zu haben; die statistischen Nachweise ergeben eine fortschreitende und nicht unerhebliche Abnahme der Kindersterblichkeit.

Bezüglich des Schutzes der in fremde Pflege gegebenen Kinder unter sechs Jahren ordnet der Ministerial-Erlass vom 11. Juni 1880 unter Bezugnahme auf den Erlass des Medizinal-Kollegiums vom 14. August 1873, betreffend die Einleitung von Erhebungen über die Einwirkung des Inkostgebens kleiner Kinder bei fremden Personen auf die Kindersterblichkeit und auf die durch die Instruktion für die ärztlichen Visitationen in Absicht auf Gesundheitspflege vom 20. Oktober 1875 angeordnete Nachfrage bezüglich der Vernachlässigung sogenannter Kost- und Haltekinder an: 1. Unmittelbar vor Vornahme der ärztlichen Visitationen der Gemeinden haben die Oberämter von den Ortsvorstehern ein Verzeichniss der in der Gemeinde befindlichen Kostkinder unter sechs Jahren einzuverlangen, welches durch den Ortsvorsteher unter Rücksprache mit dem Geistlichen anzulegen und durch das Oberamt vor Beginn der Visitation dem Oberamtsarzt zu übergeben ist. 2. Der Oberamtsarzt hat sich diese Kostkinder bei der örtlichen

Visitation vorstellen zu lassen, sich von deren Gesundheitszustand und Verpflegung, unter Umständen durch Einsichtnahme der Kosthäuser, Kenntniss zu verschaffen und Vernachlässigungen in dieser Beziehung genau zu ermitteln. 3. Der Oberamtsarzt hat ausserdem zu erheben, ob seit der letzten ärztlichen Gemeindevisitation in der Gemeinde Kostkinder gestorben sind, von wem diese Kinder in Kost und Pflege übernommen waren und welches die Ursache ihres Todes war. — Das Ergebniss dieser Erhebungen ist stets in das Protokoll aufzunehmen.

Hinsichtlich der prophylaktischen Behandlung der Augenentzündung der Neugeborenen sind zwar die Vortheile der Credé'schen Höllensteinbehandlung in Erwägung gezogen worden, es ist aber vorerst von einer Ausübung derselben durch die Hebammen Abstand genommen und es bei der Bestimmung belassen worden, dass die Hebammen bei jeder Erkrankung der Augen der Neugeborenen sofort ärztliche Hülfe zu veranlassen haben. Sehr wohlthätig wirken die in grösseren Städten durch Privatwohlthätigkeit in's Leben gerufenen Kinderkrippen, denen Arbeiterfrauen den Tag über während ihrer Thätigkeit ausserhalb des Hauses ihre Kinder anvertrauen können.

---

5. Schul-Gesundheitspflege.

Die hierher bezüglichen Vorschriften enthalten:

der Erlass des Studienrathes an die Kreisschulinspektorate vom 18. November 1840, betreffend die Wahrung der Gesundheit der Schüler in den Gymnasien;

der Erlass des evangelischen Konsistoriums vom 7. März 1845, betreffend die Einführung regelmässiger Leibesübungen unter den Schülern der Volksschulen;

der Erlass des Studienrathes vom 1. März 1845, betreffend den Unterricht in der Gymnastik an den Gelehrten- und Realschulen (regelmässige Leibesübungen sind für Schüler, welche das 10. Lebensjahr zurückgelegt haben, nicht bloss für den Sommer, sondern auch für den Winter in den Schulplan aufzunehmen);

der Erlass des evangelischen Konsistoriums vom 2. April 1850, betreffend die Schullokale, besonders deren Lüftung;

der Erlass des evangelischen Konsistoriums vom 1. Februar 1856, betreffend die Einwirkung der Geistlichen und Schullehrer auf körperliche Reinlichkeit der Schulkinder mit besonderer Rücksicht auf Krätze;

der Erlass des Studienrathes vom 7. August 1852 und vom 26. Januar 1856, betreffend die Verhütung der Kurzsichtigkeit bei den Schülern der Real- und Gelehrtenschulen;

der Erlass des Studienrathes vom 29. April 1854, betreffend die Vermeidung eines zu frühen Beginnens des Nachmittagsunterrichtes (Vorschrift einer zweistündigen Pause zwischen Mittagessen und Nachmittagsschule);

verschiedene Vorschriften aus den Jahren 1810—14, welche nicht allein die Schullehrer, sondern auch die Geistlichen anweisen, die Schuljugend über die in der Gegend vorkommenden Giftpflanzen zu belehren.

Nach der Verfügung des Ministeriums des Kirchen- und Schulwesens vom 11. November 1865, betreffend die Einführung von Bezirks-Schulversammlungen, ist zu diesen der Oberamtsarzt einzuladen.

Eine ausführliche Instruktion für Einrichtung der Subsellien in den Gelehrten-, Real- und Volksschulen mit den nöthigen Abbildungen giebt die Verfügung des Ministeriums des Kirchen- und Schulwesens vom 29. März 1868; desgleichen Vorschriften über die Einrichtung der Schulhäuser und die Gesundheitspflege in den Schulen die Verfügung des Ministeriums des Kirchen- und Schulwesens vom 28. Dezember 1870.

Beide letzte Verfügungen haben auch ausserhalb Württembergs Anerkennung und Nachahmung gefunden.

Sowohl bei den oberamtsärztlichen Gemeinde-Visitationen, als auch bei den Medizinal-Visitationen in den Oberamtsbezirken bildet die ärztliche Untersuchung der Schulen einen wesentlichen Theil des Visitationsgeschäftes. Nach der Instruktion für die ärztlichen Visitationen der Gemeinden in Absicht auf Gesundheitspflege etc. vom 20. Oktober 1875 haben sich die medizinalpolizeilichen Visitationen zu erstrecken auf:

1. Die Volksschulen. Bei denselben hat der Oberamtsarzt die Vorschriften der Verfügung des Königlichen Ministeriums des Kirchen- und Schulwesens vom 28. Dezember 1870, soweit solche die Gesundheitspflege in den Schulen zum Gegenstand haben, zu berücksichtigen. Besonders zu beachten ist aus § 2: ob in der Nähe des

Schulhauses nicht stehende Gewässer, sumpfige Plätze, Dunglegen, Gewerbebetriebsstätten, welche die Luft verunreinigen, sich befinden und beseitigt werden sollen; aus § 3: ob die Wände des Schulhauses so konstruirt sind, dass die Schullokale stets trocken bleiben, oder welcherlei Nachbesserung wünschenswerth und ausführbar sei; aus § 5: ob für jedes der zur Zeit die Schule besuchenden Kinder der nöthige Luftraum vorhanden sei (3 cbm); aus § 6: ob der Fussboden in den Schulzimmern eben, dicht und reinlich gehalten sei; aus § 7: ob die Wände der Schulzimmer glatt seien und den vorgeschriebenen (einfarbig-lichten, blaugrauen oder grünlichgrauen, giftfreien) Anstrich haben; aus §§ 10 und 11: ob die Fenster gehörig geöffnet und in geöffnetem Zustande festgehalten werden können; ob die Fensterscheiben hell und durchsichtig seien; ob Rouleaux vorhanden seien; ob solche die vorgeschriebene Beschaffenheit haben (gegen reflektirtes Licht sollen sie von weissem, gegen direktes Licht aber von mattgrünem, mattgraublauem oder mattgrünem, nicht allzu dunklem und nicht gemustertem Stoff hergestellt werden); aus §§ 12 und 25: ob die bestehende Heizeinrichtung zu keinem besonderen Bedenken Anlass giebt, ob die Heizung angemessen vollzogen werde, ob der Ofenschirm von vorschriftsmässiger Konstruktion vorhanden; aus §§ 13, 14 und 26: ob die zur Ventilation der Schulzimmer erforderlichen Einrichtungen vorhanden seien und ob gehörig ventilirt wird; aus §§ 15 und 28: ob Subsellien vorhanden sind, ob dieselben in entsprechendem Zustande sich befinden, auch bezüglich des einfallenden Lichtes und der Heizung richtig gestellt sind; aus §§ 18—21: ob die Abtritte zweckmässig angelegt seien, reinlich gehalten und gehörig desinfizirt werden (die Schülerabtritte sollen ausserhalb des Schulhauses angelegt werden; jede Schulklasse braucht einen verschliessbaren Sitzraum, oder zwei, wenn die Klasse eine gemischte ist; ausserdem ist für alle Knaben einer Schule ein besonderer Pissraum nothwendig); aus §§ 27, 35 und 36: ob auf Reinhaltung der Schulzimmer, Treppen und Gänge, der Subsellien und Bänke, auf Reinlichkeit der die Schule besuchenden Kinder, auf die richtige Körperhaltung während des Unterrichtes gedrungen wird.

In ähnlicher Weise sind auch die Gelehrten- und Realschulen periodischen Visitationen durch den Oberamtsarzt zu unterwerfen (Ministerial-Erlass vom 7. Februar 1876).

Bezüglich der Schliessung der Schulen bei ansteckenden Krankheiten sind bestimmte Vorschriften nur für den Fall des

Herrschens der Pocken und der asiatischen Cholera gegeben (siehe oben). Lässt das umfangreichere Auftreten anderer ansteckender Krankheiten, wie Scharlach, Diphtherie, Ruhr, kontagiöse Augenentzündung u. s. f. die Schliessung der Schulen für räthlich erscheinen, so haben die Oberamtsärzte in jedem einzelnen Fall die betreffenden Anträge zu stellen.

Anhang.

Gerichtliche Medizin.

Die Instruktion für das Verfahren und die Stellung der Aerzte bei der richterlichen und polizeilichen Leichenschau und Leichenöffnung ist durch Verfügung der Ministerien der Justiz und des Innern vom 31. Dezember 1885 veröffentlicht.

Nach derselben wird die richterliche Leichenschau unter Zuziehung eines Arztes, die richterliche Leichenöffnung im Beisein des Richters von zwei Aerzten, unter welchen sich ein Gerichtsarzt befinden muss, vorgenommen. Die Zuziehung eines Arztes kann bei der Leichenschau unterbleiben, wenn sie nach dem Ermessen des Richters entbehrlich ist.

Die polizeiliche Leichenschau oder Leichenöffnung ist in Anwesenheit des Oberamtmanns oder Amtmanns von einem Arzt (in der Regel vom Oberamtsarzt) vorzunehmen. Das Protokoll wird von dem anwesenden Beamten des Oberamtes geführt. Ergeben sich im Verlauf einer polizeilichen Leichenschau und Leichenöffnung gewichtige Verdachtgründe, dass der Tod durch eine strafbare Handlung Dritter herbeigeführt wurde, so ist jene sofort zu unterbrechen und die Staatsanwaltschaft oder das Gericht davon in Kenntniss zu setzen.

Gerichtlichen Ausgrabungen hat mindestens einer der Aerzte beizuwohnen, welche später die Besichtigung oder Eröffnung der Leiche vornehmen. Liegt Verdacht einer Vergiftung vor, so ist das Mittelstück der unteren Seite des Sarges herauszunehmen, auch sind Proben der umliegenden Erde zur chemischen Untersuchung mitzunehmen. Niemals darf von Seiten der Aerzte eine Ausgrabung in alleiniger Rücksicht auf die seit dem Tode verflossene Zeit oder einen vermutheten hohen

Fäulnissgrad für zwecklos erklärt oder abgelehnt werden. Aerzte, welche zu einer Leiche gerufen werden, haben darauf zu achten, dass die Lage, in welcher die Leiche gefunden wurde, genau erhoben wird und womöglich eine gerichtliche und polizeiliche Leichenschau zu veranlassen, ehe die Leiche an einen andern Ort gebracht wird. Gefrorene Leichen sind vor der inneren Besichtigung in einem mässig warmen Raum aufthauen zu lassen, indem man sie darin etwa 12 Stunden liegen lässt. Unzulässig ist, das Aufthauen durch Einlegen in warmes Wasser etc. zu beschleunigen. Die bereit zu haltenden Instrumente sind: 5 Skalpelle, 1 Knorpelmesser, 2 Scheeren, 1 Darmscheere, 1 Knochenzange, 2 Meissel, 3 Pinzetten, 2 Doppelhacken, 1 gestielter Hacken, 3 Sonden, 1 Bogensäge, 1 Tubulus mit drehbarem Verschluss, 1 Mensuriergefäss, 1 Tasterzirkel, 6 Nadeln, 1 Meterband von Stahl, 1 fünf Mal vergrössernde Lupe, 1 Schnellwaage, 1 Mikroskop mit mindestens 400 facher Vergrösserung, Reagenspapier. — Hieran reihen sich die im wesentlichen in den einzelnen Bundesstaaten ziemlich gleichlautenden Vorschriften für die Leichenschau und Leichenöffnung an.